KB234906

어깨는 날개입니다

어깨는 날개입니다

어깨는 날개입니다

초판 1쇄 발행일 | 2012년 11월 30일
초판 2쇄 발행일 | 2013년 5월 15일

지은이 | 백창희
펴낸곳 | 북마크
펴낸이 | 정기국
기획 | 서정희
책임편집 | 이헌건
편집 | 조문채 육혜민
취재 · 정리 | 김정화 유혜규
디자인 | 서용석 김교진
마케팅 · 관리 | 안영미

주 소 | 서울특별시 마포구 성산동 81-6 수흥빌딩 202-A
전 화 | (02) 325-3691
팩 스 | (02) 335-3691
등 록 | 제 303-2005-34호(2005.8.30)

ISBN | 978-89-92404-72-3 13510
값 | 15,000원

어깨는 날개입니다

백창희 원장이 만난 어깨 아픈 사람들, 알기 쉬운 어깨 치료 이야기

백창희 지음

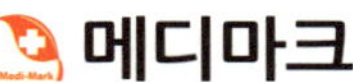

메디마크

어깨뿐만 아니라 마음까지 치료하는
병원으로 거듭나다

어깨가 아픈 분들을 치료하다 보면 어깨 못지않게 마음이 아픈 분들이 많다는 것을 종종 느낀다. 원래 몸이 아프면 마음까지 아픈 법이다. 지긋지긋한 통증이 계속되고, 통증으로 몸을 자유롭게 움직이지 못하는데 어찌 마음이 편할 수 있을까. 오랜 통증은 결국 마음까지 아프게 만들고, 때로는 성격까지 바뀌어 가족이나 주변 사람들의 마음까지 아프게 하는 분들도 꽤 많다.

그런 분들을 보면서 병든 어깨를 치료하는 것만큼이나 아픈 마음을 어루만져주는 것 역시 중요한 치료의 한 부분이라는 생각을 하게 되었다. 그때부터 병만 잘 고치는 병원이 아니라 황폐해진 환자들의 마음을 따뜻하게 해주는 병원을 만들기 위해 많은 고민을 했다.

진료를 할 때 환자들의 이야기를 잘 들어주고 공감해주는 것만으로는 부족했다. 하루에 진료하는 환자 수를 제한하면서 소통할 수 있는 시간을 늘리려고 애를 썼지만 여전히 시간이 부족했다.

고민 끝에 환자들에게 맛있는 식사를 제공하기로 마음먹었다. 흔히 병원 밥은 맛이 없다고들 한다. 대량의 식사를 한꺼번에 준비해 병실로 가져다주는 구조에서는 그럴 수밖에 없다. 음식은 따뜻할 때 먹어야 맛있다. 그런데 몇 시간 전에 준비해 다 식은 음식을 침대에 앉아 혼자 먹으니 병원 밥은 맛이 없다는 소리가 절로 나오는 것이다. 그래서 최고의 조리사로 하여금 좋은 재료로 맛있는 음식을 만드는 것은 물론, 환자들이 병실에서 나와 식당에서 식사를 하도록 했다.

반응은 뜨거웠다. 퇴원한 환자들이 보낸 감사의 글을 보면, 아픈 어깨를 낫게 해주어서 고맙다는 말보다 '식사에 정성을 다하는 병원에 감사하고 감동을 받는다.' 는 내용이 더 많다. 회진 때면 살이 쪄서 죽겠다고 농을 하는 분들도 많다. 어떤 할머니는 이렇게 병원에서 잘 먹고 살다가 퇴원해 집에 가면 혼자 어떻게 밥을 해 먹어야 할지 걱정이라고도 한다.

우리나라 사람들에게 밥은 단순히 배고픔을 채워주는 음식 이상의 의미가 있다. 밥이 곧 보약이라는 말도 있듯이 맛있는 식사를 즐겁게 하는 것만으로도 훌륭한 치료가 된다. 그래서 더욱더 맛있는 식사를 제공하기 위해 늘 노력한다. 아침에 출근하자마자 식당으로 달려가서 메뉴를 살펴보고 조리실 여사님들을 격려한다. 또한 보기 좋은 떡이 맛도 좋다는 믿음으로 음식의 맛뿐만 아니라 생생한 컬러와 담아내는 그릇의 조화까지도 일일이 영양사들에게 요구하고 지원한다.

맛있는 식사를 할 수 있다는 즐거움 못지않게 환자들은 의사와 직원들과 자연스럽게 소통할 수 있어 좋다고 이구동성으로 말한다. 함께 식사를 하면서 궁금했던 점들도 물어보고, 때로는 개인적인 이야기도 허물없이 나누면서 마음이 편안해진다고들 한다.

맛있는 식사에 감동하고, 이야기를 잘 들어주고 친절하게 대해줘서 고맙다는 환자들을 보면 병원이 어떤 역할을 하고, 어떤 방향으로 나아가야 할지를 확인할 수 있다. 검사 잘하고 수술 잘하는 병원보다 환자들의 마음을 헤아릴 줄 아는 병원이 결국은 환자들을 감동시킨다. 그리고 환자가 감동을 받고 마음의 위안을 받을 때 치료 결과도 더 좋다. 더 좋은 결과를 보장하는 새로운 치료법을 개발하기 위해 노력하는 것 못지않게 맛있는 식사를 제공하고 더 많은 이야기를 나누려고 노력하는 이유도 여기에 있다.

세상에서 가장 편안하고 좋은 의자를 만들려면 같은 의자 회사들만 뒤따라 하지 말고, 나이키 같은 최고의 신발을 만드는 회사를 연구해야 한다는 말이 있다. 공감한다. 최고의 병원을 만들겠다고 비슷한 병원들만 벤치마킹하면 기존의 통념에서 벗어난 새로운 서비스를 하기 어렵다. 그래서 나는 늘 의식적으로 병원이라는 것을 잊기 위해 애쓰고 근사한 호텔 레스토랑을 염두에 두고 살았다. 인구 30만 명도 안 되는 여수의 '동네 의원'이 멀리 미국에서도 어깨통증을 치료하기 위해 찾는 병원으로 성장한 것도 이런 노력이 없었더라면 불가능했을 것이라 생각한다.

병원은 사람이 치료 상품이 되고, 또 사람이 상품을 만들기 때문에 클레임이 많을 수밖에 없다. 우리 병원이 어깨전문병원으로 알려지면서 다른 병원에서 검사한 결과를 확인하고 치료 계획을 비교하기 위해 찾는 분들이 점점 많아지고 있다. 그런 분들을 보면서 누구나 쉽게 이해할 수 있는 신뢰할 만한 책을 만들어야겠다는 생각을 했다.

인터넷에 접속만 하면 어깨통증에 관한 정보들이 쏟아져 나오지만 정작 믿고 신뢰할 만한 정보는 부족한 게 현실이다. 오히려 잘못된 정보와 검증되지 않은 치료법들이 어깨통증을 악화시키고 있어 하루라도 빨리 책을 내야겠다고 마음먹게 되었다.

이 책은 그동안 공부하고 치료해온 경험을 바탕으로 검증된 정보만을 담고 있다. 아직도 잘 낫지 않는 어깨통증을 평생 안고 가야 하는 고름덩이쯤으로 생각하는 분들에게 작은 희망이 되었으면 하는 바람이다. 그동안 적절한 치료법을 찾지 못해 너무 먼 길을 돌고 돌았던 분들이라면 이 책을 통해 어깨통증으로부터 벗어날 수 있는 지름길을 찾을 수 있으리라 확신한다.

끝으로 이 책을 낼 수 있도록 아이디어를 제공하고 자료 수집과 정리까지 맡아준 서정희 경영실장과 북마크 출판사를 비롯한 관계자 여러분에게 감사의 뜻을 전하고 싶다.

2012년 초가을의 입구에서

백 창 희

어깨질환에 대한 오해와 편견을
바로잡는 친절한 지침서

'어깨'라는 우리말에는 정말 많은 뜻이 담겨 있습니다. "어깨동무하다." "어깨를 나란히 한다." "어깨 너머로 배운다." "어깨가 무겁다." 등등 참으로 우리의 삶에 소중한 가치를 부여하는 다양한 의미가 담겨 있습니다. 그러나 '어깨는 날개입니다.'라는 말처럼 우리의 감성을 파고 드는 말은 더 이상 없을 듯합니다.

'여수백병원'은 아름다운 도시, 엑스포의 도시 여수에서 "어깨는 날개입니다."라는 상큼한 슬로건을 내걸고 어깨관절질환 치료전문병원으로 크게 성장하였으며, 보건복지부에서 전국 10대 관절전문병원으로 지정되기도 했습니다. 이처럼 전 국민의 어깨 건강을 위해 크게 기여하고 있는 백창희 원장께서 그동안의 경험과 전문지식을 바탕으로 우리 국민들이 어깨관절질환을 쉽고 올바르게 이해하고 올바른 치료를 받을 수 있는 책을 펴냈다고 합니다. 어깨 치료의 지름길로 인도하는 〈어깨는 날개입니다〉 발간에 즈음하여 참 기쁜 마음으로 축하의 말씀을 드립니다.

여수백병원의 시작은 특성화된 진료과목 하나 없는 작은 병원이었습니다. 하지만 백창희 원장은 10여 년 전부터 일상적인 진료만 하는 매너리즘(mannerism)을 극복하기 위해 피나는 노력과 열정으로 어깨관절

학문에 전념해 왔습니다. 그리고 마침내 여수백병원을 어깨전문치료병원으로 특성화시키고, 남부지방에서 가장 성공한 어깨전문치료병원으로 우뚝 선 백창희 원장의 끈기와 집념에 격려와 찬사의 말씀을 드립니다.

이 책은 백창희 원장의 오랜 경험을 바탕으로 어깨질환에 대한 오해와 편견을 실제 사례를 통해 상세히 설명하는 친절함이 가득한 어깨 지침서입니다. 백창희 원장은 이 책을 통해 어깨관절이라는 육신의 질병을 치료할 뿐 아니라 질병으로 잃어버린 삶의 생기와 퇴색한 희망을 부활시키는 날개를 달아줌으로써 환자가 새로운 인생을 살 수 있도록 하는 경지까지 치료의 개념을 넓혀야 한다고 말하고 있습니다.

히포크라테스의 선서에 나오는 명의의 길이 바로 이것이 아닐까요? 절망과 분노에 휩싸인 분들에게 "날개가 없다."(김도윤 저)라는 말로 독하게 충고하는 대신 "어깨는 날개입니다."라는 말로 이들을 이끌고 희망을 불어넣고 선도하려는 백창희 원장에게 박수를 보냅니다.

사람은 태어날 때부터 어깨에 날개를 달고 태어난다고 생각합니다. 오랫동안 어깨질환으로 고생하시는 분들뿐 아니라 소외되고 절망과 좌절로 삶의 활기를 잃어버린 분들께서도 이 책을 통해 건강한 어깨와 희망의 날개를 찾을 수 있게 되기를 기대합니다.

전 충남대학교 총장
전 대한견 · 주관절 및 아세아견관절학회 회장
현 대한민국의학한림원 정회원

이 광 진

/ 추천사 /

어깨 질환의 치료와 예방의
필수 길라잡이

먼저 어깨통증으로 고생하는 많은 환자를 위해 〈어깨는 날개입니다〉를 펴낸 것을 축하드리며, 진료에 바쁜 가운데도 책의 발간을 위해 노고를 아끼지 않은 백창희 원장에게 아낌없는 격려를 보냅니다.

대한견주관절학회는 회원들의 끊임없는 관심과 지대한 노력에 힘입어 양적·질적으로 놀라운 발전을 하였습니다. 북미와 유럽, 일본에 비해 훨씬 늦게 시작되었지만 우리 회원들이 기초 및 임상 연구에 대해 많은 논문을 내고 좋은 발표를 많이 함으로써 이제는 세계의 모든 학회가 대한견주관절학회를 아시아를 주도하는 학회로 인정하고 있습니다.

과거에는 '어깨 수술'이 어렵고 시간이 많이 걸렸을 뿐만 아니라 종종 좋지 않은 결과들이 나타나 치료가 힘들었던 것이 사실입니다. 하지만 최근 관절경의 발전으로 인해 이전에 힘겹게 접근했던 개방적 수술에 비해 비교적 안전하고 효과적인 관절경적 치료를 많이 시행하고 있습니다.

견관절 질환은 대부분 보존적인 치료로 회복이 가능하고 수술이 필요한 경우는 많지 않습니다. 하지만 요즘 많은 병원에서 관절경을 이용한 어깨 수술을 지나치게 권하는 경향이 있습니다. 이 때문에 어깨에 대해 잘 알지 못하면 불필요한 수술을 할 수도 있고, 또한 잘못된 수술 때문에 지속적인 동통과 장애를 만들 수도 있으므로 신중하게 수술을 결정할 필요가 있습니다.

　이제는 환자들도 인터넷 등을 통해 본인의 질환을 어느 정도 파악하고 병원을 찾는 경우가 많습니다. 하지만 인터넷 지식은 비전문가들의 의견인 경우가 많고, 심지어 잘못된 경우도 적지 않기 때문에 피해를 입을 수도 있습니다.

　이 책은 전문가의 관점에서 어깨질환과 병원에서 행해지는 진단·치료 등에 대해 일반인들도 알기 쉽게 쓰여져 있습니다. 따라서 이 책을 통해 본인이 가진 어깨질환을 충분히 이해하고 접근한다면 불필요하거나 과도한 치료를 막을 수 있을 뿐만 아니라 보존적인 치료나 수술 후 재활 시 적극적으로 협조함으로써 더 좋은 임상 결과를 보일 수 있을 것입니다.

　의료의 기술은 나날이 발전하고 있지만 최근에는 잘못된 지식으로 병을 키우거나 치료가 길어지는 일이 많습니다. 일반인들의 어깨질환 치료와 예방에 필수 길라잡이가 될 만한 이 책을 통해 이런 문제들이 일부 해소될 수 있을 거라 생각됩니다.

　이 책은 지식적인 부분뿐만 아니라 환자를 위해 고민하는 백창희 원장의 지난 노력이 고스란히 잘 반영되어 있어 많은 도움이 될 것입니다. 그의 글에는 환자들에 대한 따뜻한 마음과 다정함이 있으며 강한 설득력으로 독자에게 다가가고 있습니다.

　이 책을 통해 어깨 질환에 대한 정확한 정보를 가지고 많은 독자들이 본인의 질병을 제대로 이해하고 적절한 치료를 받을 수 있기를 기대합니다.

2016 국제견주관절학회 회장

이 용 걸

CONTENTS

<u>Part 4</u> **수술만큼 중요한 생활습관과 운동**

어깨는 날개입니다

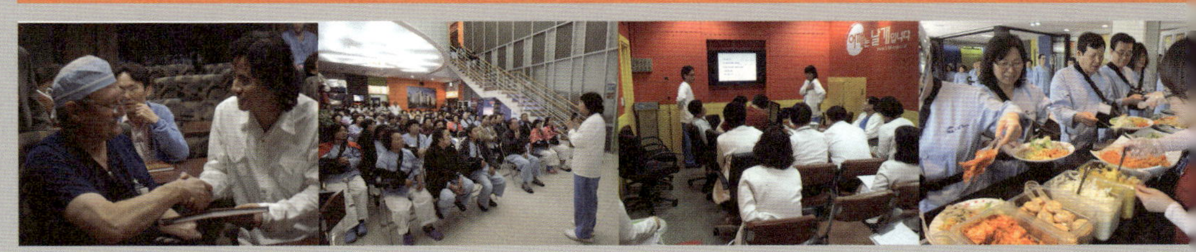

01 상한 날개로는 멀리 날지 못한다

상한 어깨로는 멀리 날지 못한다.
날지 못하는 새는 살아있어도 행복할 수 없다.
100세 시대, 어깨는 날개다!
아픈 어깨를 부여잡고 고통 속에 오래 사는 건 축복이 아니라 재앙에 가깝다.

2011년 11월, KBS 〈생로병사의 비밀〉 촬영 팀과 묘도 섬을 간 적이 있다. 요즘 농촌과 섬 대부분이 그렇듯 묘도 섬을 지키는 분들도 태반이 70세 이상인 어른들이었다. 변변한 의료시설조차 없는 섬에서 그동안 아파도 제대로 치료를 받지 못했을 것이라 짐작하고 바로 진료를 시작했다.

"어깨가 아프신 분은 손 들어보세요."

섬에 사시는 분들은 대부분 어깨를 많이 쓰는 어업에 종사한다. 그만큼 어깨관절이 빨리 닳고 힘줄이 망가지기 쉬운데, 뜻밖의 대답이 돌아왔다.

"어깨는 내사 두고 내 허리, 무르팍이나 낫어 달라."

어깨보다는 허리나 무릎이 문제라는 것이다. 하지만 막상 어깨를 진찰하고 초음파로 검사해보니 상태가 심각했다. 어르신들 대부분이 어깨힘줄이 파열된 것을 너무 오래 방치해 팔을 제대로 올리지 못했다. 찢어진 양말을 수선하지 않고 계속 신으면 시간이 지날수록 점점 더 찢어져 나중에는 꿰매기조차 힘들 정도로 망가진다. 묘도 섬 어른들의 어깨도 그랬다. 얼마나 오랫동안 어깨힘줄 파열이 진행됐던지, 성한 곳을 찾아보기 어려울 정도로 광범위하게 파열돼 있었다. 분명 일상생활을 할 때도 꽤 통증이 심했을 텐데, 어깨통증은 맨 뒷전이었다.

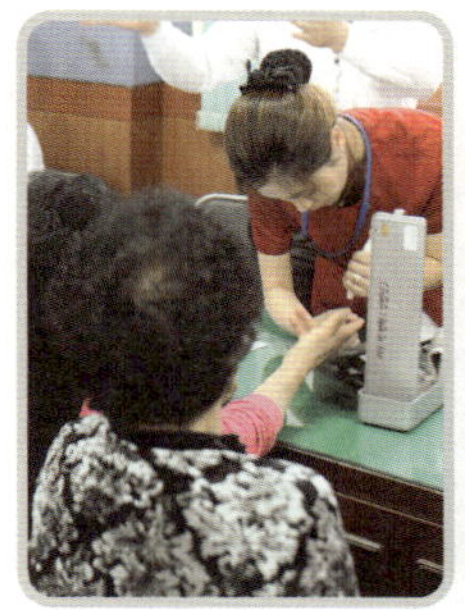
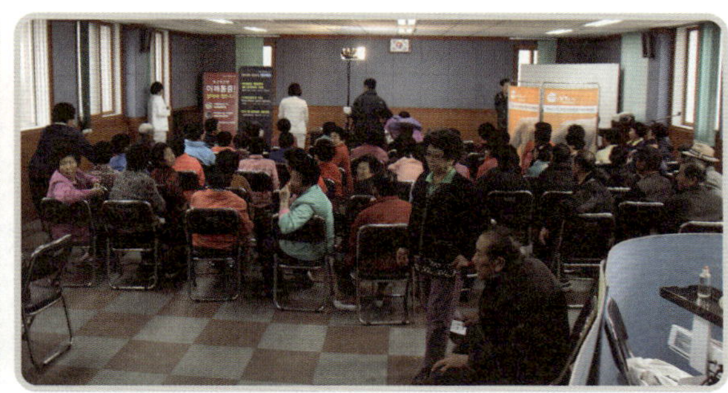
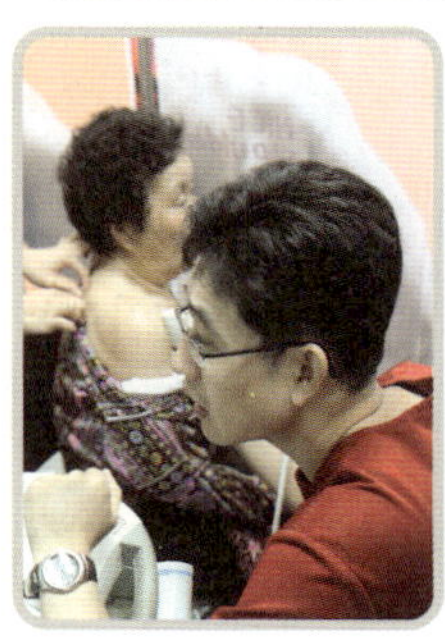

묘도 섬에서 어르신들을 위해
의료봉사를 하는 모습.

　　어깨통증을 대수롭지 않게 여기는 것은 어제 오늘의 일이 아니다. 동서고금을 막론하고 어깨통증은 늘 찬밥 신세였다. 우리보다 100여 년이나 먼저 어깨 치료를 시작한 영국에서도 어깨관절을 '잊혀진 관절'이라 풍자한 학자가 있었다. 일본도 예외는 아니다. 우리보다 20~30년 정도 일찍 어깨 진료를 시작한 일본에서도 환자는 물론 의사까지 어깨통증을 병으로 인식하지 않고 치료에 신경 쓰지 않는 분위기라고 한다.

어쩌다 어깨관절이 잊혀진 관절 취급을 받게 되었을까? 어깨통증에 대한 잘못된 인식과 무지가 주원인이다.

'어깨통증' 하면 대부분 '오십견'을 떠올린다. 50대를 전후해 찾아오는 어깨통증이라 하여 '오십견'이라 불리는데, 이 오십견이란 병이 참으로 알궂다. 어느 날 갑자기 찾아와 약 1~3년 정도 혹독하게 어깨를 괴롭히다 어느 날 불현듯 사라지곤 한다. 그러다 보니 어깨통증은 나이가 들면 누구나 홍역처럼 앓고 지나가는 대수롭지 않은 병이라 여기고, 아파도 참는 사람들이 많다. 한마디로 어깨통증은 병이 아니라는 잘못된 인식이 팽배해 있는 것이다.

> 출발부터 잘못 됐다. 어깨통증을 병으로 인정하지 않으니 제대로 치료를 할 리 만무하다. 똑같은 관절이라도 허리나 무릎관절이 아플 때는 좋다는 약을 몇 가지씩 먹고, 병원을 찾아 치료를 받으면서도 정작 어깨가 아플 때는 고작 진통제 몇 알에 의지하며 그냥 버틴다. 버틸 수 있을 때까지 버티다 도저히 견디기 어려운 지경에 이르러서야 병원을 찾는 것이 안타까운 우리의 현실이다.

평균수명 100세 시대가 코앞에 바짝 다가와 있다. 80세까지 일하고 100세까지 산다고 '100세 시대'라고 말하지만 어깨통증으로 병원을 찾는 어르신들은 하나같이 '장수'가 축복이 아니라 재앙이라며 고개를 절레절레 흔든다. 100세 시대가 축복이 되려면 경제적 여유도 있어야 하고, 외로움을 함께 나눌 가족이나 친구도 있어야 하고, 무엇보다 건강해야 한다. 특히 건강은 그 어떤 조건보다 중요하다. 돈이 없거나 외로운 것은 어렵지만 그래도 참을 수 있다. 하지만 건강을 잃고서는 더이상 사는 게 축복일 수 없다.

진료실에 있다 보면 하루에도 수없이 어깨통증으로 인한 고통을 호소하는 어르신들을 만난다. 초기에 적절한 치료를 했더라면 행복한 노후를 보낼 수 있었을 분들인데, 참고 또 참으면서 병을 키운 대가는 너무도 혹독하다.

어깨통증은 처음에는 가만히 있을 때는 괜찮다가 움직일 때만 아프다. 그러다 병이 진행되면 가만히 있을 때도 아프고, 심지어는 잠조차 편안히 잘 수 없게 된다. 그쯤 되면 "어깨통증 땜시 살맛이 안 나. 딱 죽으면 편할 텐데, 죽지도 않고 성가시다."라는 말을 달고 산다.

죽고 싶을 만큼 고통스럽다는 어른들의 하소연을 듣고 있노라면 '어깨는 날개'라는 말을 다시 한 번 실감하게 된다. 무릎이나 허리가 아파 제대로 걷지 못하는 것만 걱정할 일이 아니다. 어깨가 아프면 모든 일상이 불편하고 고통스럽다.

우리 몸을 이동시켜주는 것은 다리지만 세수를 하고, 밥을 먹고, 머리를 빗고, 옷을 입는 등 대부분의 일상은 어깨를 움직여야 가능하다. 따라서 일상의 즐거움을 만끽하고 삶의 활력을 얻기 위해서는 어깨건강이 바탕이 되어주어야 한다.

오래 사는 것보다 더 중요한 것은 삶의 질이다. 날개가 상해 날지 못하는 새는 행복할 수 없다. 사람도 마찬가지다. 어깨가 아파 일상이 즐겁기는커녕 짜증스럽고 고통스럽기만 하다면 살아도 사는 게 아니다.

어깨통증이 오래 지속되거나 심각하다 해도 지레 포기해서는 안 된다. 아무리 고질적인 어깨통증도 고칠 수 있는 방법이 있다. 연세가 많으신 어르신들은 종종 "이제 곧 죽을 목숨인데 그럭저럭 참다가 죽으면 된다."고 말한다. 평균수명 100세 시대에 70~80세는 청춘과도 같다. 실제로 진료실에서는 70대에 마당에서 역기를 든다는 몸짱 어르신도 만나고, 80대 연세에 경운기를 몰고 일을 한다는 분도 만난다.

70세까지 장수하기로 소문난 솔개는 40년을 산 다음 무거워지고 무디어진 깃털과 부리와 발톱을 뽑아내고 새것으로 바꾼 뒤 새로운 30년을 날렵하게 산다고 한다. 어깨관절도 솔개처럼 관리해보면 어떨까? 아픈 어깨를 숙명처럼 받아들이지 말고, 적절한 치료를 통해 건강한 새 어깨로 바꾼다면 얼마든지 솔개처럼 살 수 있다. 그렇게 한다면 100세 시대를 두려움이 아닌 설렘과 기대감으로 준비할 수 있을 것이다.

'어깨는 날개입니다.' 브랜드가 되다

어떻게 하면 어깨통증에 관심을 더 가지고 더 적극적으로 치료 받도록 변화를 이끌 수 있을까? 외국 학회에 참석하기 위해 장시간 비행기 여행을 하는 동안 내내 메모장에 썼다 지웠다를 반복하며 고민했다. 그러다 문득 '어깨는 날개입니다.'라는 문구가 섬광처럼 머릿속에 떠올랐다. '어깨는 날개입니다.'를 적자 마치 기다리고 있었다는 듯 '상한 날개로는 멀리 날지 못합니다. It's time to fly!'라는 문구가 연쇄적으로 메모지에 적혔다. 오랜 고민이 종지부를 찍는 순간이었다. 지금도 그때 수차례 지우고 쓰느라 너덜너덜해진 메모장을 보면 새로운 감동에 젖어든다.

학회에서 돌아오자마자 '어깨는 날개입니다.'를 슬로건으로 만들고 그 문구가 고객의 머릿속에 각인될 수 있도록 노력을 아끼지 않았다. 우선 유명 작가에게 의뢰해 어깨 아픈 사람의 모습을 브론즈로 만들어 병원 정문 앞에 세웠다. 청동상 아래에는 '어깨는 날개입니다.'라는 문구를 동판에 새겨 환자분들이 병원에 오면 제일 먼저 볼 수 있도록 했다.

병원 안도 온통 '어깨는 날개입니다.'로 장식했다. 원무 접수대는 물론 모니터와 병실 복도에도 '어깨는 날개입니다.'를 새겨 넣었다. 전화를 받을 때도 먼저 '어깨는 날개입니다.'라고 멘트를 날린 후 상담을 했고, 전 직원의 휴대폰 컬러링도 '어깨는 날개입니다.'라는 멘트가 나오게 했다. 어디 그뿐이랴. 회식 자리에서 건배를 할 때도, 사진을 찍을 때도 언제나 '어깨는 날개입니다.'를 외쳤다.

하지만 병원 안에서만 '어깨는 날개입니다.'를 외치는 것만으로는 아쉬웠다. 그러던 어느 날, 병원 직원들과 회식을 하던 중 비행기 안에서 '어깨는 날개입니다.'라는 문구가 떠올랐을 때처럼 이거다 싶은 아이디어가 생각났다. 바로 우리 병원 경영실장에게 새벽 1시임에도 불구하고 전화를 걸었다.

"실장님. 늦은 시간에 죄송해요. 우리 건강 상식 멘트를 시작하기 전에 '어깨는 날개입니다.'를 반복적으로 넣어보면 좋겠어요. 혹시 내일이면 잊어버릴까봐 늦은 시간인 줄 알면서도 전화했어요."

당시 나는 방송국에서 진행하는 '1분 건강 상식' 프로그램에 참여하고 있었다. 그렇게만 한다면 보다 많은 사람에게 더욱 빨리 어깨관절의 중요성을 알릴 수 있다는 확신이 들었다. 이후 건강 상식 멘트를 할 때 꼭 '어깨는 날개입니다.'를 먼저 이야기했고, 지금은 어린 초등학생들도 누가 어깨가 아프다고 하면 '어깨는 날개입니다. 병원으로 가라'고 말해줄 정도가 되었다. '어깨는 날개입니다.'가 우리 병원의 고유 브랜드로 성장하고 자리 잡은 것이다.

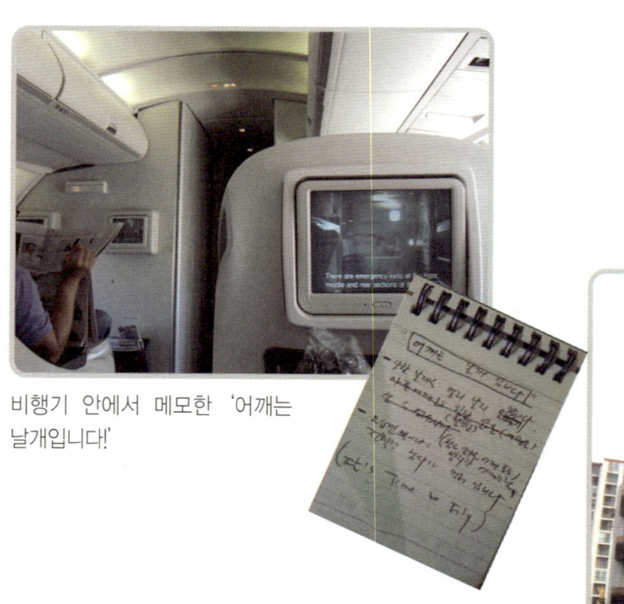

비행기 안에서 메모한 '어깨는
날개입니다!'

병원앞 '어깨가 아파요' 브론즈

를 새겨 넣었다.

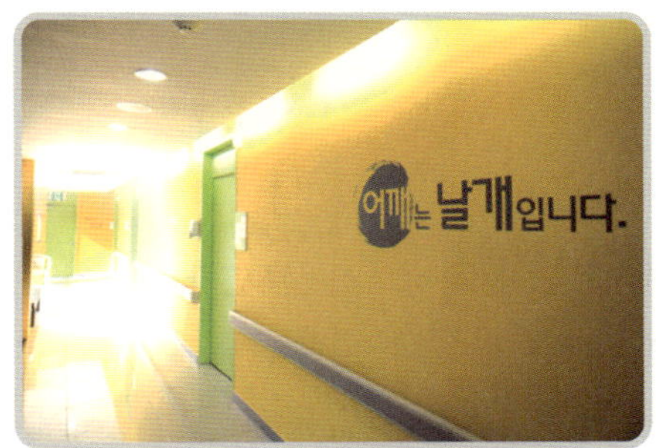

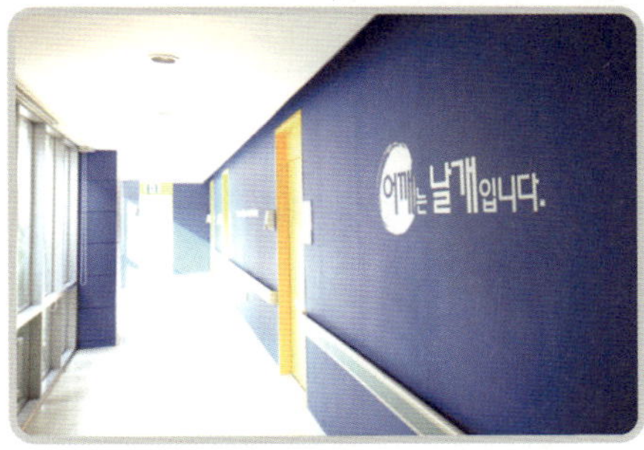

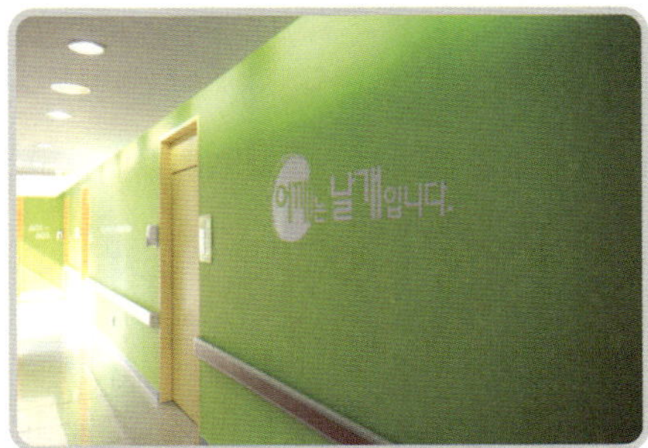

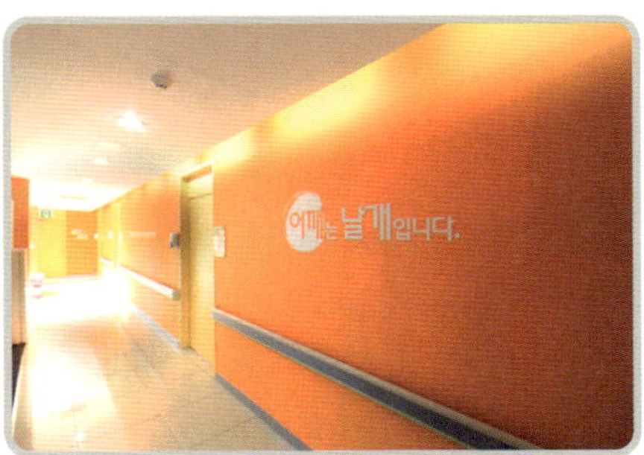

모든 층별 복도에
'어깨는 날개입니다.'
를 새겨 넣었다.

02 핑계와 잘못된 인식이 어깨 병을 키운다

선무당이 사람을 잡고 잘못된 인식이 어깨관절을 잡는다.
어깨통증을 치료가 필요한 질병으로 인식하지 못하는 한 어깨는 계속 괴롭다.
잘못된 인식을 바로잡는 것! 어깨통증으로부터 벗어나는 출발점이다.

잘못된 인식이 잘못된 치료를 부른다

농사를 짓던 아버지는 종종 어깨가 아파 고생하셨다. 그때만 해도 변변한 농사도구가 없어 일일이 손으로 볏짐을 꾸리고, 나르고, 올려쌓던 시절이라 농부라면 누구나 어깨를 혹사해야만 하는 상황이었다. 새벽부터 밤늦게까지 고단한 농사일을 마치고 집에 돌아온 아버지는 마치 혼절을 하듯 잠에 빠져들었다. 잠이라도 푹 들면 좋으련만, 아버지의 입에서는 이내 신음소리가 새어나왔다.

밤새도록 앓는 소리를 하는 아버지를 위해 내가 할 수 있는 일이라곤 동네 입구에 있는 점방(구멍가게)으로 달려가 파스와 두통약 뇌신을 사다 드리는 게 전부였다. 우리 아버지뿐만 아니라 시골사람들의 상황은 다 비슷했다. 병원 문턱이 너무 높아 아파도 병원에 가는 것은 꿈도 꾸지 못하고, 그저 동네 점방에서 값싼 진통제나 파스를 사다 붙이며 견딜 수밖에 없었다.

그때에 비하면 지금은 병이 나면 치료하기가 훨씬 수월하다. 국민건강보험제도 덕분에 큰돈 들이지 않고도 얼마든지 병을 치료할 수 있는 세상이다. 그런데도 여전히 어깨통증을 치료하지 않고 방치하는 분들이 많다. 아직도 어깨통증이 병이 아니라 살다 보면 누구나 겪는 대수롭지 않은 증상일 뿐이라고 생각하는 것이다.

> 일반적으로 어떤 질병을 치료하려면 정확한 원인부터 밝히는 것이 순서다. 그런데 이상하게 어깨가 아픈 사람들은 스스로 원인을 진단한다. '군대에서 맞아서 아프다.' '산후조리를 못해서 아프다.' '차가운 데서 잠자고 나서 아프다.' '무거운 걸 들고 나서 아프다.' '비가 오려고 아프다.' '다친 후 아프다.' '스트레스를 많이 받아서 아프다.' '컴퓨터 작업을 많이 해서 아프다.' 등 어깨가 아픈 핑계도 다양하다. 그 핑계들 중 어깨관절 내부에 이상이 있을 거라고 생각하는 핑계는 하나도 없다. 다 어깨관절 외적인 곳에서 자기 마음대로 원인을 찾고 규정을 해버린다.

사정이 이렇다 보니 원인은 그대로 둔 채 증상만을 달래는 임시방편적 치료들이 주를 이룬다. 한 조사 자료에 의하면 어깨통증이 발생했을 때 어떻게 치료를 하는지를 묻는 질문에 '물리치료를 받는다.' 라고 대답한 분들이 71.7%로 가장 많았다. 그 다음으로 침이나 부황 등 한방치료를 받는다는 분들이 10명 중 4명꼴이었다(39.8%). 또한 일부 환자들은 건강보조식품에 의존했고(9.8%), 심지어는 어깨에 귀신이 붙었다고 굿을 하거나 기도로 치료를 대신한 분도 있었다.

이런 조사 결과를 보면 어깨통증에 대한 잘못된 인식이 얼마나 뿌리가 깊은지를 짐작할 수 있다. 잘못된 인식은 잘못된 치료로 이어진다. 원인을 파악하고 제대로 치료해야 할 질병으로 보지 않으니 가까운 곳에서 쉽게 받을 수 있는 치료를 선호할 수밖에 없다.

잘못된 치료는 종종 사태를 더 악화시킨다. 그런데 통증이 어느 정도 가라앉으면 다 나은 걸로 착각하고 치료를 중단하는 경우가 많다. 그러면 십중팔구 어깨통증은 재발한다. 그때도 원인 치료를 하지 않고 증상만을 달래기를 반복하면 어깨관절은 점점 더 망가지고 최악의 경우에는 어깨관절의 기능을 회복하지 못할 수도 있다.

잘못된 치료를 하는 동안 부담해야 하는 경제적 비용도 만만치 않다. 얼핏 보면 물리치료나 한방치료를 받는 것이 경제적 부담이 덜한 것 같지만 이런 치료는 원인을 해결해주지 못하기 때문에 오랜 기간 지속적으로 받아야 한다. 한 통계 자료에 의하면 다리가 부러져서 수술하는데 드는 비용보다 어깨통증을 가라앉히기 위해 지출하는 비용이 훨씬 많은 것으로 나타났다. 어깨통증에 대한 잘못된 인식을 바로잡지 않는 한 돈은 돈대로 들면서 어깨관절은 더 망가지는 악순환이 되풀이될 수밖에 없다.

과잉진료 누명?

어깨통증으로 병원을 찾은 분이 있었다. 검사를 해보니 어깨힘줄이 떨어져 팔을 움직이기도 힘들고, 움직일 때마다 극심한 통증이 발생하는 것으로 밝혀졌다. 이런 경우 수술로 떨어진 힘줄을 붙여주는 것이 최선이다. 환자도 수술에 동의해 수술날짜를 잡고 집으로 돌아갔다.

그런데 공교롭게도 환자가 집에 돌아가자 거짓말처럼 통증이 사라졌다. 그러자 환자는 노발대발했다. 병원으로 달려와 항의했다.

"이렇게 멀쩡한데 수술을 하라고 하다니, 과잉진료 아니에요?"

원래 통증은 가라앉았다 다시 심해지기를 반복한다. 통증의 정도가 계속 일정한 수준으로 지속되는 것이 아니다. 잠시 통증이 사라지긴 했지만 분명히 다시 나타나고, 방치하면 더 심해질 것이라 설명해도 환자는 들으려 하지 않았다. 과잉진료를 했으니 검사비를 물어내라며 항의를 멈추지 않았다.

과잉진료의 누명은 얼마 지나지 않아 벗겨졌다. 얼마 후 환자가 다시 어깨통증을 호소하며 병원을 찾았고, 수술은 성공적으로 끝났다. 그때 그 환자는 지금 '어깨는 여수백병원'이라며 앞장서서 홍보하는 전도사로 활약하고 있다. 참으로 다행스러운 일이지만 지금도 그때의 상황을 생각하면 속이 상한다. 병원의 검사 결과를 믿지 않고 환자 스스로 병의 상태를 진단하는 풍토가 하루빨리 없어졌으면 좋겠다.

어깨통증으로 '병원 쇼핑'을 하는 환자들

2012년 6월, 국민건강보험공단 자료에 의하면 2006년부터 2011년까지 6년 동안 오십견을 비롯한 어깨통증 환자가 연평균 8.9%씩 증가했다고 한다. 2006년 137만 명에서 2011년 210만 명으로 크게 늘었는데, 이는 전체 인구의 4.3%에 해당하는 숫자다.

　자료만 보면 최근 들어 어깨질환으로 고생하는 환자 수가 폭발적으로 증가하는 것처럼 보인다. 하지만 갑자기 없던 환자가 생긴 것은 아니다. 어깨질환 환자는 예나 지금이나 아주 흔하다. 다만 예전에는 어깨통증을 치료해야 할 병으로 인식하지 않아 병원을 찾지 않았고, 최근 들어 어깨통증에 대한 인식이 바뀌면서 병원을 찾는 환자 수가 늘어났다고 보는 것이 정확하다.

　이제라도 어깨통증을 혈압이나 당뇨처럼 원인을 찾아 치료해야 하는 질병으로 인식하는 사람들이 많아지는 것은 참으로 다행스러운 일이다. 사실 환자들이 잘못된 방법으로 어깨통증을 달래는 데는 일부 병원의 책임도 있다.

　우리나라의 어깨 치료 역사는 그리 길지 않다. 어깨 치료를 전문적으로 시작한 지는 20여 년 정도 되지만 처음에는 불과 몇몇 의사만 어깨질환에 관심을 갖고 치료를 했기 때문에 환자들이 아파도 믿고 찾아갈 만한 병원이 거의 없었다. 그렇게 의사들 사이에서도 냉대를 받다 최근 몇 년 사이에 어깨관절을 전문적으로 치료하는 의사들이 많아졌다. 어깨를 제대로 치료할 줄 아는 의사들이 많아지면서 숨어 있던 환자들이 수면 위로 올라가 갑작스럽게 늘어난 것처럼 보이는 것이다.

　환자들이 ‘어깨가 아플 때는 참지 말고 병원에 가서 치료를 받으면 낫는다.’고 생각하게 된 데는 어깨전문병원의 역할이 컸다. 그 선두에 우리 병원이 있었음을 부인하지 않는다.

　오랫동안 뿌리를 내린 잘못된 인식은 그냥 바뀌지 않는다. 정확한 원인을 찾아 적절한 치료를 했을 때 고질적인 어깨통증이 어떻게 사라지는지를 결과로 보여주었을 때만 환자들은 생각을 바꾼다.

2008년에 76개 병원을 대상으로 4,079명의 환자에게 설문조사를 한 적이 있다. 어깨가 아플 때 평균적으로 병원을 몇 군데나 가느냐 하는 질문이었는데, 열 명 중 한두 명은 네 군데를 간다고 대답했다. 한 병원에만 갔다는 사람이 열에 네 명 정도 되는 것을 감안하면, 꽤 많은 사람이 약 4명의 의사에게 진료를 받았다는 얘기다.

환자들이 여러 병원을 전전해야 했던 이유는 간단하다. 아픈 어깨가 낫질 않으니 이 병원, 저 병원 옮겨 다니면서 치료를 받았을 것이다. 그런 상황에서 환자들이 잘못된 인식으로 병원을 찾지 않았다고 탓할 수만은 없다. 어깨를 전문적으로 치료하는 병원들이 많아지는 것이 반가운 이유도 여기에 있다.

03 뛰는 말에서 내려 다른 말로 갈아타다

"아, 어깨가 아파 안 해본 게 없어야, 용하다는 의원이라면 다 찾아
당기며 치료를 했는데도 도통 낫지를 않았당게. 오죽하면 어깨에
귀신이 붙었나 싶어 굿까지 했어야."
환자의 말이 내 마음을 움직였다.
약 10여 년 동안 쌓았던 무릎관절 전문의의 편안함을 뒤로 하고,
불모지나 마찬가지인 어깨관절에 도전했다.

치! 이런 병원에서 수술을 받아요?

우리 병원이 처음부터 어깨전문병원으로 출발한 것은 아니었다.
2005년 병원을 오픈할 때만 해도 무릎관절을 주로 치료했다.

사실 당시 나는 무릎관절 전문의로 꽤 유명했다. 무릎관절 전문의로
명성을 얻게 된 데는 관절경 수술의 힘이 컸다. 지금은 어느 병원에서
나 관절경 수술을 하지만 내가 처음 개인병원을 오픈할 때만 해도 관절
경 수술을 할 수 있는 의사가 그리 많지 않았다. 더군다나 서울도 아닌
지방 개인병원에서 관절경 수술을 한다는 일은 흔치 않았다.

1999년 병원을 오픈하면서 나는 과감하게 관절경을 도입했다. 이미
개인병원을 오픈하기 전 수련시절 큰 병원에서 근무할 때 관절경으로
무릎수술을 많이 해본 터라, 관절경 수술은 자신이 있었다. 의사들 입
장에서는 수술 부위를 절개한 다음 수술하는 것보다 관절경 수술이 훨

씬 까다롭다. 일단 조그만 구멍을 통해 관절경을 넣고 수술 부위를 보아야 하기 때문에 시야를 확보하기가 어렵고, 손을 움직이는 것조차 자유롭지 못해 정교한 수술을 하려면 신경을 곤두세워야 한다. 하지만 환자 입장에서는 절개부위를 최소화함으로써 회복도 빠르고 수술로 인한 후유증도 적다.

이왕 독립해 개인병원을 열 것이라면 환자들에게 최상의 서비스를 제공하고 싶었다. 관절경 가격이 비싸 개인병원에서 도입하기가 적잖이 부담이 되었지만 결단을 내렸다. 관절경을 판매하는 회사에서도 개인병원에서 관절경을 구입하는 게 처음이라 여러 모로 편의를 봐주었다. 관절경 판매 회사는 개인병원에서도 관절경을 산다는 걸 홍보할 수 있는 좋은 기회라 판단했던 것 같기도 하다.

관절경 도입 효과는 기대 이상이었다. 밀려드는 환자들 때문에 매일 밤늦게까지 수술을 했다. 물론 무릎관절 수술이 주였다. 가끔 어깨관절 수술을 하기도 했지만 무릎이 아파 병원을 찾는 분들이 대부분이었다. 관절경 수술을 잘하는 병원으로 입소문이 나면서 환자들은 점점 더 많아졌고, 병원을 오픈한 지 몇 년 안 돼 차트 번호가 5만 번을 넘어섰다. 여수에 사는 총 인구가 채 30만 명이 안 된다는 점을 감안하면 엄청난 숫자다. 여수 사람 여섯 명 중 한 명은 병원을 왔다 갔다는 얘기니, 나를 믿고 찾아준 그분들이 새삼 고맙다.

개인병원을 오픈하고 약 6년을 뒤돌아볼 새도 없이 앞만 보고 달렸다. 그러다 개인병원 규모로는 도저히 환자들을 감당하기 어려워 2005년 병원급인 여수백병원을 오픈했다. 솔직히 개인병원을 운영할 때 환자

분들에게 늘 미안했다. 관절경 수술은 그 누구보다 자신이 있었고, 실제로 수술에 대한 환자들의 만족도도 아주 높았지만 병원 시설은 부족한 점이 많았다. 5층짜리 건물에 엘리베이터도 없어 무릎이 아픈 분들이 층계를 오르내린 것을 생각하면 지금도 마음이 저리다. 병원을 오픈하면서 환자들에게 좀 더 좋은 환경을 만들어주고 싶은 꿈을 어느 정도 실현시킬 수 있어 다행스럽다.

무릎관절 전문병원으로서의 작은 성공에 취하다

대부분의 중소병원들은 그 지역의 동네병원 역할을 하기 쉽다. 의사가 전문적으로 한두 가지 분야에만 몰입하려 해도 현실적으로 어려움이 많기 때문이다. 어쩔 수 없이 만물상처럼 온갖 환자를 진료하다 보니 특정 분야만 집중적으로 진료하는 전문병원으로서의 길은 점점 멀어질 수밖에 없다.

물론 우리 병원은 사정이 좀 달랐다. 비록 무릎 외에도 척추, 어깨 등 여러 관절을 두루 진료하긴 했지만 크게 보면 관절을 전문적으로 진료하는 정형외과 전문병원으로 손색이 없었다. 그러나 좀 더 선택과 집중을 할 필요가 있었다. 관절 만물상처럼 모든 관절을 진료하는 병원이 아니라 우리 병원만이 할 수 있는 특색 있는 진료를 함으로써 전문병원으로서의 위상을 높이고 싶었다.

'어떻게 하면 우리만의 분명한 색깔을 만들 수 있을까?' 고민 끝에 무릎인공관절 수술을 차별화하기로 결심했다. 당시 정형외과에서는 새로운 트렌드의 무릎인공관절 수술이 부상하고 있었다. 자신 있는 관절경 수술에 이제 막 시작 단계에 있는 무릎인공관절 수술까지 더한다면 최고의 무릎관절 전문병원으로 자리매김하기는 어렵지 않을 것이라 생각했다.

하지만 1등의 뒤를 흉내 내며 쫓아가는 것만으로는 부족했다. 이미 여수에는 오랫동안 무릎인공관절 수술로 전국적인 유명세를 날리는 병원이 있었다. 인공관절 수술을 원하는 무릎 환자들은 대부분 그 병원을 찾는 실정이어서 여수 지역 다른 병원들은 1년에 10건의 무릎인공관절 수술도 하기 어려웠다. 관절경 수술에서는 1등이었지만 무릎인공관절 수술에선 2등인 만큼 좀 더 특별한 전략이 필요했다.

1등을 뛰어넘기 위한 노력을 아끼지 않았다. 우선 당시 규모가 큰 서울의 유명 병원에서도 많이 사용하지 않는 우주복을 1천만 원도 더 주고 샀다. 수술 후 감염을 최소화하기 위한 과감한 투자였다. 내비게이션을 이용한 무릎인공관절 수술도 시도했다. 우리나라에 내비게이션이 들어온 지 얼마 안 될 때라 다소 생소한 수술법이었지만 환자의 안전과 수술의 정확도를 높이는 데 꼭 필요하다고 판단했다. 이 밖에도 새로운 인공관절 삽입물들로 차별화를 꾀하고, 방송국 교양강좌에 참여해 일반인들이 관

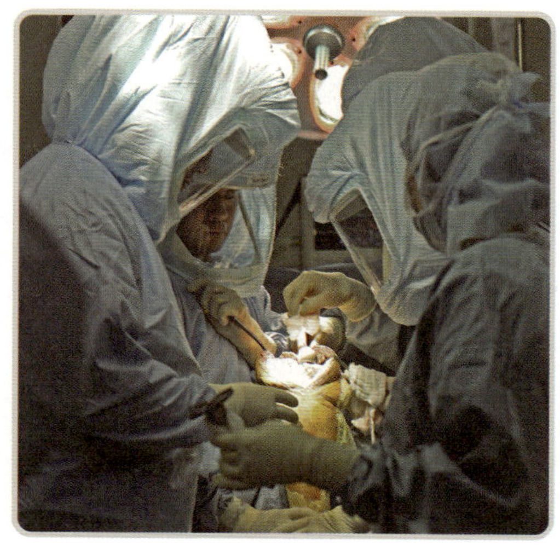

공관절 수술 시 우주복 착용 모습.

절염을 좀 더 쉽게 이해할 수 있도록 노력했다.

　개인병원을 할 때보다 병실이 4~5배가량 늘었는데도 병실은 항상 만원이었다. 오죽하면 '여수백병원은 병실이 없다더라.' 하는 소문이 나 있을 정도였다. 작은 성공에 취해 직원들과 호프집을 전전하면서도 뭔지 모를 위기감에 시달렸다.

　차별화된 병원을 만들고 싶었다. 동네에서 흔히 볼 수 있는 병원이 아니라 분명한 색깔이 있는 그런 병원을 원했다. 그래서 병원을 신축할 때 설계에만 7개월을 투자하면서 새로운 병원을 만들고자 노력했다. 환자에게 최고의 진료 서비스를 하는 것은 기본이고, 더 나아가 환자가 편안하게 진료를 받을 수 있는 최상의 병원 환경을 제공하고 싶었기 때문이다.

　하지만 처음 생각과는 달리 병원은 시간이 지날수록 색깔을 잃어가고 있었다. 무릎관절 전문병원으로 어느 정도 자리를 잡고는 있었지만 정형외과라면 너나 할 것 없이 무릎인공관절 수술에 뛰어들고 있던 터라 차별화가 되지 않았다.

　게다가 서울에선 무릎인공관절 수술로 특화한 대형병원들이 속속 등장하고 있었다. 무릎인공관절을 하나의 브랜드로 만들어 인터넷, 신문, TV 등을 이용해 대대적으로 홍보하면서 전국의 지방 환자들을 빨아들이는 상황이었다.

　작은 성공에 취해 있을 때가 아니었다. 뭔가 새로운 돌파구가 필요했다. 모두가 뛰어드는 레드오션에서 함께 경쟁하기보다는 새로운 블루오션을 찾아 도전해야 한다는 위기감에 마음이 급해졌다.

내비게이션 인공관절 수술

모든 인공관절 수술이 그렇지만 수술이 성공하려면 정확한 위치에 인공관절을 삽입하는 것이 중요하다.

숙달된 전문의라면 정확한 인공관절 위치를 별로 어렵지 않게 잡아낼 수 있다. 하지만 아무리 숙련된 전문의라도 사람이기 때문에 언제나 100% 실력을 발휘하기는 어렵다. 의사의 컨디션, 환자의 관절 모양과 상태, 예기치 못한 돌발 상황에 따라 만족스럽지 않은 수술을 할 가능성이 얼마든지 있다.

이런 위험을 최소화할 수 있는 방법이 '내비게이션 인공관절 수술'이다. 인공위성 추적 기술을 응용한 이 수술은 적외선 카메라로 컴퓨터가 인공관절의 삽입 위치와 각도, 거리 등을 실시간으로 파악해 의사에게 전달해준다. 의사는 컴퓨터가 보내준 정보를 모니터로 확인하면서 수술을 할 수 있기 때문에 실수를 최소화할 수 있다.

어깨가 아파 굿까지 한 할머니를 통해 어깨를 새로 보다

2007년 어느 날. 나는 무릎인공관절 병원으로서의 작은 성공을 자축하는 대신 새로운 도전을 해야 할지도 모른다는 이야기를 했다.

직원들은 의아해했다. 지금 충분히 잘 나가고 있는데 왜 뜬금없이 어깨수술 이야기를 하는지 알 수가 없다는 표정들이었다. 하지만 충동적으로 내뱉은 말이 아니었다. 이미 꽤 오래전부터 고민했던 내용이었다. 현재에 만족하고 안주하면 어느 순간 뒤처질 수밖에 없으므로 늘 남들보다 한 걸음 앞서 나가야 한다는 고민을 해왔다.

새로운 성장 동력을 찾아야 했다. 이미 포화상태에 접어든 무릎관절

외에 우리 병원의 색깔을 살리면서 발전 가능성이 많은 분야가 어떤 것일까 고민했다. 그러던 어느 날, 해남에서 온 할머니를 진료하면서 가능성을 발견했다.

"오메, 어깨가 아파 안 해본 게 없소이~. 용하다는 의원이라면 다 찾아 댕기며 치료를 했는디도 도통 낫지를 않았당께. 오죽하면 어깨에 귀신이 붙었나 싶어서 굿까지 했겄어~."

아무리 치료를 해도 낫지 않아 마음이라도 편하려고 굿까지 했다는 할머니의 말을 들으면서 '아, 바로 이거구나!' 싶었다. 굿까지 할 정도로 어깨통증이 심각했지만, 주변에 속 시원하게 해결해줄 의사가 없는 것이 당시의 현실이었다.

여수를 포함한 전라남도는 주로 농사와 바닷일로 생계를 유지하는 분들이 많다. 농사도 그렇고, 바닷일도 어깨를 많이 움직일 수밖에 없다. 평생 어깨를 혹사하며 사는 분들이다 보니 숙명처럼 어깨통증에 시달리는 분들이 태반이다. 그런데 참다 참다 병원에 가면 "팔을 쓰지 마라." "운동하지 마라." 등 엉뚱한 소리만 듣는다고 한다. 생업을 포기하지 않고서는 실현 불가능한 소리만 하니 환자들 입장에선 야속하기 짝이 없단다.

어깨통증으로 고생하는 환자들의 하소연을 들으면서 어깨 공부를 해야겠다는 생각을 굳혔다. 어깨가 아픈 분들은 처음에는 파스를 붙이거나 진통제를 복용하며 견딘다. 그래도 낫지 않으면 침이나 물리치료에 의존하며 또 한동안을 버티다 그래도 효과가 없으면 용하다는 병원을 찾아 천지를 헤맨다. 어깨통증을 견디지 못해 수십만 원을 호가하는 비싼 한약까지 지어 복용했다는 환자들도 부지기수다.

하지만 정확한 원인 규명 없이 증상만을 달래는 치료로는 어깨통증을 없애기 어렵다. 결국 여기저기 떠돌아다니며 치료를 해도 효과가 없어 환자들은 지칠대로 지쳐버리고 만다.

그런 환자들을 보면서 좀 더 깊이 있게 어깨 공부를 시작하고 싶다는 의욕이 생겼다. 물론 개인병원 시절부터 어깨 환자들을 보아왔기 때문에 기본적인 치료방법은 알고 있었다.

지금 생각하면 많은 부분이 부족했지만 그나마도 어깨통증을 치료할 수 있는 병원이 드물었기 때문에 환자들의 만족도는 큰 편이었다.

어깨통증으로 해남에서 온 할머니.

어깨가 하도 지긋지긋하게 아파 굿까지 했다는 해남 할머니는 검사를 해보니 어깨힘줄이 떨어져 있는 것이 통증의 원인이었다. 여느 어깨 환자들처럼 파스를 붙이거나 침을 맞으면서 견뎠는데, 밤이면 더 쑤시고 아파 잠을 한숨도 편하게 잘 수가 없고, 최근 3개월 동안은 더 통증이 심해져 우리 병원을 찾았던 것이다.

떨어진 어깨힘줄을 봉합한 후 해남 할머니는 잃었던 웃음을 되찾았다. 수술 후 입원해 계시는 동안 할머니는 회진을 갈 때마다 침대에서 맨발로 뛰어내려와 두 손으로 내 손을 잡고 "어깨가 안 아프니 살 것 같다."며 연신 고맙다는 인사를 했다. 퇴원 이후에도 할머니는 외래에 올 때마다 해남 고구마며 고추장을 한 아름씩 안겨주었다.

할머니는 어떻게 해도 낫지 않던 어깨를 고쳐주어 고맙다고 하지만 내 입장에서는 되레 할머니가 고맙다. 해남 할머니 덕분에 숨어 있었던 어깨질환을 볼 수 있었고, 어깨치료에 자신이 붙었기 때문이다. 또한 좀 더 전문적인 공부를 하면 적절한 치료를 받지 못해 고통받는 수많은 어깨질환 환자들에게 도움을 주는 어깨 전문의가 될 수 있다는 가능성을 확인했다.

수술 후 몇 년이 지나도록 다시 할머니가 병원을 찾지 않는 걸 보면 어깨통증은 재발하지 않은 듯하다. 다행스러우면서도 가끔은 내가 무릎 전문의에서 어깨 전문의로 변신할 수 있는 계기를 마련해준 해남 할머니가 그립다.

04 다리품을 팔며 어깨관절 공부를 하다

무릎관절에서 어깨관절로 말을 갈아탔지만 막막했다.
그때까지만 해도 국내에선 어깨관절을 배울 수 있는 곳이 많지 않았기 때문이다.
어깨관절을 공부할 수 있는 곳이라면 국내외를 막론하고 열심히 찾아다녔다.
그러는 동안 어깨관절을 바라보는 내 시각도 더 넓어지고 깊어졌다.

유럽이나 미국에 비해 우리나라는 어깨통증에 시달리는 환자가 훨씬 많다. 예로부터 어깨를 많이 움직여야 하는 농업과 어업에 종사하는 분들이 많은 전통적인 농경사회이기 때문이다. 지금은 예전보다 농·어업의 비중이 많이 줄어들긴 했지만 유럽과 미국에 비하면 여전히 많은 편이다.

어깨관절로 방향을 선회했을 때가 2007년이었는데, 당시 통계에 의하면 60세 이상 성인을 기준으로 했을 때 두 명 중 한 명은 어깨통증을 경험한 적이 있다고 한다. 게다가 한국은 전 세계적으로 고령화가 가장 빨리 진행되는 나라이므로 향후 어깨통증을 호소하는 환자는 더 많아질 것이 분명했다.

그럼에도 우리나라의 어깨관절 치료 역사는 외국에 비해 터무니없이 짧다. 일반적으로 유럽은 약 100여 년 전부터 어깨관절 치료를 시작했고, 우리나라와 산업구조가 유사한 일본조차 우리보다 20~30여 년이나 앞선 역사를 갖고 있다.

반면 우리나라는 본격적으로 어깨관절을 치료한 지 불과 20여 년이 채 안 된다. 내가 어깨공부를 시작하기 전에 먼저 어깨관절을 연구한 분들이 있기는 했지만 그 수가 많지 않았다. 환자는 많은데, 치료할 의사는 부족한 상황! 그것이 우리나라의 현실이었다.

어깨관절 전문의가 되겠다고 결심한 후부터 어깨관절에 대해 공부할 수 있는 곳이라면 어디든 찾아다녔다. 하지만 그때만 해도 국내에선 소수의 의사들만이 어깨관절에 관심을 가지기 시작한 초창기여서 배우고 싶어도 배울 수 있는 곳이 드물었다.

당시 어깨관절에 대한 목마름을 달랠 수 있는 길은 외국에서 열리는 학회에 참석하는 것이었다. 2008년을 기점으로 참 부지런히도 학회를 찾아 다녔다. 말도 잘 통하지 않는 외국 학회에서 전문적인 의학정보를 듣는 것이 적잖은 스트레스였지만 달리 방법이 없었다.

외국 학회는 나에게 경이감과 안도감을 동시에 주었다. 학회에 참석하면 비록 잠시 동안이지만 외국의 어깨 전문의들이 같은 질병을 두고 어떻게 다른 해석을 하고 다른 시도를 하는지를 볼 수 있었다. 현재의 치료법에 만족하지 않고 새로운 치료법을 연구하려 노력하는 모습도 무척 인상적이었다. 예를 들어 아직까지는 어깨힘줄이 떨어졌을 때 실로 꿰매는 치료가 일반적인데, 외국 전문의들은 꿰매지 않고 다른 생화학적인 방법으로 붙이려는 시도를 많이 한다. 지금은 동물실험에서만 효과를 인정받는 시도 단계이지만 그런 노력들이 언젠가는 더 안전하고 확실한 치료법을 만들어낼 것이라 믿는다.

끊임없이 노력하는 모습에 경각심을 갖게 되는 다른 한편으로는 그들의 치료법과 내가 하고 있는 치료가 크게 동떨어진 것은 아니라는 것을 확인하고 안도감을 느꼈다. 아울러 우리나라보다 앞선 나라들의 치료법과 크게 다르지 않았다는 데 자부심을 느끼기도 했다.

부지런히 학회를 찾아다니며 공부를 하는 동안 어깨관절을 보는 시야도 넓어지고 어깨에 대한 지식도 깊어졌다. 그럼에도 완전한 어깨관절 전문의가 되기까지는 시간이 걸렸다. 솔직히 처음에는 10여 년 동안 무릎관절 수술을 하면서 쌓은 노하우도 있고, 비록 많지는 않았지만 꾸준히 어깨관절 수술을 해왔기 때문에 그렇게 어려울 것이라고는 생각지 못했다.

하지만 무릎관절 수술과 어깨관절 수술은 차원이 다르다. 무릎관절과는 달리 어깨관절은 시야를 확보하기가 어렵다. 관절경으로 수술을 하려면 시야가 깨끗해야 한다. 무릎관절은 비교적 구조도 편안하고 수술을 할 때 출혈이 적기 때문에 조금만 경험을 쌓으면 웬만큼 수술을 할 수 있다. 반면 어깨관절은 구조도 복잡한 편이고 수술을 할 때 출혈도 많은 편이어서 모니터 화면을 보면서도 어디가 어딘지 구분하기가 쉽지 않다. 물론 경험 많은 유능한 전문의는 흐릿한 화면을 보면서도 정확하게 위치를 찾아 수술하지만 숙달되기까지는 많은 시간과 경험이 필요하다.

부지런히 학회를 쫓아다니고, 스스로 자료를 찾아보며 공부한 덕분에 지금은 어떤 어깨질환도 성공적으로 치료할 수 있는 단계에 이르렀다. 그렇다고 자만하지는 않는다. 아직 나는 목이 마르다. 지금도 여전히 어깨관절에 대해 더 공부할 수 있는 곳이라면 어떻게든 시간을 내어 찾아간다. 앞으로도 계속 그럴 작정이다. 외국 학회를 가다 보면 머리가 하얀 나이 든 의사들을 어렵지 않게 볼 수 있는데, 나이가 들어도 공부의 끈을 놓지 않는 그분들이 존경스럽다. 나도 그들처럼 머리가 하얗게 될 때까지 더 열심히 공부하며 어깨관절 치료법을 발전시키기 위해 노력하고 싶다.

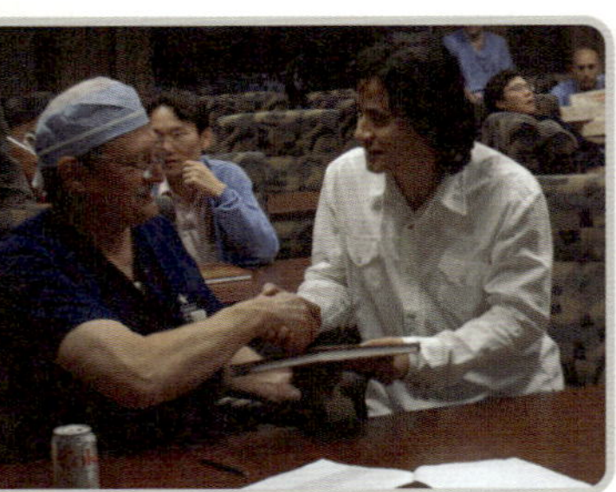
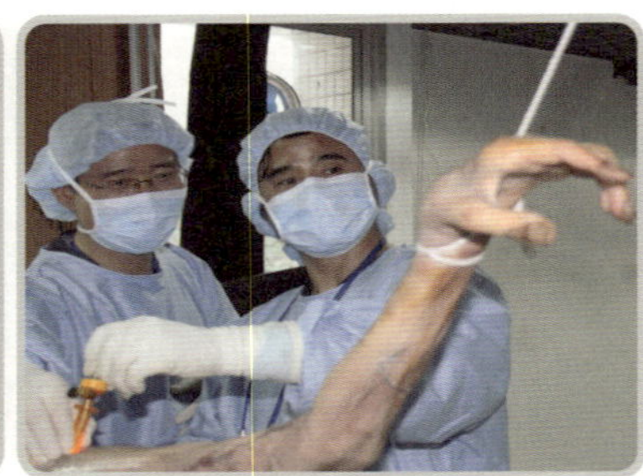
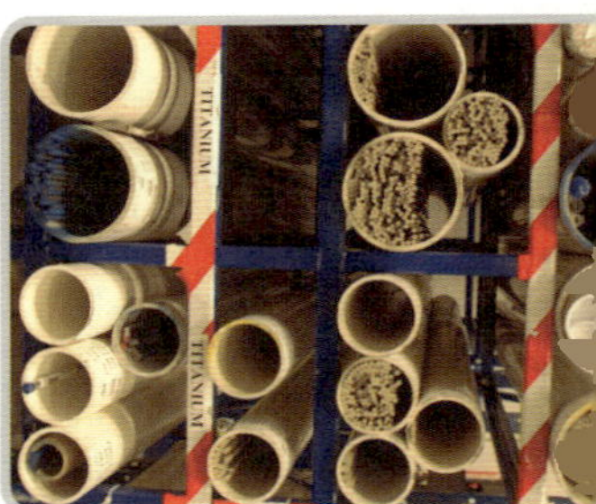

세계적인 어깨학자 Burckrt, 플로리다 어깨수술 재료 만드는 공장 방문.

05 더 단단하고 안전하게! 더 좋은 결과를 위해 연구하다

답은 늘 환자들에게 있었다. 그분들을 가까이 지켜보면서 조금 더 고쳐보려고 노력하기보다는 전부를 확 뜯어 갈아엎어야 함을 느끼게 되었다.

새로운 봉합법을 찾다, 재파열률을 최소화하다

어깨 수술이 잘 돼 환한 얼굴로 병원 문을 나서는 환자들을 보는 것처럼 기분 좋은 일도 없다. 환자의 뒷모습을 보면서 또 다시 어깨가 아파 병원을 찾는 일이 없도록 진심으로 기원한다.

그런데 어깨전문병원 초창기 시절에는 꿰맨 어깨힘줄이 재파열돼 다시 병원을 찾는 환자들이 간혹 있었다. 처음에는 왜 그런지 이유를 몰랐다. 분명 수술은 성공적이었다. 입원해 있을 때만 해도 수술 결과가 좋아 안심하고 퇴원시켰는데, 또다시 어깨를 부여잡고 병원에 들어서는 분들을 보면 속이 상했다.

이유는 환자들과 이야기를 하면서 밝혀졌다.

"눈앞에 일이 쌓여 있는데, 어떻게 가만히 앉아 쉴 수가 있나! 할 수 없이 보조기를 풀고 일을 했더니 이렇게 되어버렸네."

농어촌 지역 어르신들이 많다 보니 이런 분들이 적지 않았다. 병원에서 퇴원한 후에도 완전히 어깨힘줄이 붙기 전에는 무리하면 안 된다고 신신당부를 해도 일이 바쁘면 어깨보다는 일을 선택하곤 한다. 어떤 환자는 평소에는 보조기를 풀고 일을 하다 경과를 보기 위해 병원에 올 때만 보조기를 차고 온다고 실토하기도 했다.

조금은 어이없는 경우도 있다. 아내가 어깨힘줄이 파열돼 수술을 받고 보조기를 차고 있는데, 남편이 밥 안 해준다고 화를 냈다고 한다. 어찌나 화가 나던지 반항하듯 보조기를 풀어헤치고 일을 해버렸다며 하소연했던 분도 있다.

의사 말을 듣지 않은 환자들을 탓할 수만은 없다. 아파도 일을 할 수밖에 없는 게 우리 농어촌의 현실이고, 아파도 가족을 위해 밥을 짓고 집안일을 해야 하는 게 어른들의 오래된 삶이니까 말이다. 환자들의 삶을 이해한다면 의사의 지시를 따르지 않은 환자를 탓하기 전에 설령 보조기를 풀고 일을 하더라도 쉽게 재파열되지 않도록 더 단단하고 안전하게 봉합하는 기술을 개발하는 것이 우선이라고 생각했다.

어떻게 해야 재파열을 최소화할 수 있을까? 처음에는 닭가슴살을 사다 어깨모형에 붙여놓고 실험했다. 여러 가지 방법으로 봉합한 다음 힘을 주었을 때 어떤 방법이 가장 안전하고 단단한지 살펴보았다. 많은 실험을 되풀이한 끝에 개발한 것이 '3열 봉합술' 이다.

파열된 어깨힘줄을 꿰매는 방법은 크게 세 가지로 구분할 수 있다. 예전에는 파열된 어깨힘줄을 한 줄로 꿰매는 '1열 봉합술' 을 많이 이용했다. 그런데 '1열 봉합술' 은 파열 부위가 작을 때는 나름대로 효과가 있었지만 어깨힘줄을 단단하게 고정시켜주는 힘이 약해 파열 부위가 클 때는 재파열될 위험이 컸다.

　1열 봉합술의 한계를 보완하기 위해 등장한 것이 2열 봉합술이다. 2열 봉합술은 두 겹으로 어깨힘줄을 꿰매기 때문에 1열 봉합술에 비해 고정력이 훨씬 뛰어나다. 하지만 여전히 꿰맨 힘줄이 들뜨지 않도록 위에서 눌러주는 기능이 약해 재파열될 가능성을 원천봉쇄하지는 못했다. 그래서 '3열 봉합술'을 시도하게 되었다.

　3열 봉합술은 2열 봉합술을 기본으로 어깨힘줄이 더 잘 고정될 수 있도록 한 번 더 꿰매주는 봉합술이다. 그림에서 보는 것처럼 2열로 꿰맸을 때는 가운데가 들뜨기 쉬운데, 이를 한 번 더 꿰매줌으로써 고정력을 높였다. 접촉 부위가 넓어 팔을 흔들어도 끄떡없을 정도로 고정력이 뛰어나다. 뿐만 아니라 파열 부위와 부착된 어깨힘줄의 간격이 촘촘해 힘줄이 변형될 염려가 없으므로 회복속도도 한결 빨라졌다.

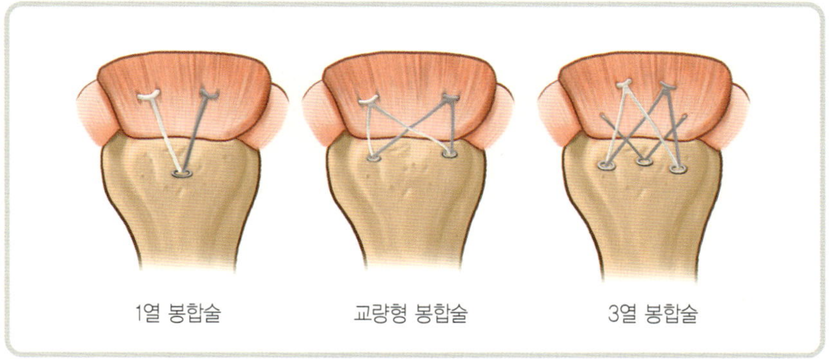

어깨 힘줄 봉합술 비교

　3열 봉합술을 시도한 이후 재파열률은 눈에 띄게 줄었다. 회복속도가 빠르고 부작용도 대폭 줄어 환자들의 만족도도 아주 높다. 3열 봉합술을 시도했던 2010년 초, 석 달 동안 112명을 대상으로 시술을 하고 6

주 후 MRI를 통해 어깨힘줄이 얼마나 안정적으로 부착되었는지를 확인해보았다. 재파열된 사례는 단 한 건에 불과했고, 나머지 111명은 아무 문제없이 안정적으로 자리를 잡은 것으로 확인됐다. 지금은 재파열률이 더 줄어들어 한 달에 약 150명을 치료하면 단 한 명도 재파열이 없는 경우가 많다. 있다 해도 기껏해야 한두 명 수준이다.

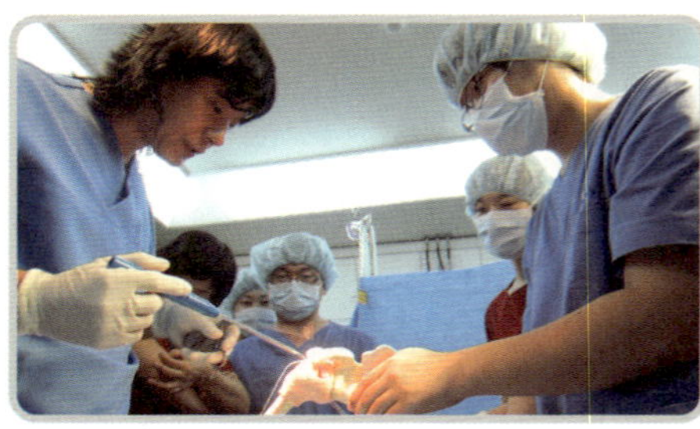
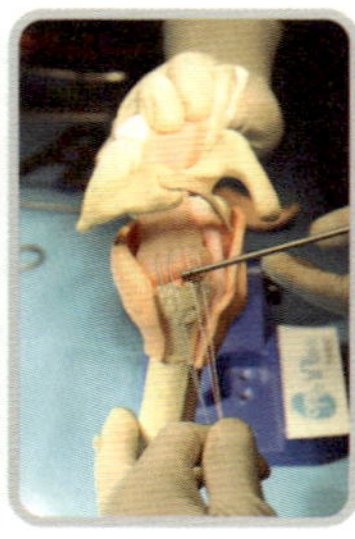
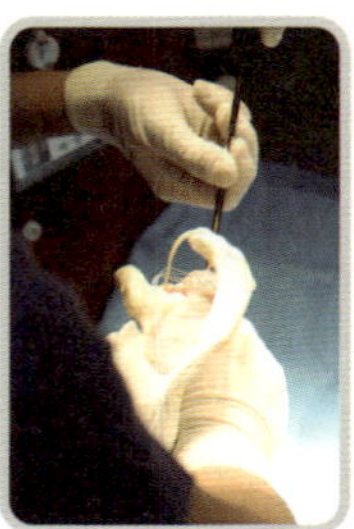

단단하고 더 안전한 방식의 어깨힘줄 수술에 대해 실험하고 있는 모습.

직원 모두가 공부하는 병원

우리 병원은 매일 아침 의료진, 수간호사, 부서장, 진료지원팀이 모여 컨퍼런스를 한다. 매일 아침 한자리에 모여 전날 수술한 환자들의 상태를 함께 점검하고, 오늘 수술할 환자들의 수술 계획도 함께 세우고, 각자의 노하우 보따리를 풀어 더 좋은 치료를 할 수 있도록 노력하고, 집중 관리해야 할 케이스를 함께 고민한다.

어찌 보면 의사만큼 보수적인 사람들도 드물다. 타고난 성격이 보수적이라기보다는 직업 특성상 보수적일 수밖에 없다. 결과가 검증되지 않은 치료법을 사용하면 자칫 환자를 더 위태롭게 만들 수 있기 때문에 적극적으로 새로운 시도를 하기보다는 오랜 시간에 걸쳐 검증된 안정적인 치료를 선호하게 된다.

하지만 의사가 끊임없이 연구하고 새로운 시도를 하지 않으면 결국 환자에게 최상의 의료 서비스를 할 수 없다. 이미 알고 있는 지식과 경험에서 벗어나 새로운 관점에서 질병을 해석하고, 적절한 치료법을 찾으려고 노력할 때 의료진도 발전하고 환자도 더 좋은 치료를 받을 수 있다. 그런 의미에서 컨퍼런스는 각 의료진의 서로 다른 다양한 경험과 노하우를 공유함으로써 최상의 치료법을 찾아낼 수 있는 좋은 매개체이다.

모든 질병이 그렇지만 어깨는 특히 의사에 따라 보는 관점이 다르다. 같은 환자를 놓고도 어떻게 치료하는 것이 좋은지 판이하게 의견이 갈리는 경우가 허다하다. 컨퍼런스가 꼭 필요한 것도 이 때문이다. 서로 다른 경험을 가진 의료진이 모여 각자의 치료관점을 이야기하고, 토론을 통해 가장 좋은 치료계획을 세워야 최상의 치료결과를 이끌어낼 수 있다. 컨퍼런스 자체가 의료진들에게는 가장 효과적으로 공부할 수 있는 학습장 역할을 하는 셈이다.

컨퍼런스는 정보를 공유하는 가장 기본적인 형태다. 우리 병원의 공부는 컨퍼런스로 끝나지 않는다. 우리 병원 의사들은 매주 한 번씩 주제를 정해 외국 논문을 비롯한 자료를 찾아보고 주제별로 원인이나 치료법 등을 발표하면서 서로 토론하고 공부하는 시간을 갖는다. 이런 노력 덕분에 우리 병원의 치료결과는 날로 더 좋아졌고 어깨전문병원으로서의 입지를 굳건히 다질 수 있었다.

직원 교육도 빼놓을 수 없다. 우리 병원은 전 직원이 어깨 전문가나 마찬가지다. 치료에 직접 관련이 있는 직원은 말할 것도 없고 영양 팀이나 환경 팀 여사님들까지도 환자가 물어보면 기초적인 답변은 충분히 할 수 있을 정도로 교육했다.

전 직원을 대상으로 기본적인 어깨 교육을 시키면서 동시에 부서별로 부서 맞춤 교육을 시행했다. 수술 팀은 팀워크가 중요하다. 직접 수술을 하지 않더라도 수술하고 봉합하는 방법까지 완벽히 알아야 집도의가 신속하고 정확하게 수술할 수 있도록 도울 수 있다. 그래서 수술을 보조하는 간호사들도 직접 봉합을 해보고 원리를 이해하도록 했다. 물리치료실도 봉합의 원리를 알지 못하면 효과적인 재활치료를 하는데 한계가 있다. 기본적으로 봉합 원리를 이해하고 재활과정에 대한 교육을 집중적으로 함으로써 재활치료의 수준을 한 단계 끌어올렸다.

처음의 직원 교육은 내가 알고 있는 지식을 직원들에게 전달하는 형태였지만 좀 더 효과적인 교육을 위해 직원 스스로 공부하고 발표하는 것으로 바꾸었다. 매월 한 번씩 전 직원이 모인 자리에서 돌아가면서 공부한 내용을 발표하도록 했는데, 직원들이 무척 힘들어했다. 왜 아니 그러겠는가. 발표를 자주 해본 사람도 여러 사람 앞에 서면 진땀이 흐르는 법인데, 생전 발표라곤 해본 적이 없는 사람이 전 직원 앞에서 발표를 하기란 하늘의 별 따기보다 어려웠을 것이 분명하다. 생소한 발표에 적응하지 못하고 준비하다 뛰쳐나간 직원들도 있다. 그러면 동기들이 달래서 다시 오게 하곤 했다.

그래도 공부를 멈출 수는 없었다. 발표에 대한 부담감을 줄이고자 부서별로 그룹을 만들고 담당 과장을 지정해주었다. 각자 공부하는 것보다는 막힐 때 풀어줄 수 있는 담당 과장과 함께 공부하고 발표하면서

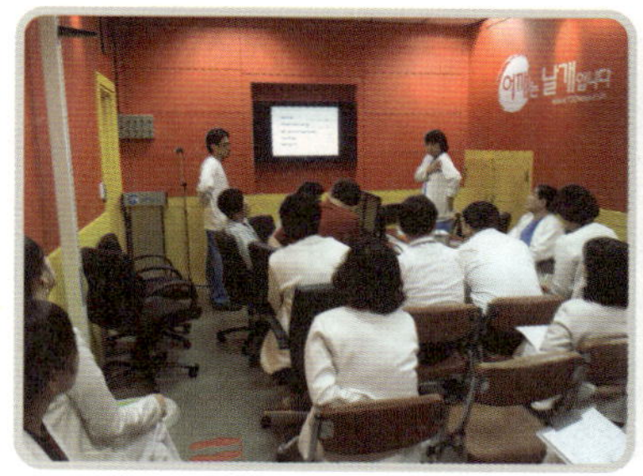
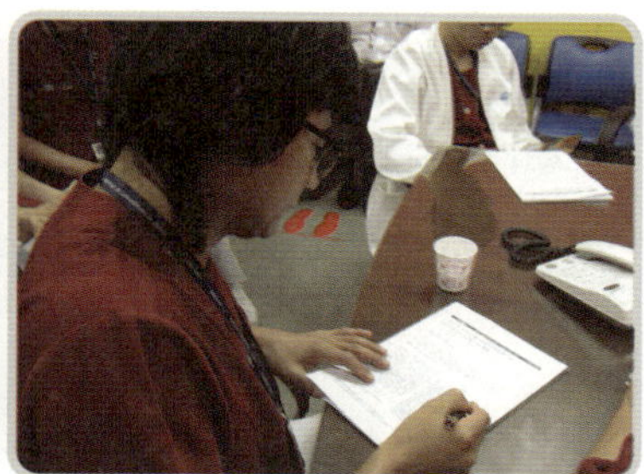
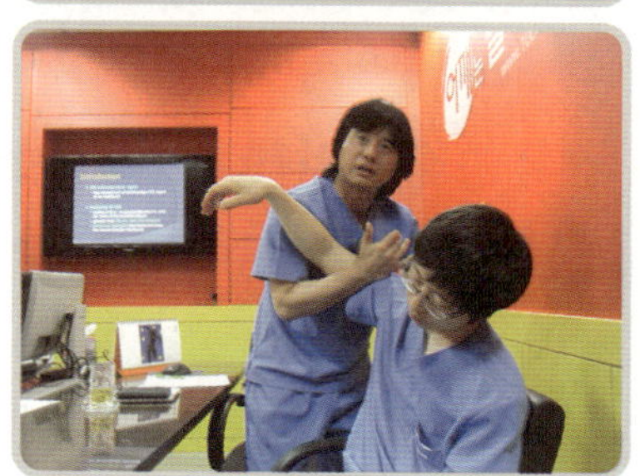

아침 컨퍼런스, 논문 리뷰,
어깨 공부 시간.

교육은 좀 더 활기를 띠었다. 이 교육이 집담회(현, 아카데미)인데, 벌써 70여 회를 훌쩍 넘었다.

함께 공부하면서 직원들도 많이 변했다. 더 이상 직원들은 공부와 발표에 대한 부담감으로 스트레스를 받지 않는다. 굳이 말하지 않아도 알아서 척척 준비해 전문가 뺨치는 수준으로 발표한다. 그런 직원들이 있기에 우리 병원이 어깨전문병원으로 성장할 수 있었던 것이라 믿는다.

국가가 인정해준 최초의 어깨전문병원이 되다

어깨전문병원으로 방향을 선회하기로 결정한 후 얼마 안 된 2008년, 여수백병원은 전문병원 시범운영기관으로 선정되었다. 당시만 해도 서울을 비롯한 지방을 통틀어 어깨전문병원이라 할 만한 병원이 거의 없었다. 이제 막 어깨통증에 관심을 기울이고 어깨전문병원이 하나둘씩 생겨나기 시작할 때라 비교적 어렵지 않게 시범운영기관으로 지정될 수 있지 않았나 싶다.

하지만 시범운영기관은 시범운영기관일 뿐이다. 그것만으로 온전한 어깨전문병원이 되었다고는 볼 수 없다. 이후 어깨전문병원이 될 충분한 자격이 있다는 것을 치료실적으로 보여주어야 했다. 시범이 아닌 정식 어깨전문병원으로 지정받기 위해 전 직원이 열심히 노력했고, 마침내 2011년 11월 그 꿈을 이루었다. 더군다나 국가가 지정해준 최초의 어깨전문병원이라는 영예를 함께 얻었다.

지금도 그날을 잊을 수가 없다. 그동안의 노력이 헛되지 않았다는 감회와 기쁨에 젖어 전 직원에게 어깨전문병원이 되었음을 알리고, 환자들과 파티도 했다. 환자들도 자기 일인 양 함께 기뻐해주었다.

어깨전문병원으로 지정된 후 어깨는 더 무거워졌다. 지금껏 다른 일반 병원과는 차별화된 의료 서비스를 제공해 환자들이 믿고 찾을 수 있는 병원을 만들기 위해 노력했지만 더 열심히 노력해야겠다는 사명감이 든다. 어깨전문병원이라는 이름에 손색이 없도록.

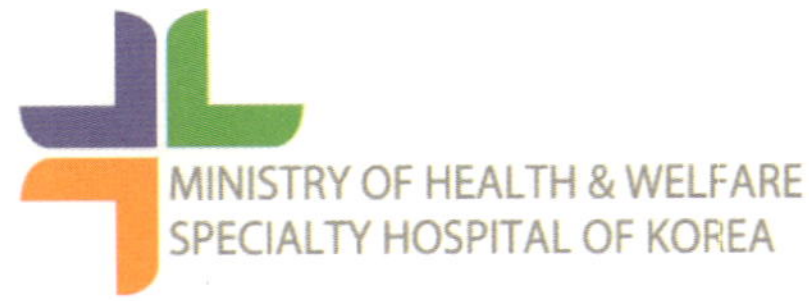

어깨 전문병원 지정 마크.

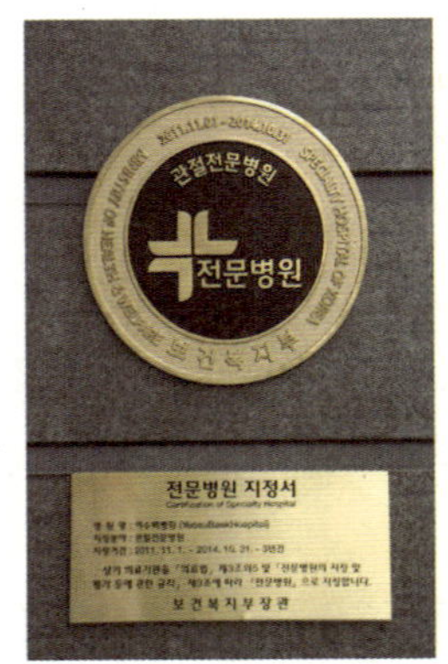

06 병원도 즐길 수 있는 곳이어야 한다

왜 병원은 하얀색이어야 할까? 왜 병원 밥은 맛이 없는 게 당연할까?
고정관념은 병원을 병들게 하고, 환자들과의 소통을 방해한다.
왠지 긴장되고 주눅 들게 만드는 병원이 아니라 즐기고 휴식을 취할 수 있는 병원을 만들고 싶었다. 즐기면서 마음을 달랠 수 있는 병원! 고정관념을 깨자 가능해졌다.

병원에 색깔을 입히다

병원, 하면 어떤 색깔이 제일 먼저 떠오르는지. 아마 '하얀색'일 것이다. 실제로 사방의 벽도, 의사나 간호사 가운도 모두 하얀색인 병원들이 많다. 병원들이 하얀색을 선호하는 이유는 하얀색이 오염되지 않은 깨끗함, 순수함, 순결함을 상징하는 색이기 때문일 것이다. 그만큼 병원이 안전하고 깨끗한 곳이고, 병원에 와서 잘 치료를 받으면 질병 없는 깨끗한 몸이 될 수 있다는 의미가 하얀색에 담겨 있다.

하지만 하얀색은 왠지 춥다. 가뜩이나 아파서 마음이 추운데, 하얀 벽에 둘러싸여 있다 보면 더 위축되고 불안하다는 분들이 많다. 그런 하얀색을 병원의 상징이라고 꼭 고수해야 할 이유가 있을까?

'병원은 하얀색'이라는 고정관념을 깨고 병원에 색을 입히기로 마음먹었다. 환자들이 입원해 며칠씩 있어야 하는 병실은 화려하면서도 따뜻한 오렌지 컬러의 벽지를 발랐고, 매일 아침 전 직원이 모이는 세미

나실 공간도 과감하게 레드와 옐로를 입혔다.

유니폼 색깔도 바꿨다. 병원 환경을 깨끗하고 청결하게 만드는 환경 팀부터 맛있는 식사를 제공해주는 영양 팀, 간호사와 의사, 심지어는 원장까지 모두 똑같은 유니폼을 입는다. 처음에는 우리도 여느 병원처럼 하얀색 유니폼을 입었다. 대신 디자인이 독특한 것으로 차별화를 꾀했으나 몇 년 전부터는 과감하게 유니폼 상의를 와인색으로 바꾸었다.

병원에서는 와인색과 같은 붉은 계열의 색깔을 은근히 금기시하는 분위기가 있다. 붉은색이 피를 연상케 하기 때문이라는데, 솔직히 선뜻 동의하기가 어렵다. 유니폼 색깔을 와인색으로 바꾸자 의아해하는 직원들도 있었지만 옷을 입고 나니 직원들 얼굴이 더 화사해 보이고 에너지가 충만해 보였다. 환자들은 병원이 온통 곱고 밝은 색으로 치장을 하니 마치 분위기 좋은 펜션에 여행 온 것 같다며 좋아했다. 또한 병원이 밝고 화사하니 마음까지 밝아져 아픈 줄도 모르겠다며 신기해했다.

과감하게 병원에 색깔을 입혀 대대적인 이미지 변신을 하게 된 데는 계기가 있다. 평소 〈DBR〉(동아비즈니스리뷰)라는 경영 월간지를 즐겨보는데, 60호 스페셜 리포트 인터뷰에 실린 '스페이스 마케팅'이 자극이 되었다. 인터뷰의 주인공인 제일기획 김재산 씨는 "스페이스 마케팅은 값비싼 인테리어와 화려한 장식이 아니라 관리와 운영전략의 혁신 및 역발상이 필요한 작업"이라고 강조했다. 그 말에 힘입어 병원은 잔잔하고 연한 색깔의 벽지를 사용해야 한다는 고정관념을 깨고 빨강, 노랑, 오렌지 등 강렬하고 활기찬 색깔을 사용할 수 있었다.

색깔 공부도 좀 했다. 의학적으로 검증된 것은 아니지만 색깔마다 사람에게 미치는 영향이 다르다고 한다. 예를 들어 노란색은 운동신경을 활성화하는 데 도움을 주고, 오렌지색은 마음을 편안하고 따뜻하게 해 주고, 빨간색은 혈액순환을 촉진시키고, 청색은 마음을 차분하게 하는 데 도움이 된다고 한다. 그래서일까? 어깨질환은 혈액순환과 밀접한 관련이 있는 질병인데, 유니폼을 와인색으로 바꾼 후 환자들의 치료결과가 더 좋아진 게 혹시 색깔 효과를 본 것은 아닐까, 궁금해진다.

기분 좋은 일이 또 있다. 〈DBR〉지가 창간 3주년을 기념으로 〈DBR〉 콘텐츠를 이용해 조직과 개인의 경쟁력을 강화한 사례를 발굴하는 'DBR 베스트 프랙티스 공모전'을 실시했는데, 우리 병원 사례가 최우수작으로 선정된 것이다. 우리 병원의 전략적 리노베이션을 객관적으로 인정받고 평가받을 수 있었던 좋은 기회였다.

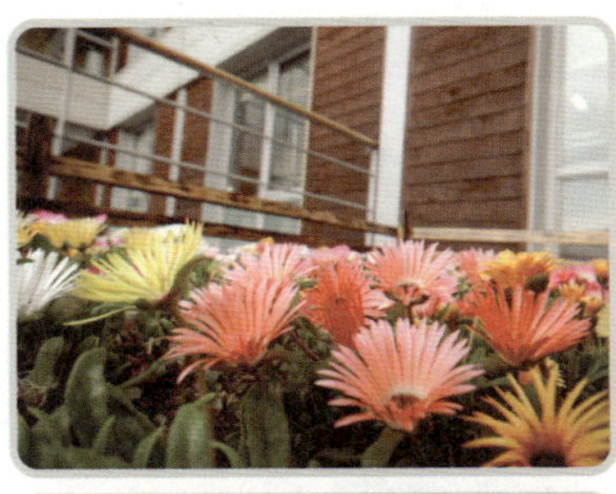

병원에 색깔을 입히다.
사계절 데크에 다양한
꽃을 피워 고객을 편하
고 즐겁게…….

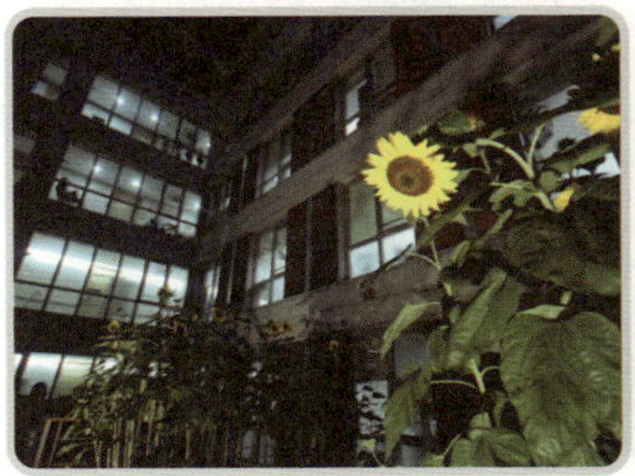

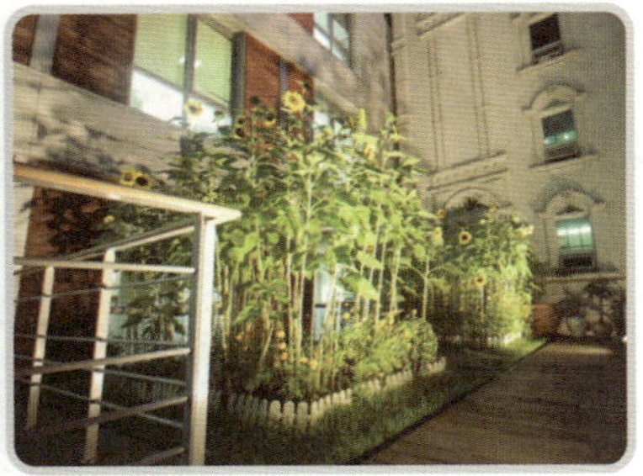

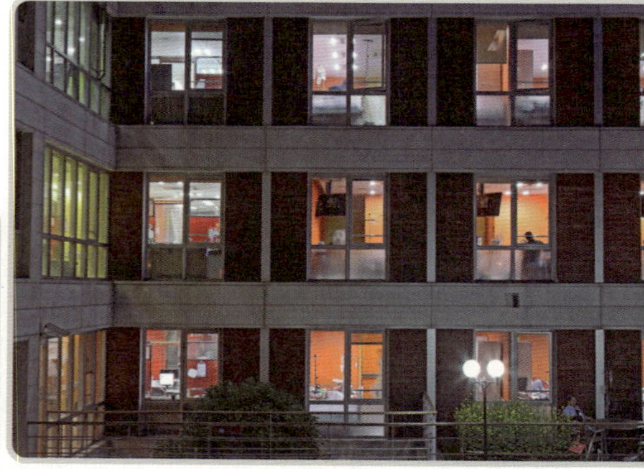
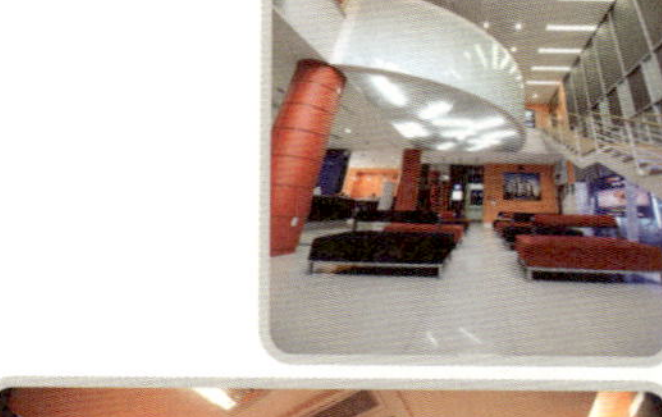
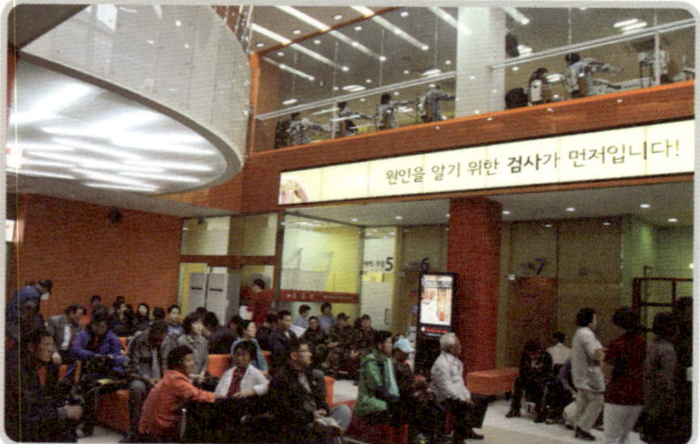
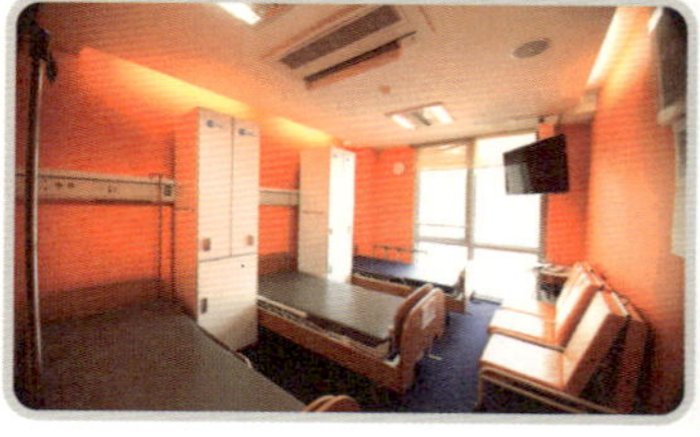

원인을 알기 위한 검사가 먼저입니다!

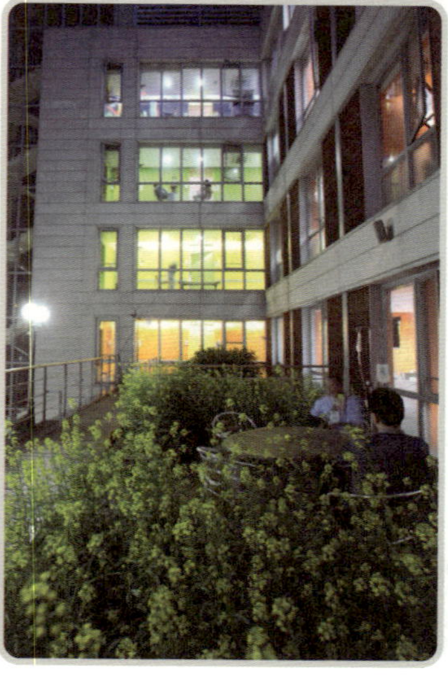

담을 허물어 환자들의 마음을 열다

병을 잘 치료하려면 환자들과의 소통이 무엇보다 중요하다. 그런데 병원의 구조는 대부분 폐쇄적이다. 우선 병원에 와서 제일 먼저 들러야 하는 원무 접수 공간부터 담장이 높다. 그 담장부터 허물었다. 대신 그린과 블루로 유리벽을 만들었다. 바닥은 차갑고 딱딱한 느낌이 나지 않도록 카펫을 깔고, 파티션도 키가 낮은 것으로 설치해 최대한 담장을 낮추었다. 파티션 색깔도 어디서나 볼 수 있는 회색이나 청색 계열이 아니라 레드와 화이트로 밝고 산뜻한 느낌을 연출했다.

담장이 높으면 마음은 닫히는 법이다. 그 옛날 우리나라 집들은 담장이 아예 없거나 있어도 밖에서 안이 훤히 들여다보일 정도로 낮았다. 그런 담장 낮은 집에 살면서 사람들은 서로 자유롭게 소통하며 정을 쌓았다. 반면 요즘의 집들은 하나같이 담장이 높다. 그것도 모자라 열쇠를 이중 삼중으로 걸어 잠그고 산다. 다른 사람들을 경계하며 마음의 문을 꼭꼭 닫고 소통을 거부하는 현대인들의 모습을 그대로 반영한 것 같아 씁쓸하다.

원무 접수 공간과 환자들이 기다리는 로비 공간을 가로막는 담장을 허물자 환자들의 표정이 한결 편안해졌다. 직원과 환자가 고개만 들면 서로를 볼 수 있고, 궁금한 것이 있으면 언제든 소통할 수 있으니 마치 카페에라도 온 듯 즐거워했다.

간호사실의 담장도 허물었다. 그래서 환자는 들어가면 안 되는 공간이 아니라 언제나 편안하게 찾을 수 있는 열린 공간으로 바꾸었다. 환자들 입장에서는 의사보다 간호사와 함께하는 시간이 더 많다. 궁금한 것이 있으면 먼저 간호사에게 달려가 물어보는 경우가 많은데, 간호사실의 높은 담장이 소통을 방해했던 것이 사실이다.

환자들에게 숨길 것이 있는 것도 아니고, 환자들 모르게 은밀히 무언가를 하는 것도 아닌데 굳이 담장을 칠 이유가 없었다. 벽도 허물고 문턱까지 없애 휠체어와 목발을 이용하는 환자들도 자유롭게 드나들 수 있도록 했다.

간호사실의 담장을 허물자 환자들은 수시로 치료에 대해 궁금한 사항들을 간호사들에게 물었다. 이런 환자들을 위해 아예 고화질의 큰 모니터를 설치해 치료 매뉴얼을 볼 수 있게 했다. 수술 전과 수술을 한 후 바로 다음 날 아침, 그리고 퇴원 전에 한 번 더 설명해주니 환자들의 만족도가 아주 높아졌다. 요즘은 불만의 목소리는 사라지고 직원들이 늘 친절하다며 칭찬해주라는 얘기를 자주 듣는다.

마음을 열면 못할 이야기가 없다. 문턱을 낮춘 이후 환자들은 사적인 고민들까지 스스럼없이 털어놓고 상의한다. 그러는 동안 가족처럼 정이 들어 퇴원 후에도 종종 안부 전화를 하고, 몸이 아픈 이웃을 소개하기도 한다.

병원의 전체적인 분위기가 소통의 장이어서 그럴까? 신기하게도 우리 병원은 환자들끼리도 소통을 활발하게 한다. 물론 어느 병원이든 같은 병실에 오래 입원해 있다 보면 자연스럽게 이야기를 나누고 동병상련의 친밀감을 느끼기 마련이다. 그런데 우리 병원 환자들은 유난히 서로 친하다. 병원에 있을 때만 일시적으로 마음을 열었다 퇴원 후 닫는 관계가 아니라 퇴원 후에도 지속적으로 관계를 유지한다. 친목계를 만들어 정기적으로 모임을 갖는 환자들도 있고, 서로 집을 찾아 다니며 교류하는 모습들도 심심치 않게 본다. 소통의 파급 효과는 참으로 대단하다.

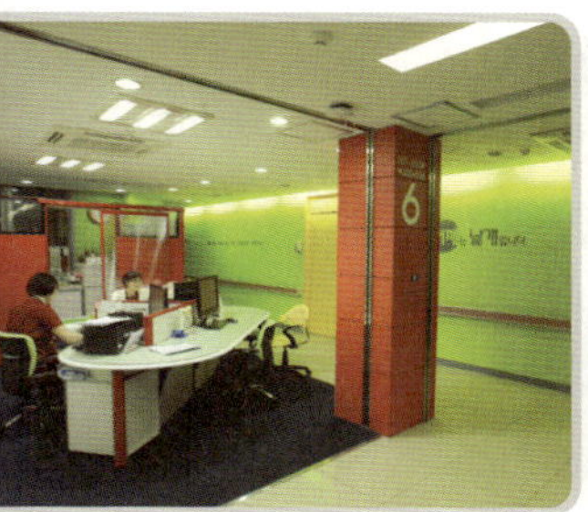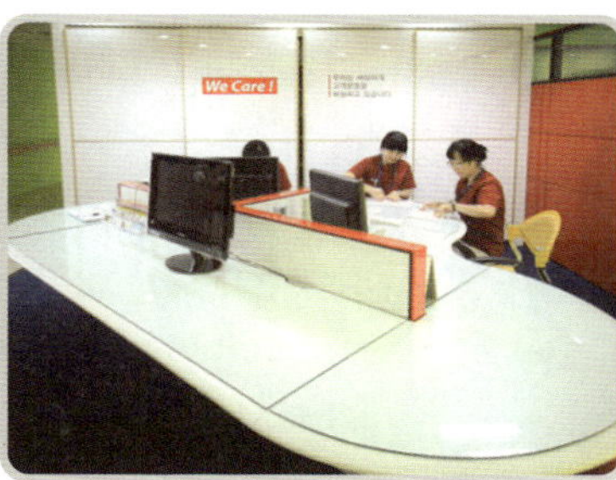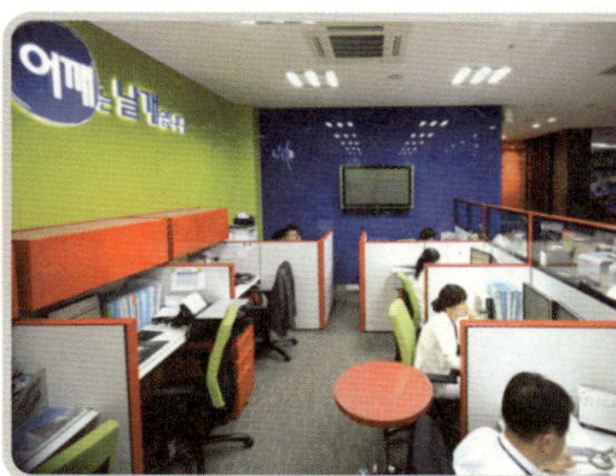

담을 없애고 고객과 직원 간 소통이 자유로운 공간으로 만들었다.

"양 방 좀 뛸게요."

보통 병원에서는 의사가 한 방에 계속 머물면서 환자들을 진료한다. 우리는 거꾸로 환자들이 방에 있고 의사가 각 방을 뛰어다니며 진료한다. 이렇게 여러 방을 뛰어다니며 진료하는 것을 '양 방 뛴다.'고 한다.

의사가 한 방에 앉아서 환자를 받느냐, 환자가 방에 있고 의사가 왔다 갔다 하면서 진료를 하는가는 큰 차이가 있다. 닫힌 진료실 문을 바라보며 순서를 기다리는 일은 지루하기 짝이 없다. 하지만 똑같은 시간을 기다리더라도 의사가 이 방 저 방 왔다 갔다 하며 진료하는 모습을 볼 수 있으면 시간이 한결 짧게 느껴진다. 실제로 양 방을 뛰면서 오래 기다리게 한다는 불평의 목소리는 거의 사라졌다.

방문을 열어놓고 환자들이 의사가 다른 환자를 진료하는 모습을 볼 수 있게 한 것도 참으로 잘한 일이란 생각이 든다. 대개 비슷한 질병을 앓고 있는 사람들이라 다른 사람을 진료하는 모습을 보면서 "아, 저렇게 진료를 하고 치료를 하는구나." 간접적으로 경험하고 안도한다. 나 또한 문을 열고 진료하니 더 정성껏 최선을 다해 진료하고, 웃는 낯으로 이야기하고, 손도 한 번 더 잡아주려고 노력하게 된다. 물론 의사는 당연히 누가 보건 안 보건 최선을 다해 진료하지만, 의사도 사람인지라 일이 너무 몰리면 자기도 모르는 사이에 얼굴을 찌푸릴 수도 있다. 그런 의미에서 환자들의 눈은 늘 나를 돌아보고 더 열심히 진료하게 만드는 훌륭한 감시자 역할을 한다.

단, 늘 양 방을 뛰는 것은 아니다. 환자에 따라 프라이버시를 지켜줘야 할 경우가 있는데, 그럴 때는 문을 닫기도 한다. 사람에 따라 소통방법을 조금씩 달리해야 하듯이 환자들과 소통하는 방식도 상황에 따라 적절하게 바꿀 필요가 있다. 병원이 아닌 환자 입장에서 조금만 고민하면 어떤 방법이 더 효과적인지는 금방 알 수 있다.

즐거운 식사는 좋은 치료가 된다

흔히 병원 밥은 맛이 없다고들 한다. 병이 빨리 나으려면 식사를 잘해야 하는데, 입맛이 없다며 상을 밀어내는 환자들이 너무나도 많다. 원래 몸이 아프면 입맛도 떨어진다. 그래서 병원 밥이 맛이 없고, 식사에 의욕을 보이지 않는 것일 수도 있다.

하지만 과연 그뿐일까? 입원한 환자들에게 식사를 제공하는 과정을 주의 깊게 살펴보면서 꼭 환자들의 입맛 때문만은 아니라는 생각을 하게 되었다. 밥은 따뜻할 때 여러 사람과 함께 먹어야 가장 맛있는 법이다. 아무리 훌륭한 밥상도 혼자서 먹으면 맛이 없고, 김치와 밥뿐이더라도 여러 사람이 함께 이야기꽃을 피우며 먹으면 꿀맛처럼 맛있다. 그런데 환자들의 식사는 어떤가! 대량의 식사를 제때 준비하려면 몇 시간

전부터 음식을 준비하고 미리 음식을 담아두어야 한다. 환자들이 식사를 할 때쯤이면 이미 음식은 식고 말라버리기 일쑤다. 그런 식사를 침대에 앉아 혼자 하니 맛이 있을 리 만무하다.

어떻게 하면 병원 밥은 맛이 없다는 고정관념을 깰 수 있을까? 여러 가지로 궁리한 끝에 식사문화를 바꾸기로 했다.

"그래, 환자들이 식당에서 식사를 하도록 만들자."

방금 조리한 따뜻한 음식들을 뷔페식으로 차려 놓고 환자들이 식당으로 와서 먹는다면 한결 맛있는 식사를 할 수 있을 것이라 생각했다. 처음에는 환자들의 반발이 이만저만한 게 아니었다.

"수술하고 아파 죽겠는데, 식사 때마다 식당까지 걸어가란 말이오?"

"어깨가 아픈데 어떻게 식판을 들고 음식을 뜨라고 그러냐?"

한편으로는 환자들을 설득하고, 다른 한편으로는 최고의 밥상을 차리기 위해 노력했다. 대량급식을 할 때는 밥을 스팀에 찐다. 그래서는 맛이 없다. 한국인은 입에 착착 달라붙는 차진 밥을 좋아하기 때문에 압력밥솥을 구입했다. 압력밥솥으로 밥을 하면 한꺼번에 몇 백 명분을 하기 어려워 영양 팀이 번거로울 수밖에 없지만 최고의 밥상을 차리려면 어쩔 수 없었다. 메뉴도 다양하게 짜서 식사 때마다 '오늘은 어떤 반찬이 나올까' 기대할 수 있게끔 만들었다.

간간이 색다른 밥상도 차렸다. 매주 수요일 점심은 'happy lunch day!'를 만들어 미니샐러드 바나 삼겹살 파티, 삼계탕 등을 제공했다. 일상적인 밥상이나 색다른 밥상 모두 최고의 재료에 최고의 솜씨를 지닌 요리사가 조리했음은 두말할 것도 없다.

무엇보다 식당이 식사만 하는 곳이 아니라 식사를 하면서 소통을 하는 공간으로 변했다는 점이 환자들의 마음을 사로잡았다. 우리 병원은 직원 식당과 환자 식당의 구분이 없다. 환자부터 원장까지 다 같은 식당에서 똑같은 음식을 먹는다.

직원들은 어깨가 아픈 환자들을 위해 밥을 대신 퍼주는 서비스도 한다. 전 직원이 부서별로 요일을 정해 아침, 점심, 저녁 환자들의 손과 발이 되어 반찬도 떠 드리고, 국도 떠 드린다. 원장이라고 예외는 아니다. 원장, 의료진 과장, 부서장도 다 참여해 밥을 푼다.

한국 사람들은 함께 밥을 먹으면 쉽게 친해진다. 직원들이 퍼주는 밥을, 직원들과 함께 먹다보니 환자들과 직원들 사이는 더 가까워졌다. 의사와 환자, 간호사와 환자의 관계를 떠나 마치 이웃이라도 된 듯 편하게 이야기를 주고받으며 즐겁게 식사를 하니 식사시간을 기다리는 환자들이 점점 많아졌다.

"원장님이 떠 주시는 밥을 먹으니 더 맛있어요."

"치료도 더 잘 되는 것 같아요,"

"제 어깨는 이제 마음대로 움직여도 되나요? 식판을 들어도 되나요?"

식사 때마다 식당은 여기저기 소통하는 사람들로 활기차게 변한다. 언젠가 영양사가 '식사는 주사다.' 라고 발표하는 모습을 본 적이 있다. 틀렸다. 병원 식사는 그 무엇보다도 훌륭한 '소통의 도구임' 을 매일 매일 확인한다.

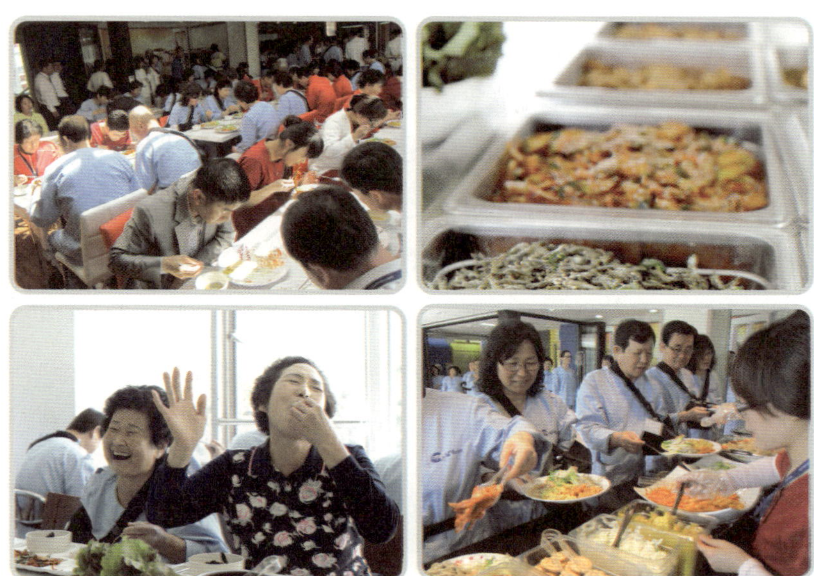

맛있는 식사를 함께하다 보면 저절로 웃음꽃이 핀다.

와인 파티, 바비큐 파티 그리고 선상 파티……

삼성 이건희 회장이 "마누라 빼고 바꿀 수 있는 것은 다 바꿔라."라고 말한 적이 있다. 돌이켜보면 그동안 병원에 대한 수많은 고정관념을 깨고자 노력했다. 소독약 냄새 대신 아름다운 향기와 음악이 흐르는 병원을 만들고자 했고, 환자들과 함께 추억을 만들고 소통할 수 있는 시간을 만들기 위해 최선을 다했다.

우리 병원에 들어서면 진한 커피향이 후각을 자극한다. 그리곤 곧 아름다운 음악이 귀에 들리기 시작한다. 좋은 음악과 향 덕분에 환자들은 잠시 음악카페에 온 듯한 착각에 빠지기도 한다.

편안하고 즐거운 병원 환경을 만드는 것뿐만 아니라 환자들과 함께

할 수 있는 이벤트를 여는 데도 공을 많이 들였다. 음악도 그중 하나다. 우리 병원에는 항상 음악이 흐른다. 환자들이 많이 머무는 로비, 데크 공간, 화장실 등에 24시간 음악을 틀어 분위기 있는 병원을 만들었다. 그것만으로는 부족해 점심시간에는 방송반 YBC가 입원 환자와 직원들이 신청한 음악을 튼다.

 좀 더 특별한 이벤트도 많다. 매월 1회씩 1층 로비에서 아카데미를 열고 환자들과 직원이 하나가 되어 어깨질환을 이해하고 공부한다. 환자가 자기 병을 제대로 이해하면 회복도 빠르고 결과도 좋아진다. 진료를 할 때나 식당에서 함께 식사를 하면서 수시로 환자들의 궁금증을 풀어주고는 있지만 한계가 있다. 그래서 아카데미를 기획하게 되었는데, 환자들의 반응은 뜨거웠다.

 아카데미가 끝난 후에는 와인 파티나 바비큐 파티를 열어 즐거운 뒤풀이를 한다. 병원에서 앞장서서 환자들에게 술을 먹이고, 기름 냄새를 풍기면 되느냐고 우려하는 사람들도 있지만 그것 또한 편견이다. 가볍게 와인 한 잔 하고, 어쩌다 한 번 바비큐를 즐긴다고 문제가 생기지는

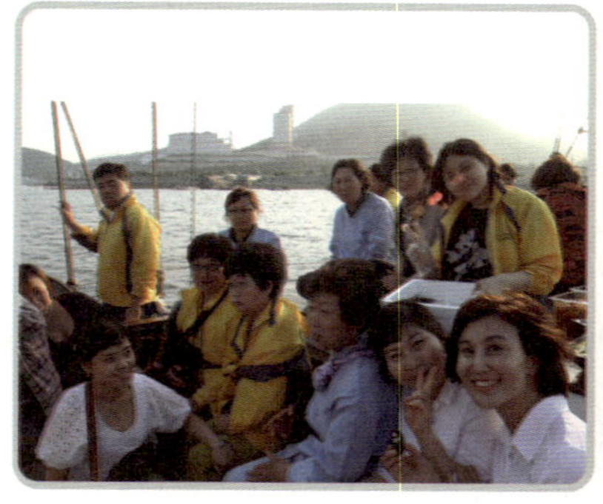
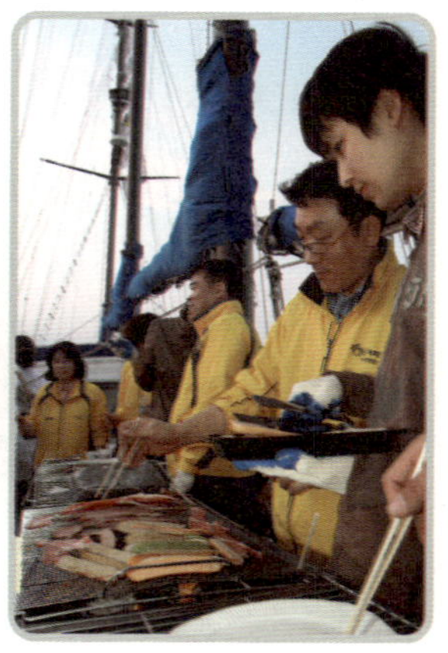

선상 파티. 직원과 환자 모두에게 색다른 경험과 추억을 안겨준 특별한 이벤트였다.

않는다. 오히려 파티를 즐기면서 스트레스를 풀고 이야기를 많이 나눔으로써 환자들은 더 빨리 회복되었다. 지금은 퇴원한 후에도 아카데미와 와인 파티를 기다리는 열성 팬들이 많아졌다.

여수세계박람회가 한창이던 2012년 6월 9일에는 선상파티도 열었다. 매월 이벤트를 열긴 했지만 세계박람회를 기념해 그동안 우리 병원을 아낌없이 사랑해준 분들과 특별한 추억을 공유하고 싶었다. 현재 입원해 있는 환자들은 물론 이미 퇴원했지만 여전히 우리 병원을 응원하고 지지해주는 분들을 초대해 선셋 크루즈 여행을 하기로 했다. 크루즈도 함께 타고, 식사도 같이 하고, 엑스포도 함께 관람하며 소중한 시간을 보냈다.

진주에서 어깨통증으로 입원하셨던 환자 분은 "여수백병원 덕분에 색다른 경험을 할 수 있어 감동했어요. 수술을 한 것이 아니라 여행을 와서 휴식을 취하는 것 같아요." 하면서 기뻐하셨다. 휴식을 취할 수 있는 병원, 즐길 수 있는 병원을 만들겠다는 꿈에 한 발짝 더 가까이 간 듯해 나 또한 뿌듯했다.

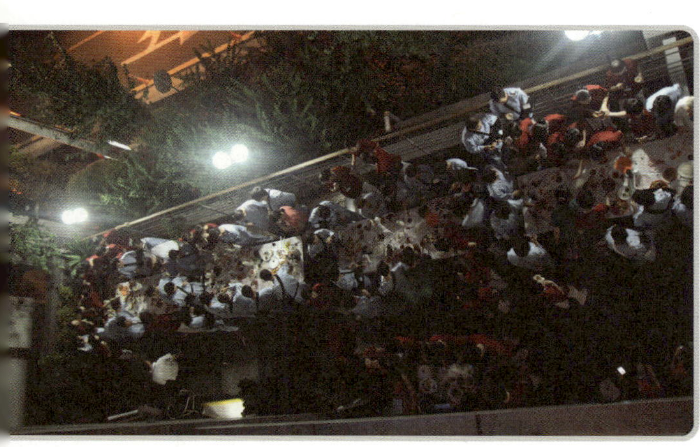

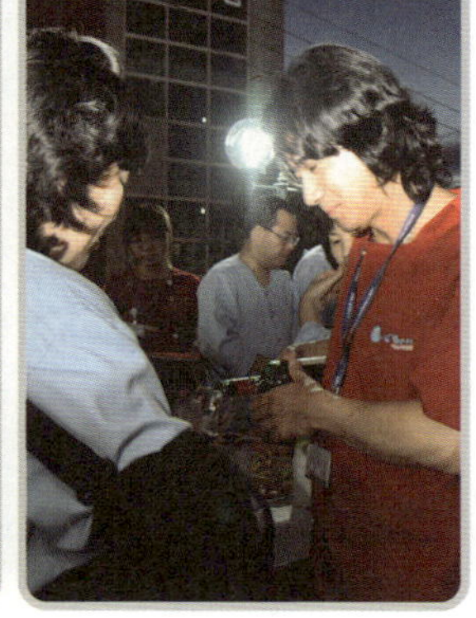

환자들과 함께하는 와인 바비큐 파티

07 전국은 물론 해외에서까지 찾아오는 어깨전문병원으로……

> 명품은 고객을 찾아다니지 않는다.
> '만약 누구가가 다른 사람보다 더 나은 책을 쓸 수 있고, 더 나은 설교를 할 수 있으며, 더 나은 쥐덫을 만들 수 있다면 그 사람이 숲 속에서 집을 지었다 해도 세상은 그 문 앞으로 이어지는 길을 낼 것이다.'

정확한 원인을 찾아 치료 결과 극대화!

한때 병원이 여수에 있어 전국구 병원으로 성장하는 데 한계가 있는 것은 아닌지 걱정한 적이 있다. 지금 생각하면 잠시나마 그런 생각을 했다는 게 부끄럽다. 명필은 붓을 탓하지 않는데, 최고의 어깨전문병원을 추구하면서 어떻게 병원의 위치 걱정을 했는지 못내 부끄럽다.

2008년 전문병원 시범운영기관으로 선정되었을 때만 해도 여수와 인근 지역 환자들이 많았다. 하지만 지금은 전국은 물론 해외에서까지 어깨통증을 치료하기 위해 천리 길을 마다하지 않고 우리 병원을 찾는다. 지금까지 타지에서 우리 병원을 찾아온 분이 무려 50만 명을 훌쩍 넘는다. 여수 인구가 30만 명이 조금 안 된다는 것을 감안하면 참으로 엄청난 숫자다.

지역별로 보면 어느 특정 지역이라고 할 것 없이 제주에서 서울까지

200여 곳 이상에서 골고루 병원을 찾아온다. 최근에는 가까운 중국은 물론 하와이, 우리보다 어깨통증을 훨씬 오래전부터 치료해왔던 미국에서까지 우리 병원을 찾아오고, 그 수는 점점 더 늘어나는 추세이다. 이처럼 우리 병원이 전국구 병원으로 성장한 것은 결코 우연이 아니다. '어깨' 하면 '여수백병원'이 바로 떠오를 수 있게 만들기 위해 열심히 노력한 결과이다.

환자들이 병원을 찾게 하는 비결은 간단하다. 병을 잘 치료해 확실하게 낫게 해주면 된다. 물론 이 간단한 법칙을 실현하는 것은 생각보다 쉽지 않다. 특히 어깨통증은 원인이 워낙 다양하고 복잡해 그만큼 치료가 까다롭다. 예를 들어 어깨는 목과 신경이 연결돼 있기 때문에 목에 문제가 있을 때 어깨에 통증이 생길 수 있다. 또 당뇨병이 있으면 어깨 관절 주위의 혈액순환이 잘 안 돼 어깨통증이 생기기 쉽다. 그뿐만이 아니다. 어깨통증이 심해 검사를 해보니 악성종양이 원인이었던 가슴 아픈 경우도 있었다.

정확한 원인을 찾아야 어깨통증을 잡을 수 있다. 오랫동안 어깨통증에 시달린 분들은 대개 유명하다는 병원 서너 군데 정도는 기본으로 다니고, 좋다는 약도 많이 복용한 분들이다. 그런데도 어깨통증이 낫지 않아 고생을 하는 경우가 많은데, 원인 치료를 하지 않고 통증만 잡는 치료를 했기 때문이다.

정확한 원인만 찾아도 치료의 50%는 성공한 것이나 마찬가지다. 우리 병원을 찾는 환자들 중에는 그 어떤 치료를 받아도 낫지 않던 어깨통증이 거짓말처럼 사라졌다며 좋아하는 분들이 많다. 우리 병원이 어떤 마술을 부린 것이 아니라 원인 치료를 했기 때문에 가능한 일이다.

고객의 시간을 되돌려드리자!

병원의 가장 중요한 역할은 치료 결과를 좋게 하는 것이다. 하지만 고객, 즉 환자들의 입장에서 최상의 서비스를 함으로써 만족도를 높이는 것 역시 중요하다. 병원 환경을 깨끗하게 만들고, 맛있고 특별한 식사를 제공하려 노력한 것도 이런 믿음 때문이다.

외래 환자 수도 제한했다. 외래 환자 수가 줄면 곧바로 매출이 줄기 때문에 병원의 이익만을 생각한다면 쉽게 할 수 없는 결정이다. 하지만 무작정 오는 대로 접수를 하다 보니 대기 시간이 너무 길어져 늘 미안했다. 시간은 누구에게나 소중하다. 바쁜 시간을 쪼개 어렵게 병원을 찾은 분들을 무작정 기다리게 하는 것이 항상 마음에 걸렸다. 진료실 밖에서 오래 기다리고 있을 환자들을 생각하면 의료진의 마음도 조급해지기 마련이다. 환자들의 말을 좀 더 많이 들어주고 이해해주고 해야 하는데 본의 아니게 진료를 서두르게 돼 아쉬움이 많았다. 그래서 과감하게 외래 진료 수를 제한해서 고객의 시간을 되돌려주기로 했다.

매출 감소를 각오하고 시행한 일인데, 예상과는 달리 매출은 오히려 증가했다. 예약 시간에 맞춰 바로 진료를 시작하고, 한 분 한 분 시간을 들여 이야기를 들어주고 설명도 충분하게 해주니 환자들의 만족도가 높아져 주변 사람들에게 우리 병원을 추천해주었기 때문이다.

병원은 병만 치료하는 것이 아니라 고객들에게 최상의 서비스를 제공하는 곳이어야 한다는 게 내 생각이다. 치료 결과만 좋다고 환자들이 전국에서, 해외에서 몰려들었을까? 물론 환자들은 어깨를 잘 고치는 어깨전문병원이어서 우리 병원을 찾는다. 하지만 치료 결과가 좋은 것 못지않게 '병원이 깨끗하고, 화장실도 물 한 방울 없이 깨끗해서 좋다.' '직원들이 늘 웃는 얼굴로 몇 번을 반복해서 물어도 친절하게 답변해 주어서 좋다.' '식당에서 맛있는 밥을 먹을 수 있어서 좋다.' '병원의 밝고 화려한 색이 인상적이다. 노란색, 빨간색 등 다양한 색을 사용하니 마음이 밝아지는 것 같다.' 등과 같은 이유로 좋아하는 분들도 많다. 치료만 잘하는 병원이 아니라 환자들의 마음까지 어루만지며 고객의 입장에서 최상의 서비스를 제공하려고 노력했기 때문에 멀리서도 기꺼이 찾아오는 병원이 될 수 있었다는 생각이 든다.

"어깨 치료 받으러 미국에서 왔어요."

사람은 누구나 품질이 좋고 가격이 저렴한 것을 찾는다. 의료도 마찬가지다. 나이가 들어갈수록 질병은 증가하기 마련이다. 그만큼 병원을 찾을 일도 많아지는데, 가까운 곳에 믿고 의지할 만한 병원이 있다는 것은 큰 행운이다.

국내에 있는 분들도 누구나 다 적절한 의료 서비스를 받을 수 있는 것은 아니지만 머나먼 타국에 사는 분들의 사정은 더욱 심각하다. 미국의 경우, 전체적인 의료 서비스와 병원 시설은 우리나라보다 앞서 있지만 우리 교민들에게는 편안한 이웃이 되지 못한다. 정서적인 교류가 안 되니 치료를 받으면서도 마음이 허전하고 불편하다. 또한 미국은 특유의 방어 진료에만 익숙해져 있어 치료품질 만족은 상상도 할 수 없는 실정이다.

그래서인지 멀리 미국에서 우리 병원을 찾는 분들이 점점 많아지고 있다. LA에서 오신 명○○(남/60) 씨는 고향 여수에서 어깨 치료도 만족스럽게 했을 뿐만 아니라 싱싱한 자연산 전어까지 먹고 왔다며 LA의 라디오 프로그램에서 실컷 자랑을 하였다. 그분은 체계적인 의료 시스템과 고객중심의 병원 시스템에 감탄하고, 여수의 멋진 경관과 맛에 또 한 번 감탄했다면서 조만간 사촌 여동생을 보내겠다고 전화로 직접 예약까지 했다.

"미국에서 치료했으면 8,000만 원은 족히 들었을 겁니다. 그런데 한국에서는 항공료와 여행경비까지 포함해도 약 1,000만 원으로 모든 게 해결되니 놀라울 뿐이에요. 게다가 치료결과도 더 좋으니 앞으로는 내가 여수백병원 홍보대사가 되겠습니다."

연신 감탄을 하는 그는 몇 년 전 미국에서 허리수술을 한 뒤 치료비를 4년 동안 나누어 갚았던 기억이 난다며 미국의 비싼 의료수가에 다시 한 번 고개를 흔들었다.

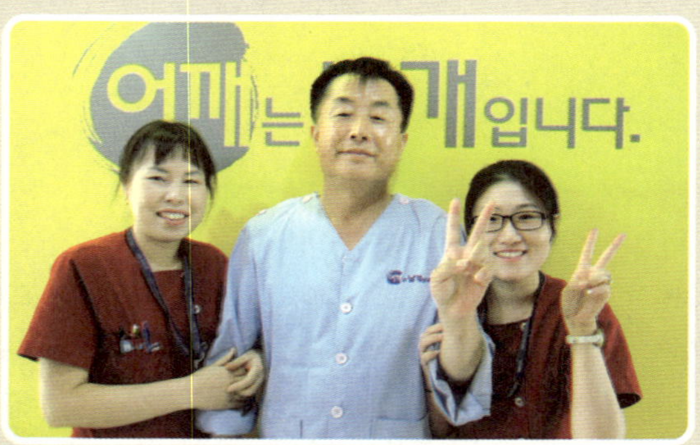

미국에서 주류업을 하고 계시는 명○○(남/60) 씨.

또 자동차 수리업으로 미국에서 나름 성공은 했지만 어깨가 너무 아파 오랫동안 고생했던 분도 우리 병원을 찾았다. 틈틈이 스테로이드를 맞으면서 참고 견뎌온 바람에 어깨 속이 너무 엉망이 되어 수술이 불가피했다. 그분은 기분 좋게 치료를 받고 달러로 치료비를 계산했다.

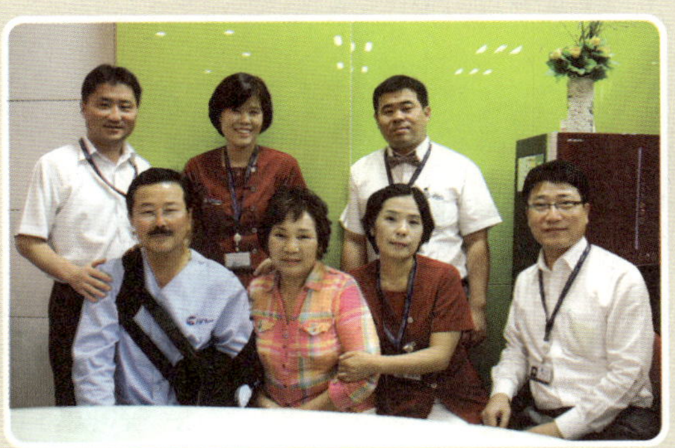

미국에서 자동차 수리업으로 성공하신 이OO(남/67) 씨 부부와 함께.

40여 년을 미국에서 살다 우리 병원에서 어깨 치료를 받은 폴 씨도 기억에 많이 남는다. 폴 씨는 친지의 권유로 어깨 치료를 받으러 서울에 있는 병원을 들렀다가 병원 시스템에 실망하고 큰 기대 없이 여수에 왔다고 한다. 그런데 예상과는 달리 병원 시스템이나 서비스가 훌륭해 감탄을 했다며 고마워했다.

특히 어깨 치료 후 비렁길 여행 중에는 "Yeosu Beautiful!"을 연발했다. 여수의 매력에 푹 빠진 것이다. 거기에 싱싱하고 깔끔한 회 맛은 평생 본인의 기억 속에서 못 지울 것 같다고 한다.

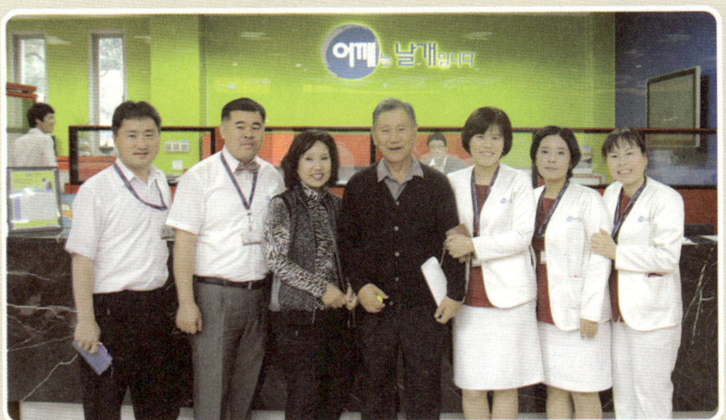

35세에 미국으로 유학 간 후 이민생활 40년을 한 폴(남/73세) 씨. 어깨치료 후 동생과 함께 금오도 비렁길을 등반하며 감탄했다.

08 지식을 알리고 공유하는 것도 또 다른 치료다

치료의 시작은 '알리는 것'이다.
좀 더 많은 사람과 어깨에 관한 올바른 지식을 공유하는 것이 시급했다.
그래서 지식을 알릴 수 있는 곳이라면 어디든 찾아다녔다.

병도 제대로 알아야 이길 수 있다. 그런데 어깨통증으로 내원한 환자들과 이야기를 하다 보면 어깨통증에 대해 몰라도 너무 모른다는 것을 수시로 확인했다. 답답하고 안타까웠다. 어깨통증을 제대로 알았다면 그 오랜 세월 고생하지 않았을 텐데, 통증만 달래는 임시방편적인 치료만 되풀이하다 병을 키우다니!

기존의 고정관념을 깨고 어깨통증의 원인은 다양하며 그 원인에 따라 치료방법도 다양하다는 것을 알리는 것이 급했다. 우선 병원을 찾은 환자들과 지식을 공유하는 작업부터 시작했다. 환자가 제대로 어깨질환을 이해하지 못하면 의사가 아무리 치료를 잘해도 회복속도가 느리다. 기껏 병원에서 치료를 잘 받고 집으로 돌아간 뒤 어깨 관리를 잘 못해 상태를 악화시켜 또 다시 병원을 찾는 환자들도 많다.

진료를 할 때 설명을 하거나 질문에 답을 하는 것으로는 지식을 알리고 공유하는 데 한계가 있었다. 그래서 환자와 직원이 함께 공부하는 시간을 만들었다. 직원들이 공부하기 위해 만들었던 학술 집담회를 2010년부터 '고객과 함께하는 아카데미'로 확대했다. 그 결과 치료결과는 더 좋아졌고, 지식을 전수받은 고객들은 주변에서 어깨질환을 잘못된 방법으로 치료하고 다니는 분들에게 올바른 지식을 알려주는 역할까지 했다.

하지만 그것만으로는 충분치 않았다. 병원을 찾는 어깨질환 환자는 빙산의 일각에 불과하다. 세상에는 잠재된 환자군이 너무도 많았다. 아직 통증이 심하지 않아 방치하고 있는 사람부터 통증이 심한데도 어떻게 치료해야 할지 몰라 그냥 견디거나 잘못된 방법으로 통증을 다스리는 분들이 상당히 많다.

그런 분들이 통증을 방치하지 않고 올바른 치료를 받을 수 있게 하는 것 또한 병원의 임무라 생각했다. 그래서 각종 방송 매체나 강의를 통해 어깨에 관한 지식을 알리고자 노력했다.

언젠가 목포 신안 쪽 섬에서 오신 분이 물었다.

"우리도 이제 방송 들어서 알아요. 어깨통증은 원인 치료가 중요하다면서요?"

그 말을 들으며 왠지 마음이 울컥했다. 비교적 정보를 쉽게 접할 수 없는 섬사람들도 어깨질환에 대해 제대로 이해하고 있다고 생각하니 그동안 어깨질환을 알리고자 노력했던 시간들이 헛되지 않았음을 확인했기 때문이다.

잘못된 지식도 빠른 속도로 전파되지만 올바른 지식 또한 파급력이 대단하다. 한 사람이 어깨질환을 올바로 이해하고 적절한 치료를 받으

면 금방 다른 사람들도 받아
들인다.

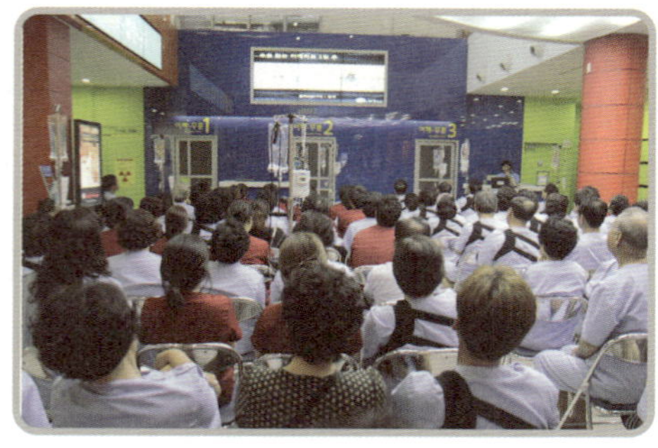

열심히 지식을 알리려고
노력한 덕분에 그동안 숨어
있던 환자군이 속속 수면 위
로 올라오고 있다. 어느 경상
도 병원에 있는 의사 선생님은 여수백병원 때문에 자기 병원 환자들이
많이 늘었다며 고마움을 전하기도 했다. 앞으로도 힘이 닿는 한 더 열
심히 지식을 알리고 공유하는 데 앞장설 생각이다.

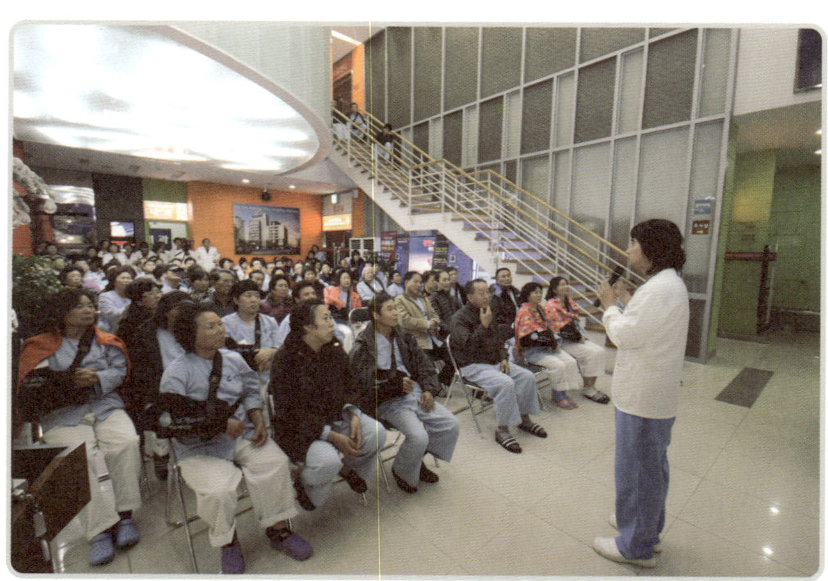

고객과 함께하는 아카데미.

74th
고객과 함께하는
여수백병원 아카데미

어깨통증의 최근 치료컨셉 변화

"어깨는 날개입니다!"
이번 고객과 함께하는 여수백병원 74회 아카데미가 **백창회원장**의 진행으로
'어깨통증의 최근 치료컨셉 변화'에 대해 알아보는 소중한 시간으로 준비했습니다.
고객 여러분들의 많은 참석 바랍니다.

발표자 여수백병원장 **백창회**
장 소 아카데미 **1층 로비**
　　　 와인파티 **7층 카페테리아**

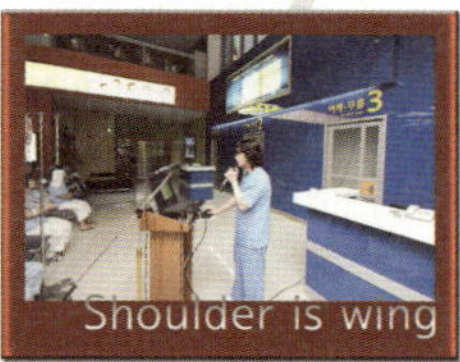

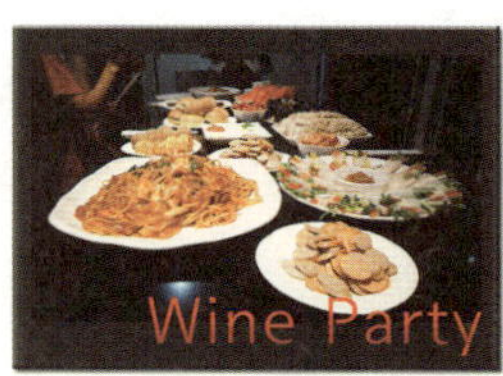

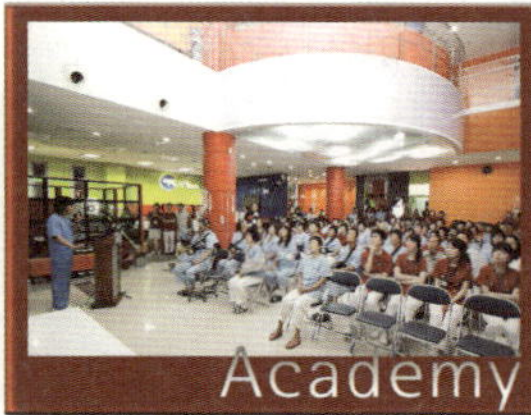

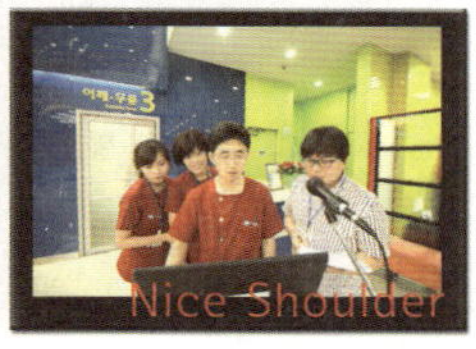

원내 아카데미 공지.

09 수술 없이 치료할 수 있는 다양한 치료법을 도입하다

누구나 수술을 무서워하고 피하고 싶어한다. 하지만 너무 오랫동안 다른 치료로 지쳐 있거나 어깨 병이 진행되고 있고 앞으로 더 악화될 게 분명하다면 간단한 수술도 새로운 연장으로 받아들여야 한다. 그렇지만 수술을 하기 전에 시도해볼 수 있는 비수술 치료법도 많다. 더 효과적인 비수술 치료법을 개발하기 위해 노력한 덕분에 예전에는 수술이 불가피했던 경우도 비수술 치료법으로 완치하는 경우가 늘고 있다.

비수술 치료법으로 선택의 폭이 넓어지다

많은 어깨 환자가 병원을 찾기 전에 침이나 뜸을 맞거나 물리치료를 받거나 어깨에 좋다는 민간요법을 많이 시도해본다. 그러나 침·뜸·물리치료·민간요법으로 어깨통증이 가라앉기도 하지만 그보다는 근본적인 원인 치료를 하지 못해 시간이 지날수록 어깨통증이 점점 더 심해지는 경우가 압도적으로 많다.

왜 어깨가 아픈데도 병원을 찾지 않을까? 여러 가지 이유가 있겠지만 그중 가장 큰 이유는 병원에 가면 수술하라고 할까 겁이 나기 때문이라고 한다.

무조건 수술부터 권하는 병원은 드물다. 대부분의 어깨전문병원은 수술 외에 다른 치료법이 없을 때 신중하게 수술을 결정한다. 그런데도 수술이 많은 것처럼 보이는 이유는 그만큼 어깨상태가 악화될 대로 악화된 후에야 병원을 찾는 사람들이 많기 때문이다.

사실 우리 병원을 찾는 환자들 중에는 어깨힘줄이 다 녹아버리거나 너무 오랫동안 어깨를 방치해 연골이 닳을 대로 닳거나 염증으로 어깨관절이 다 망가진 환자들이 너무나도 많다. 수술 외에는 대안이 없는 환자들이다. 그렇지만 이런 환자들에게조차 수술은 최후의 보루로 남겨둔다. 최대한 수술 없이 치료할 수 있는 방법을 찾아보고 시도해본 후 차도가 없을 경우 수술을 결정한다.

수술 없이 치료할 수 있는 치료법을 개발하는 데도 노력을 아끼지 않는다. 그 결과 예전에는 수술로밖에 치료할 수 없었던 어깨질환을 수술 없이 치료할 수 있는 경우가 점점 더 늘고 있다. 실제로 우리 병원에서는 수술 없이 어깨질환을 치료하는 경우가 수술로 치료하는 경우보다 약 6배가량 많다.

수술 없이 어깨를 치료한 환자들의 만족도는 상당히 큰 편이다. 그동안 수술 없이 어떻게 하면 더 효과적으로 어깨질환을 치료할 수 있을까 고민하고 연구한 결과라 생각한다.

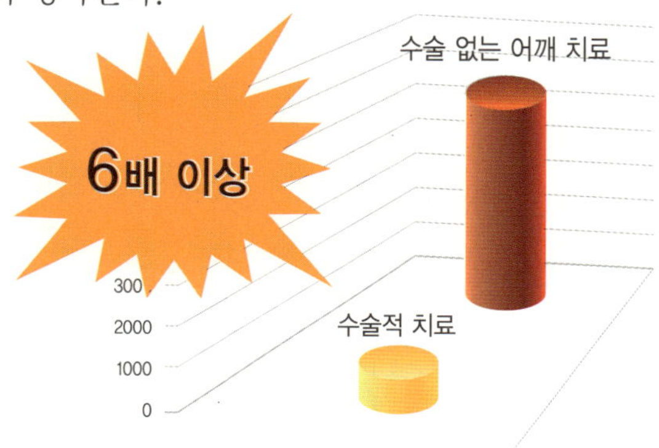

수술 vs 수술 없는 치료(여수백병원 2012년 1월 8일 기준).

　대표적인 비수술 치료법 중의 하나가 '도수치료'(manipulation)다. 도수치료는 손으로 딱딱하게 굳은 근육이나 인대를 풀어줌으로써 관절이나 척추의 정렬상태를 정상으로 회복시키는 치료법을 말한다. 관절이나 척추의 정렬이 바르지 않으면 필연적으로 통증을 동반한다. 또한 주변 근육이나 인대가 딱딱해져 움직이기도 힘들어진다. 이처럼 근육이나 골격에 이상이 있을 때 도수치료를 하면 수술을 하지 않고도 통증을 가라앉히고 운동범위를 확대할 수 있다.

　도수치료는 어깨통증을 달래는 데도 효과적이다. 물론 모든 어깨질환에 도수치료를 적용할 수 있는 것은 아니다. 주로 오십견처럼 어깨관절이 굳어 팔을 잘 움직이지 못하고 통증으로 고생하는 분들에게 도수치료를 한다. 오십견을 너무 오래 방치해 어깨힘줄이 파열되거나 어깨뼈가 길게 빠져나와 충돌을 일으키는 경우에는 도수치료만으로 완벽하게 치료하기 어렵다. 하지만 다른 어깨질환을 동반하지 않은 오십견의 경우 대부분 도수치료로 만족스러운 결과를 얻을 수 있다.

　49세의 황순덕 씨는 완도에서 미장원을 운영하는 분이었다. 약 1년 전부터 왼쪽 어깨가 조금씩 아프기 시작하더니 6개월 전부터는 통증이 무척 심해졌다. 왼쪽 팔을 들어 올릴 수도 없고, 뒤로 돌리기는 더더욱 어려웠다. 손님들의 머리를 예쁘게 만지려면 팔을 많이 써야 하는데, 팔이 아프니 일을 하는 데도 이만저만 지장이 있는 것이 아니었다. 그나마 오른팔이 아닌 왼팔이 아픈 게 다행이라면 다행이었다.

　우리 병원에 오기 전 황순덕 씨는 오십견이란 진단을 받은 후 열심히 침치료와 물리치료를 받았다고 한다. 수시로 침을 맞고, 물리치료도 자주 받았지만 통증은 더욱 심해졌고, 급기야는 통증 때문에 밤에 잠을 잘 수 없는 지경에까지 이르렀다. 통증이 너무 심해 두 달 동안 앉아서 잠을 자기도 했다. 진통제 없이는 도저히 통증을 견딜 수가 없어 진통제를 하루 세 번씩 복용한 지 3개월이나 되었다며 눈물을 보였다. 어깨주사를 1주일 간격으로 8번이나 맞았는데도 차도가 없었다고 한다.

검사를 해보니 어깨관절이 굳은 것 외에는 다른 이상이 없어 도수치료를 하기로 결정했다. 황순덕 씨 본인도 수술을 무서워해 도수치료를 반기는 눈치였다. 그러면서도 물리치료와 침치료를 그렇게 많이 받았는데도 낫지 않았던 어깨통증이 과연 도수치료로 사라질 수 있을지 반신반의했다.

워낙 어깨가 굳어있는 상태라 처음에는 도수치료를 받는 것조차 무척 어려워했다. 하지만 도수치료를 거듭할수록 어깨관절이 풀리면서 통증도 줄어들고 팔을 움직일 수 있는 범위도 확대됐다. 지금은 거뜬하게 두 팔로 만세를 부를 수 있을 뿐만 아니라 팔을 뒤로 돌리는 것도 자유롭게 할 수 있을 정도로 좋아졌다.

김찬숙(53세) 씨도 수술하지 않고 도수치료로 오십견을 해결한 분이다. 약 1년 전부터 어깨가 조금씩 불편해지기 시작했다. 불편하긴 했지만 통증이 심하지는 않아 운동 외에는 별다른 치료를 하지 않았는데 시간이 지날수록 오른쪽 어깨통증이 점점 심해졌다. 왼쪽 어깨는 불편하기는 했어도 아프지는 않았다.

밤에 잘 때는 어깨뿐만 아니라 팔꿈치까지 통증이 내려와 잠을 제대로 잘 수도 없었다. 자고 일어나면 왼쪽 손가락이 퉁퉁 부어오르기도 했다. 어깨통증이 시작되면 통증이 머리까지 타고 올라가 뒷골이 당기는 일도 비일비재했다.

김찬숙 씨의 경우 어깨관절과 주변 근육이 굳어 어깨 주변의 신경을 누르고 있었다. 그래서 통증이 위로는 머리까지 아래로는 팔꿈치까지 뻗치고, 손가락이 붓는 증상이 나타나는 것이었다. 이런 증상들은 도수치료로 굳은 어깨관절과 근육을 풀어주면서 자연스럽게 사라졌다.

이처럼 도수치료는 오십견을 효과적으로 치료할 수 있다. 하지만 단순한 마사지와는 다르기 때문에 전문적인 교육을 받은 도수치료사로부터 치료를 받는 것이 중요하다. 또한 염증을 동반한 오십견일 경우에는 도수치료 외에 염증을 가라앉히는 주사치료를 병행해야 제대로 오십견을 치료할 수 있다.

비수술적 치료, 수술을 대신할 만큼 진화하다

도수치료 외에도 수술을 하지 않고 어깨질환을 치료할 수 있는 비수술적 치료는 많다. 수술에 대한 거부감과 두려움 때문에 수술 외의 다른 치료법을 원하는 분들도 많지만 협심증, 고혈압과 같은 질병을 앓고 있어 수술을 하고 싶어도 수술을 하지 못하는 분들도 적지 않다. 다행히 요즘에는 비수술적 치료법도 날로 진화해 수술을 받을 수 없는 환자들도 어깨질환을 완치할 수 있는 길이 열렸다.

61세 최복례 씨가 좋은 예이다. 최복례 씨는 어깨 석회성 건염으로 오랫동안 고생한 분이다. 전화기를 들기도 힘들 정도로 상태가 좋지 않았다. 팔이 떨어져 나갈 것처럼 통증이 심해 다른 병원에서 여러 차례 뼈주사를 맞았지만 그때뿐이고 또 다시 통증이 재발하기를 반복했다.

어깨에 박힌 석회의 양이 제법 많아 수술이 필요한 상황이었지만 협심증이 발목을 잡았다. 협심증이 있다고 수술이 불가능한 것은 아니었지만 안전을 위해 비수술적 치료를 하기로 결정했다. 석회성 건염을 치료하는 비수술적 치료는 체외충격파 치료와 초음파 치료 두 가지가 있다. 석회의 양이 적을 때는 체외충격파 치료로 석회를 제거할 수 있지만 석회의 양이 많을 때는 초음파 치료가 적당하다. 초음파로 석회를 잘게 부순 후 주사기를 이용해 말끔하게 제거했다. 이후 최복례 씨의 어깨를 괴롭혔던 통증이 많이 가라앉았음은 물론이다.

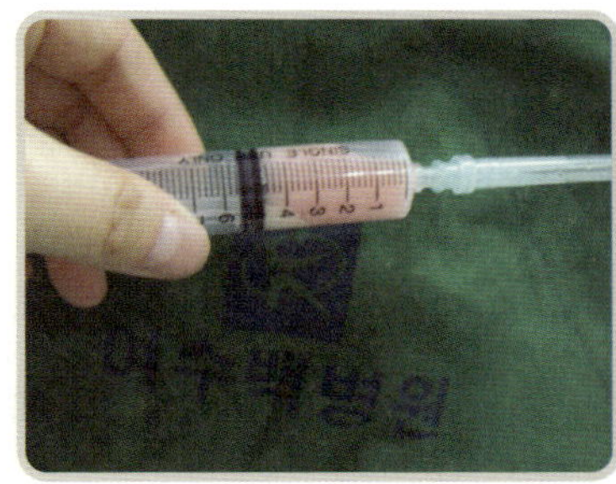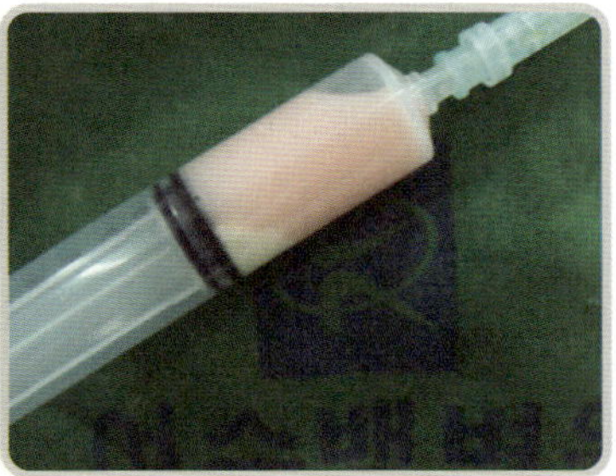

주사기 안에 하얗게 보이는 것이 석회다.

주사치료도 대표적인 비수술적 치료 중 하나다. 보통 관절에 놓는 주사를 통틀어 뼈주사라고 알고 있는 분들이 많은데, 사람들이 흔히 말하는 뼈주사는 강력한 진통제인 스테로이드제를 투여하는 주사를 의미한다. 뼈주사는 일시적으로 통증을 가라앉혀줄 수는 있지만 어깨통증의 원인을 없애주지는 못한다.

뼈주사는 주사치료의 극히 일부에 불과하다. 주사치료의 범위는 훨씬 넓다. 염증이 생긴 환부에 직접 약물을 투여함으로써 빠르게 염증을 가라앉힐 수도 있고, 쪼그라든 관절주머니를 부풀리거나 말라버린 관절액을 대신할 수 있는 약물을 투여해 관절을 부드럽게 만드는 치료도 할 수 있다.

이처럼 주사치료의 종류도 다양하기 때문에 어깨의 상태에 따라 적절한 주사치료 방법을 선택하는 것이 중요하다. 종종 주사치료를 받았는데도 통증이 더 심해졌다고 하는 분들이 많은데, 대부분 적절한 주사치료를 하지 않은 것이 원인이다.

신경치료도 주사치료의 범주에 들어간다. 어깨통증을 호소하는 분들 중에는 어깨가 아닌 목에 문제가 있는 경우가 많다. 목에서 어깨로 연결되는 신경이 눌리면 어깨질환을 앓을 때처럼 팔이 잘 올라가지 않고 팔을 움직일 때마다 통증이 생길 수 있다.

신경이 눌려 어깨가 아플 때는 신경치료가 효과적이다. 신경에 문제가 있을 때는 간단한 신경치료를 몇 번만 받아도 증상이 대폭 호전되는 경우가 많다. 문유성 씨의 경우가 대표적인 사례이다. 그는 꽤 오래전부터 어깨가 아팠다고 한다. 가만히 있으면 그런대로 괜찮은데, 팔을 옆으로 벌려 위로 올리는 동작을 할 때면 어깨가 아파 잘 들어 올리지 못했다. 두 팔 모두 아프지만 특히 왼팔이 더 아팠다. 한의원에서 침도 맞고, 개인의원에서 척추 교정 치료도 받았지만 통증은 여전했다. 하지만 바쁘기도 하고, 팔을 위로 올리거나 무거운 물건을 들지 않으면 못 견딜 정도로 아픈 것은 아니어서 더 이상 치료를 받지 않고 지냈다.

그러다 어느 날 우연히 부인과 함께 우리 병원을 찾았다. 부인이 어깨가 아파 치료를 하러 왔는데, 진료실에서 통증이 심해 팔을 잘 올리지 못하는 것을 보고 증상이 자신도 똑같다며 진료를 받기를 원했다. 증상은 부인과 상당부분 비슷했지만 문유성 씨 어깨가 아픈 이유는 어깨가 아닌 목의 문제 때문이었다. 목 신경이 눌려 신경마비로 팔이 올라가지 않았기 때문에 눌린 신경을 회복시켜주는 치료가 필요했다. 이런 경우 잘못 진단하면 원인 치료는 못하고 엉뚱한 치료만 할 수 있으므로 조심해야 한다.

신경이 눌리면 대부분 붓고 손상돼 통증이 유발된다. 염증을 가라앉히는 약물을 신경 주위에 투여해 부기를 가라앉히고 염증을 치료했다. 신경치료는 약 5분이면 끝나는 비교적 간단한 치료다. 이 신경치료를 세 번 받고 문유성씨는 어깨통증으로부터 벗어날 수 있었다. 어깨 높이까지도 올리지 못했던 팔도 머리 위까지 편안하게 잘 올라갔다.

이처럼 수술을 하지 않고 아픈 어깨를 치료할 수 있는 방법은 많다. 더 이상 병원에 가면 무조건 수술해야 하지 않을까 걱정하지 않아도 된다.

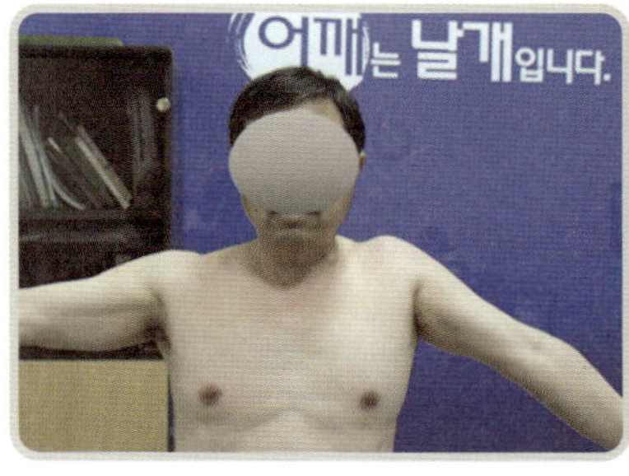

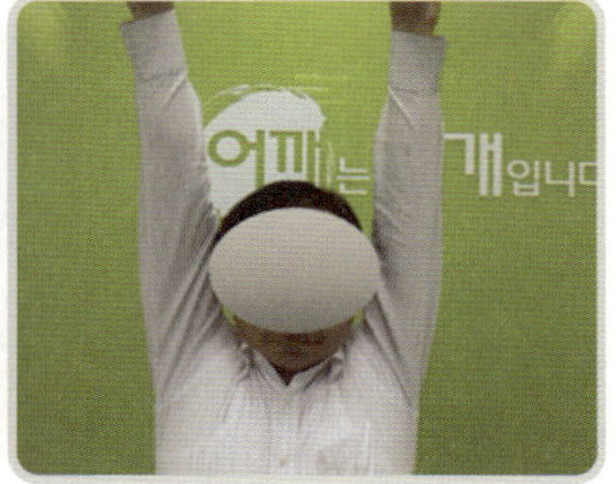

신경치료 전(왼쪽)과 후(오른쪽).

더 반가운 소식은 비수술 치료법이 계속 발전하고 있다는 것이다. 우리 병원도 수술 없이 어깨통증을 없앨 수 있는 방법을 열심히 연구하고 있다. 사실 때로는 비수술 치료법이 수술보다 더 복잡하고 시간이 많이 걸리기도 한다. 예를 들어 석회성 건염은 수술로 석회를 제거하는 것이 가장 간단하고 확실하다. 그렇지만 환자의 상태가 수술을 할 수 없거나 수술을 원하지 않는다면 비수술 치료를 우선해야 한다. 언제나 병원의 편의보다는 환자가 우선이다. 환자를 먼저 생각하는 병원! 이 당연한 원칙을 늘 지키기 위해 노력하고 있다.

10 새로운 병원 문화와 고객서비스를 위해 움직이다

현재 잘 되고 있다고 더 이상 움직이지 않는다면 미래는 없다. 병원이 진료를 잘하는 것은 기본이다. 하지만 새로운 병원 문화와 고객서비스를 병행하지 않으면 어느 순간 고객은 등을 돌린다. 현재에 만족하지 않고 더 나은 병원 문화와 고객서비스를 만들기 위해 노력하는 이유가 여기에 있다.

LA에서 새로운 가능성을 찾다

LA에서 강의를 한다고 했을 때 의아해하는 분들이 많았다. 심지어 미친 짓이라고 말하는 분들도 있었다. 이유는 두 가지다. 지금 어깨전문병원으로 자리를 잘 잡고 있는데, 굳이 멀리 LA까지 갈 필요가 있겠느냐는 것과 여수 시골병원이 LA에 진출하는 것 자체가 무모한 도전이라는 것이다.

나 또한 확신이 넘쳤던 것은 아니다. 국내에서는 우리 병원의 강의가 좋은 반응을 불러일으켰지만 LA에서도 먹힐 수 있을지 솔직히 자신이 없었다. 그렇다고 실패가 두려워 가만히 있을 수는 없었다. 움직이지 않으면 아무것도 이루어지지 않는다. 그래서 2012년 9월 LA로 가는 비행기에 몸을 실었다. 과연 얼마나 많은 분들이 우리의 강의에 관심을 보여줄지 걱정스러워하면서…….

걱정은 기우로 끝났다. LA에 강의 안내방송이 나가자마자 예약전화가 빗발쳤다. 상담용으로 준비한 휴대전화에 불이 나 금방 배터리가 방전돼버릴 정도였다. 보통 LA에서 강의를 할 때 100명 정도 모이면 성공이라고 한다. 그런데 우리 강의에는 200여 명이 참석했다. 실제 예약은 이보다 훨씬 많은 280여 명이었다. 미국은 예약 문화가 정착되어 꼭 예약을 하고 강의에 참석한다. 사정이 생겨 참석하지 못하는 경우에는 전화로 예약을 취소하는 매너가 일반화되어 있다. 덕분에 비교적 정확한 참석인원을 예상할 수 있어 강의를 준비하는 데 무리가 없었다.

강의실을 빽빽하게 메운 사람들을 보며 가슴이 뭉클했다. LA뿐만 아니라 샌디에이고를 비롯한 다른 지역에서도 강의를 들으러 와 더욱 감개무량했다. 이런 일은 처음이라며 방송국에서도 무척 놀라워했다. '소통과 신뢰'가 있다면 거리는 아무런 문제가 되지 않는다는 것을 다시 한 번 확인했다.

수없이 해왔던 강의였지만 LA에서는 처음이어서 나름 긴장했던지 전날 잠을 거의 못 잤다. 가뜩이나 시차적응이 안 돼 피곤한데 잠까지 못 자 키보드 자판이 보이지 않을 정도로 정신이 몽롱했다. 그런 상태에서 원고를 만들고, 혹시라도 목소리가 잠겨 생방송을 망칠까 걱정스러워 호텔방에서 뛰거나 욕조에 들락거리기도 했다. 심지어 캄캄한 밤에 방송국까지 뛰어가며 소리를 지르기도 했다.

강의에 참석한 사람들의 반응은 폭발적이었다. 참석자 대부분은 1970~80년대에 미국으로 이민을 간 분들이다. 그렇다 보니 그들이 기억하는 한국의 병원은 불친절하고 의료기술이 떨어진 낙후된 이미지가 전부라고 해도 과언이 아니다. 좀처럼 깨지기 힘들어 보였던 한국 병원에 대한 고정된 이미지는 강의를 들으면서 바뀌었다. 그분들은 언제 한 국의 의료기술이 이렇게 발전했느냐며 무척 놀라워했다.

강의에 참석한 분들의 마음을 사로잡은 것은 의료기술만이 아니었 다. 어깨질환의 원인과 치료방법 외에도 우리 병원의 식사, 아카데미, 바비큐 파티, 음악회 등도 함께 소개했는데, 다른 병원에서는 쉽게 접 할 수 없는 병원문화에 많은 관심을 보였다.

강의가 끝난 후 많은 분들이 자리를 뜨지 않고 몰려와 이야기를 나누 고 싶어했다. 대부분 그동안 어깨가 아파 치료를 받았는데도 효과가 없 었다는 것과 의사들의 무심함을 토로했다. 그분들의 하소연을 들으면 서 치료과정에서 주사와 약도 중요하지만 '소통과 신뢰'가 더 중요함 을 느꼈다.

우리 병원에서 치료를 받았던 반가운 환자도 만났다. LA에 사는 분인 데, 우리 병원의 식사를 잊을 수가 없다며 고마워했다. 어찌나 식사를 맛있게 했는지, 치료를 마치고 LA로 돌아와 며칠 동안 음식에 적응이 안 돼 힘들었다고 한다. LA에 있는 친구에게 여수백병원 식사가 최고라 는 자랑을 입에 달고 살았다며 마치 고향에 있는 가족이라도 만난 듯 반가워했다.

생방송이 끝난 후 상담 전화도 빗발쳤다. 덕분에 어깨가 아픈 사람들 은 제주에 있든 LA에 있든 다 똑같은 심정임을 다시 한 번 확인했다. 치 료를 해도 잘 낫지 않는 지긋지긋한 어깨통증으로부터 벗어날 수 있는 방법을 찾고 싶은 마음이 그만큼 간절한 것이다.

요즘 한국의 대형병원들 중에는 LA에 분원을 개설하거나 준비 중인

곳들이 많다. 우리 병원도 어깨가 아픈 사람들을 위해 LA에 분원을 내고 싶었지만 강의를 하기 전에는 확신이 없었다. 하지만 강의 후 LA 현지 교민들의 반응을 보면서 앞으로 병원이 나가야 할 방향을 확실하게 잡을 수 있었다. 믿고 어깨 치료를 맡길 수 있을 만큼 어깨에 관한 한 전문성을 확보하는 것은 물론 새로운 병원문화와 고객서비스를 만드는 것이 앞으로 우리 병원이 해야 할 일이다. 단시간에 이룰 수는 없지만 애정을 갖고 치밀하게 준비하고 실천하면 지금까지는 볼 수 없었던 여수백병원만의 새로운 상품을 만들 수 있으리라 기대한다.

최신이 꼭 최고는 아니다

LA에서의 일정은 무척 빡빡했지만 시간을 쪼개 LA에 있는 '세인트 빈센트' 병원을 방문했다. LA 병원에서는 어떤 방식으로 병원을 운영하고 환자들을 진료하는지 궁금했기 때문이다.

병원은 생각보다 화려하지 않았다. 그렇지만 시스템과 공간을 가장 효율적으로 사용하는 모습에 깊은 감동을 받았다. 예를 들어 병원에 걸려오는 모든 전화를 한곳에서 받을 수 있도록 센터화했다. 3명의 직원이 앉아서 걸려오는 전화를 무리 없이 처리하는 모습을 보면서 우리 병원의 전화 시스템을 다시 돌아보았다. 우리 병원의 경우 고객이 전화를 걸면 제일 먼저 기계음이 받아 응답한다. 사람이 직접 받았을 때와 기계음이 먼저 답할 때의 느낌은 두말할 것도 없이 천지차이다. 어떻게 하면 우리 병원의 전화시스템을 효율적으로 바꿀 수 있을까 마음이 답답해졌다.

진료실 풍경도 인상적이었다. 진료실에는 아예 책상을 없애버리고 컴퓨터를 벽에 매달아서 공간 활용을 극대화한 것이다. 의사와 환자 사이를 가로막는 책상과 컴퓨터가 없으니 거리가 더 가까워지고 좀 더 환자에게 집중할 수 있어 무척 좋아 보였다.

업무 공간은 벽이 없었다. 벽이 없는데도 서로 프라이버시를 존중하며 효율적으로 소통하면서 일하고 있었다.

무엇보다 시스템이 기대한 것과는 달리 최신이 아니라는 게 눈길을 끌었다. 세인트 빈센트 병원은 대형 종합병원이고, 인공관절 수술만 해도 1년에 900여 차례 정도 한다. 그런데도 아직까지 종이 차트를 사용하고 있었고, 깁스를 하는 스프린트도 고전적인 석고를 이용하고 있었다.

세인트 빈센트 병원의 여러 시스템을 보면서 '최신의 것이 최고인 것만은 아니다' 라는 것을 다시 한 번 느꼈다. 어찌 보면 시스템을 가장 최신 것으로 바꿔 새로운 상품을 만드는 것은 간단하다. 하지만 환자들의 아픈 마음을 치료하고 위로하는 새로운 병원문화와 고객서비스는 돈을 들여 최신 시스템을 들여놓은 것만으로는 만들 수 없다. 그보다는 환자들의 아픔에 진심으로 공감하는 마음이 정말 고객들이 원하는 새로운 병원문화와 서비스를 만들어낼 수 있으리라 믿는다.

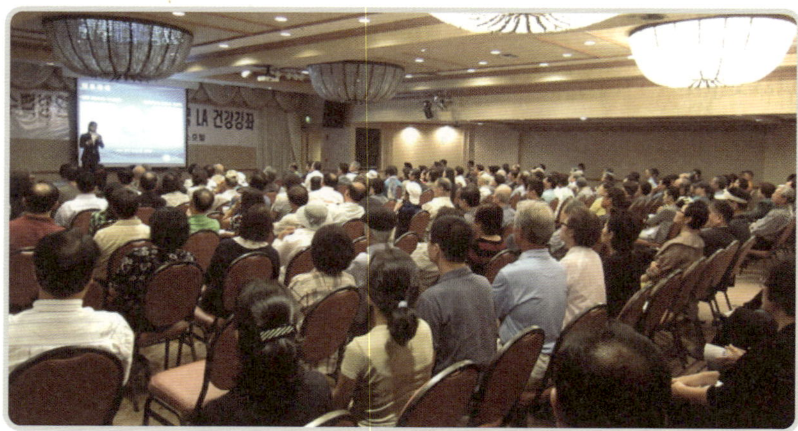

LA 건강 강연. 교포들의 호응이 뜨거웠다.

Part2
새로 얻은 날개로 훨훨 날다

01 죽으라고 일만 하며 살았는데 팔이 안 올라가요!

> "일이 너무 고돼 어깨가 아픈 것이겠거니 하고 대수롭지 않게 생각하고 넘겼어요. 그동안 파스와 진통제에 의지하며 지내왔는데, 이젠 아예 팔이 올라가지 않아요. 어찌 된 일인지 날개뼈 쪽이 움푹 들어가 걱정스러워요."

이름	이준수(가명)
성별 / 나이	남 / 67세
직업	노동
병명	어깨힘줄파열

"어디가 불편하세요?"

"어깨가 아파서 왔수. 어깨 잘 고치는 병원이라 해서 왔는데, 어깨 말고 어디가 아플까……."

처음 본 어르신은 까칠하기 그지없었다. 원래 아프면 성격도 변한다. 그도 그럴 것이 하루 이틀도 아니고 몇 개월씩 통증에 시달리다 보면 만사가 귀찮아지고, 예민해지기 마련이다. 어르신의 경우 원래 성격이 무뚝뚝해 웬만해서는 웃지를 않아 화난 것처럼 보이기 일쑤였다. 그런데다 통증까지 겹쳐 웃음을 잃어버린 지 오래였다.

상태는 심각했다. 정상적인 어깨라면 팔을 머리 위로 자연스럽게 올릴 수 있어야 하는데 어깨 높이까지도 들지를 못했다. 그나마도 통증이 심해 허리를 돌려가며 팔을 올리려 애를 쓰셨다.

"아니, 어떻게 이 지경이 될 때까지 병원에 오질 않으셨어요? 아픈 지 얼마나 되셨나요?"

"현장에서 일하는 사람이 아프다고 바로 병원에 올 수가 있나. 어지간한 통증은 그런가 보다 하고 살아야지. 이렇게 아픈 지는 얼마 안 됐어. 한 1년쯤 된 것 같은데……."

하지만 어깨 속을 검사해보니 적어도 10년 전부터 병이 진행되었을 것이라 짐작되었다. 간간이 통증을 느끼기도 했을 터인데, 일이 고돼 일시적으로 아픈 것이라 대수롭지 않게 넘기셨던 것 같다. 그러다 1년 전부터는 어깨를 잘 움직이지 못할 정도로 통증이 심해졌지만 여전히 병원을 찾는 대신 파스나 진통제에 의지하며 견디셨다.

통증이 심해지면서 일도 그만둘 수밖에 없었다. 근육은 안 쓰면 줄어든다. 어깨가 아파 팔을 많이 쓰지 않으면서 근육이 말라버렸다. 왼쪽 오른쪽 어깨 근육 모두 말랐는데, 오른쪽 어깨 근육은 육안으로도 움푹 들어간 것을 확인할 수 있을 정도로 심각했다.

근육이 없으면 어깨통증은 더 심해진다. 근육이 탄탄하면 어깨힘줄이 좀 약해도 견디는데, 근육이 없으니 조금만 어깨를 움직여도 아플 수밖에 없다. 그러는 동안 가뿐한 티슈 박스도 들지 못할 정도로 어깨가 굳어 버렸다.

어르신을 괴롭힌 어깨통증의 원인은 어깨힘줄 파열이었다. 어깨힘줄은 팔을 움직이고 회전시켜도 어깨관절이 제자리를 이탈하지 않도록 탄탄하게 잡아주는 역할을 한다. 정상적인 어깨힘줄은 어깨관절을 충분히 덮어주어야 하는데, 어르신의 경우 어깨힘줄이 광범위하게 끊어져 어깨관절이 훤히 드러나 있는 상태였다.

어깨힘줄이 파열되면 끊어진 힘줄을 봉합해주어야 한다. 비록 어깨힘줄이 파열돼 많이 짧아진 상태였지만 끊어진 힘줄을 이어주는 데 큰 문제는 없었다. 수술 결과도 좋았다. 관절경 수술을 해 회복속도도 빠른 편이었다. 수술 후 3주, 7주, 10주 세 번에 걸쳐 상태를 확인했는데, 검진을 할 때마다 팔이 올라가는 각도가 달라졌다. 10주차에 접어들 때는 가뿐하게 팔을 머리 위로 올렸다 내릴 수 있을 정도로 회복되었다. 무뚝뚝한 어르신 얼굴에도 모처럼 웃음꽃이 피었다. 좀처럼 말이 없던 분이 "어깨를 고쳐주어 감사하다."는 말을 연거푸 하기도 했다.

6개월 후 어르신은 다시 현장에 나가 일을 하기 시작했다. 연세도 적지 않은데, 힘든 노동일을 하면 또 다시 어깨에 무리가 갈 수도 있어 가끔 전화를 드린다. 그때마다 할머니가 전화를 받는다.

"지금 일 나가고 없는데요. 다 여수백병원 덕분이에요. 고마워요."

그리고 2년쯤 지났을까? 어르신이 다시 병원을 찾았다. 혹 어깨통증이 재발한 것은 아닌지 걱정스러웠는데, 어깨가 아니라 허리 때문에 오셨다고 했다. 어깨는 괜찮으시냐고 물었더니 양팔을 힘차게 들어 올리면서 말했다.

"아무 이상 없다. 내 노동일이고 뭐고 무슨 일이든 다 하며 산다."

실제로 어르신은 건강해 보였다. 곧 칠순을 맞이하는 할아버지라고는 믿어지지 않을 정도로 정정한 모습이었다. 그래도 한편으론 건강할 때 어깨를 더 신경 써서 관리해주기를 바라는 마음이다. 수술로 다시 건강한 어깨를 찾았다고 해도 과신은 금물이다. 매에 장사가 없듯이 어깨를 혹사하는데 당해낼 어깨힘줄은 없으니까 말이다.

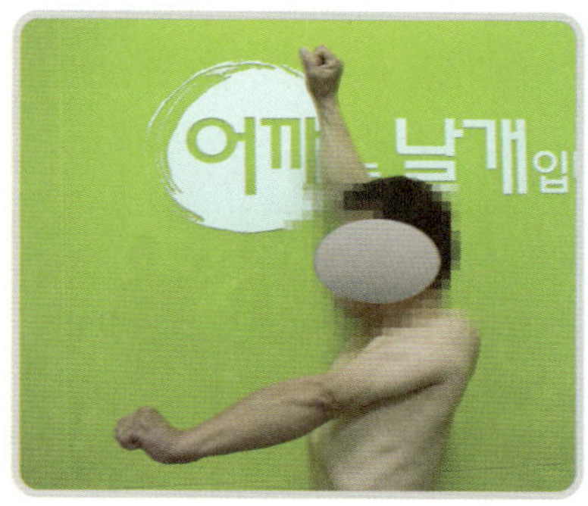

치료전(왼쪽)에는 어깨가 아파 허리를 돌려 겨우 팔을 올렸다. 그나마도 채 어깨 높이까지도 못 올렸다.

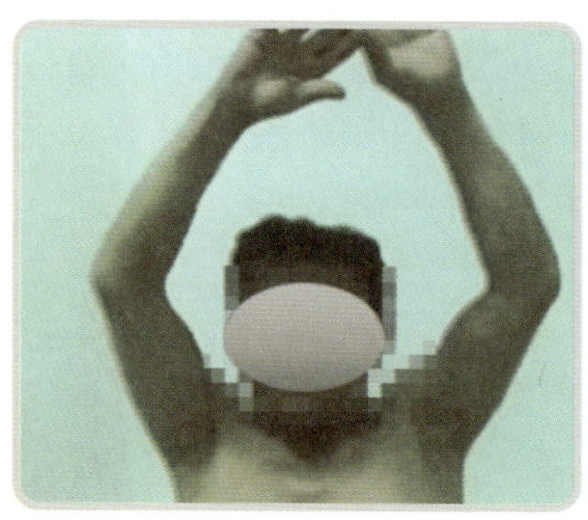

수술 후 약 10주. 팔을 머리 위까지 거뜬하게 올릴 수 있을 정도로 회복되었다.

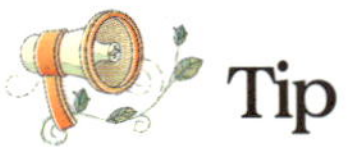

Tip

팔을 어깨보다 높이 올리면 어깨는 괴롭다

어깨를 많이 쓰면 당연히 어깨에 무리가 간다. 그보다 더 안 좋은 것은 팔을 어깨보다 높이 올리는 자세를 많이 취하는 것이다. 팔을 어깨 위로 올리면 그만큼 힘줄 속 혈액순환에 지장을 주게 되어 어깨관절을 잡아주는 어깨힘줄에 무리가 간다. 어깨힘줄이 손상된 환자들 중에는 자기 어깨 높이보다 팔을 높이 올린 채 일을 하는 분들이 많다. 예를 들어 자동차를 수리하는 엔지니어나 과수원에서 과일을 따는 일을 오래 한 사람들은 대부분 어깨가 아파 고생을 많이 한다. 수시로 그물을 들어 올렸다 내려놓는 동작을 반복하는 어부들도 마찬가지다.

벌을 설 때가 아니면 일부러 팔을 어깨 위로 높이 들고 있는 사람은 없다. 직업상 어쩔 수 없이 팔을 올린 채 일을 해야 하는 사람일수록 어깨힘줄이 파열될 가능성이 크므로 평소 더 어깨를 아껴줘야 한다. 일이 바빠도 중간 중간 꼭 시간을 내서 어깨가 쉴 수 있도록 해주고, 일이 끝난 후에는 가벼운 스트레칭과 찜질로 근육을 풀어줄 것을 권한다.

02 아파서 어깨주사를 맞았는데 고름이 찼대요……

> "어깨가 너무 아파 주사를 맞았는데 통증도 더 심해지고 어깨가 퉁퉁 붓기 시작했어요. 만져보니 마치 어깨가 고무풍선처럼 말랑말랑해요."

이름 : 인형원(가명)	
성별 / 나이 : 남 / 66세	
직업 : 농사	
병명 : 어깨화농성 염증, 충돌증후군, 어깨힘줄 파열	

잘못된 치료로 어깨통증을 더 악화시키는 분들을 볼 때마다 마음이 아프다. 바로 병원을 찾아 정확한 원인 치료를 했더라면 그 오랜 시간 고생하지 않아도 됐을 텐데, 증상만 달래는 치료를 전전하다 병을 악화시킨 분들이 너무나도 많다.

인형원 어르신도 그런 분 중 하나였다. 50세가 넘으면서 간간이 어깨가 아프기는 했지만 일상생활이 불편할 정도는 아니었다. 통증이 생길 때 파스를 붙이거나 찜질방에서 찜질을 하면 개운해지곤 했다. 그런데 1년 전부터는 통증이 생기는 빈도도 잦아지고, 강도도 세져 이만저만 불편한 것이 아니었다.

이대로 있어서는 안 되겠다는 생각에 주사를 맞았다. 어깨관절이 닳고 굳은 것이 문제라며 어깨관절을 부드럽게 만들어주는 주사를 권했다. 주사를 맞으면 통증이 가라앉는다는데 거부할 이유가 없었다.

주사를 맞은 첫날은 통증이 한결 덜한 것처럼 느껴졌다. 그런데 하룻밤 자고 나면서부터 통증이 다시 도지더니 시간이 지날수록 견디기 어려울 정도로 심해졌다. 너무 아파 옷을 입고 벗기조차 힘이 들었다. 게다가 어깨가 퉁퉁 붓기 시작했다. 주사를 맞기 전에는 통증은 있어도 어깨가 붓지는 않았는데, 어찌된 일인지 마치 풍선처럼 퉁퉁 부어올랐다. 밤이면 통증이 더 심해져 잠 한숨 제대로 잘 수가 없었다.

그제야 예삿일이 아니라 생각하고 허둥지둥 어깨전문병원을 찾았다. 어깨를 만져보니 말랑말랑했다. 보통 어깨관절에 물이 차거나 염증으로 고름이 찼을 때 어깨가 말랑말랑해진다. 주사기로 내용물을 뽑아보니 노란 고름이 나왔다. 어르신은 당신 어깨에서 빼낸 고름을 보고 깜짝 놀랐다.

"어르신, 당뇨 있으세요?"

"네? 원장님이 어떻게 그걸 아세요?"

나이가 들면 당뇨병, 고혈압 등 만성질환을 한두 가지 이상 앓는 분들이 많다. 기본적인 병력은 차트를 작성하거나 문진을 할 때 솔직하게 알려주는 것이 좋은데, 가끔 대수롭지 않게 생각해 이야기하지 않는 분들이 있다. 인형원 어르신도 어깨가 아픈 것과 당뇨병이 뭔 상관이냐고 생각했던 모양이다.

하지만 당뇨병과 어깨통증은 밀접한 관계가 있다. 당뇨가 있으면 면역력이 떨어지면서 염증에 취약해진다. 우리의 신체 기관이 모두 그렇듯 어깨관절도 충분한 영양을 공급받아야 건강하다. 따라서 당뇨병이 있으면 그만큼 어깨통증이 생길 가능성이 크다. 실제로 당뇨병이 원인이 되어 어깨통증을 유발하는 경우가 꽤 많다. 당뇨병이 있을 경우 일반인에 비해 오십견을 비롯한 어깨통증이 생길 확률이 5배 정도 높다는 연구 결과가 있다.

당뇨병 환자는 침이나 주사를 맞을 때도 각별히 주의를 해야 한다. 면역력이 약해져 염증이 생기기 쉽기 때문이다. 인형원 어르신의 경우 정식 한의원이 아닌 민간요법 수준으로 클리닉을 운영하는 사람에게서 침을 맞은 듯했다. 청결하지 못한 침을 통해 어깨에 균이 침투해 염증을 일으킨 것으로 보였다.

"어르신, 당뇨병이 있으면서 아무데서나 침을 맞으시면 어떡해요? 정말 큰일 날 뻔했어요."

왜 당뇨병이 있으면 함부로 침이나 주사를 맞아서는 안 되는지 열심히 설명했다. 어르신도 어깨에서 나온 고름을 보고 사태의 심각성을 알아차린 듯 아무 말 없이 내 얘기를 귀담아 들었다.

관절에 고름이 찼을 때는 고름만 빼서는 안 된다. 균배양 검사를 해 어떤 균이 자라고 있는지를 밝혀내야 한다. 균을 없애지 않으면 또 다시 염증이 생겨 고름이 찰 수 있기 때문이다. 그래서 균배양 검사로 염증을 일으킨 균을 알아내 수술 후 그 균에 맞는 항생제를 복용해야 완치할 수 있다.

게다가 어르신은 화농성 염증만 있는 것이 아니었다. 어깨뼈가 튀어나와 어깨를 움직일 때마다 어깨뼈가 부딪히는 충돌증후군과 어깨힘줄 파열 소견이 보였다. 우선 관절경을 통해 어깨관절에 꽉 차 있는 고름을 깨끗하게 제거했다. 염증을 제거한 후 1차 수술로 길게 튀어나온 뼈를 다듬고 떨어진 힘줄을 봉합해주었다.

어깨통증을 유발하는 원인들을 모두 치료한 후 터질 것 같았던 어깨통증이 거짓말처럼 사라졌다.

"정말 신기해요. 무슨 마술이라도 부린 것처럼 어깨가 편안하네요."

입원 치료를 마친 후 어르신은 한결 가벼워진 어깨에 만족하며 퇴원했다. 퇴원할 때 몇 번이나 신신당부를 했는지 모른다. 당뇨병이 있으면 절대 함부로 침이나 주사를 맞으면 안 된다고. 어르신한테는 죄송한 일이지만 당뇨병을 앓고 있는 어깨통증 환자가 내원하면 어르신 케이스를 보여주며 조심해야 한다는 이야기를 많이 한다. 교육효과는? 두말할 것도 없이 최고다!

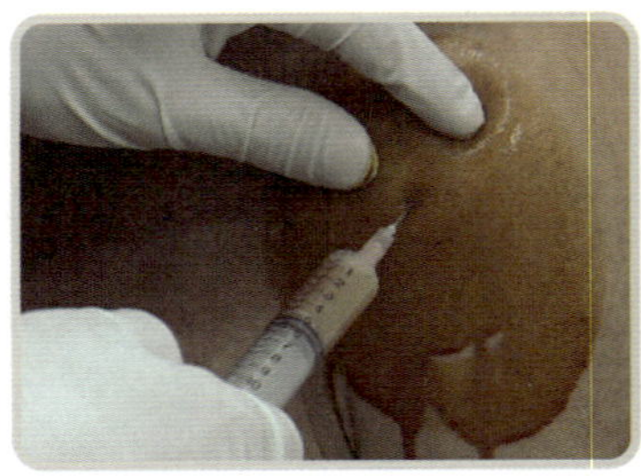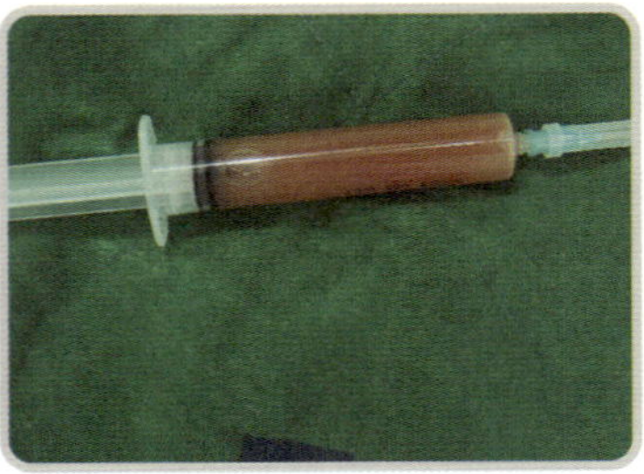

퉁퉁 부은 어깨에 주사기를 꽂고 내용물을 뽑아보니 노란 고름이다.

03 밤이면 통증 때문에 술 없이는 잠을 잘 수 없어요

> "낮에는 그래도 견딜 만한데, 밤이 되면 어깨가 더 아파 잠을 이룰 수가 없어요. 자다가 통증 때문에 비명을 지르며 깬 적이 한두 번이 아니에요. 이젠 술을 마시지 않으면 잠을 잘 수가 없는 지경이에요."

이름 :	김동철(가명)
성별 / 나이 :	남 / 54세
직업 :	공무원
병명 :	충돌증후군, 어깨힘줄 파열, 관절강직

원래 김동철 씨는 술을 즐기는 편이 아니었다. 성격도 온화하고 자상해 가족들에게는 좋은 남편, 아빠로 손색이 없었다.

그랬던 그가 변하기 시작했다. 툭하면 짜증을 내고, 별것 아닌 일에도 버럭 화를 내기 일쑤였다. 그를 변하게 만든 건 정체를 알 수 없는 '어깨통증'이었다. 처음에는 50세쯤 되면 흔하게 앓고 지나간다는 '오십견' 때문인 줄 알았다. 아프고 불편하긴 했지만 늘 통증이 있는 것은 아니어서 그냥 참았다. 평소에는 괜찮다가 어떤 특정 동작을 할 때만 아팠기 때문에 그 동작만 조심하면 그럭저럭 살 만했다.

하지만 시간이 지날수록 통증은 점점 심해졌다. 그래도 낮에는 견딜 만한데, 밤이 되면 어깨가 더 아파 잠을 이룰 수가 없었다. 겨우 잠이 들었다가도 잠결에 어깨를 젖히면 비명소리가 절로 나올 정도로 통증이 심해 놀래서 깬 적이 한두 번이 아니다.

그때부터 김동철 씨는 술에 의지해 잠을 청하기 시작했다. 술을 잔뜩 마시고 취해 잠이 들면 그나마 통증을 잊고 잠을 잘 수가 있었다. 좋아 하지도 않는 술을 마셔야 하는 부담감도 컸지만 그보다는 밤새 통증에 시달리며 잠 못 자는 괴로움이 더 컸다.

어깨를 잘 고친다는 병원, 한의원을 수도 없이 돌아다녔다. 시간 날 때마다 병원 쇼핑을 했다고 해도 과언이 아니다. 민간요법도 마다하지 않았다. 누가 민간요법으로 어깨통증을 고쳤다는 소리를 들으면 바로 그 민간요법을 따라했다. 관절에 좋다는 약이나 건강보조식품도 열심 히 먹었다.

병원에, 한의원에, 민간요법에 엄청난 돈을 쏟아 부었는데도 어깨통 증은 좀처럼 낫지 않고 오히려 악화되었다. 옷을 입고 벗기도 힘들고, 머리를 빗거나 높은 곳에 있는 물건을 꺼낼 수도 없는 등 일상생활을 제대로 할 수가 없었다. 한 번은 톨게이트에서 바지 뒷주머니에서 지갑 을 못 꺼내 차를 세우고 톨게이트 직원이 대신 지갑을 꺼내준 적도 있 다. 어깨가 아파 팔을 살짝 뒤로 돌리는 간단한 동작조차 하지 못하는 자신의 처지가 서글퍼 괜히 눈물이 났다.

어깨통증은 가정불화로 이어졌다. 지독한 어깨통증이 3~4개월 이상 지속되는 동안 그는 예민하고 까칠한 남편, 아빠로 변했고 아내는 그런 남편을 감당할 수가 없었다. 잘 마시지도 못하는 술을 매일 마시는 남 편의 몸이 상할까 걱정이 돼 한마디 하면 온갖 신경질을 부리며 타박을 했다.

"누군 술을 마시고 싶어서 마시는 줄 알아? 얼마나 아프면 술을 마시 겠어. 내 아픈 사정을 누가 알아. 아픈 놈만 서럽다니까."

진료실에 따라온 부인은 연신 눈물을 훔쳤다. 예민해진 남편 때문에 부인이 감당했어야 하는 마음고생이 얼마나 컸을지 충분히 짐작이 가고도 남았다.

김동철 씨의 어깨통증은 여러 어깨질환이 복합적으로 얽혀 생긴 것이었다. 그가 지레짐작했던 오십견이 문제가 아니라 충돌증후군과 어깨힘줄 파열이 주원인이었다. 처음에는 어깨뼈가 충돌하면서 통증이 생겼고, 충돌을 할 때마다 어깨힘줄을 건드려 결국 어깨힘줄까지 파열된 것이다. 게다가 움직이면 통증이 더 심해져 어깨를 잘 쓰지 않다 보니 어깨관절이 굳기까지 했다.

수술이 불가피했다. 관절경으로 딱딱하게 굳은 어깨관절 주머니를 터주고 염증을 제거한 후 떨어진 힘줄을 봉합했다. 수술 결과는 아주 좋았고, 통증이 없어지면서 그는 다시 원래의 자상하고 온화한 남편과 아빠의 모습을 되찾았다. 회복 불가능해 보일 정도로 멀어졌던 부부 사이도 다시 좋아졌음은 물론이다.

어깨통증으로부터 벗어난 후 그는 어깨 치료 전도사가 되었다. 어깨가 아픈 분들만 보면 다른 치료하지 말고 빨리 여수백병원으로 가라고 한단다. 여러 병원을 전전하면서 어깨를 악화시켰던 그가 어깨통증을 올바로 이해하고 다른 사람들에게 전파하는 모습이 고맙다.

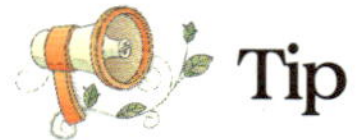

Tip

어깨가 아플 때 나타나는 증상도 어깨질환만큼이나 다양하다

어깨가 아파 고생하는 분들을 보면 어깨통증이 얼마나 다양한 모습으로 나타나는지를 알 수 있다. 어깨관절에 문제가 있을 때 나타나는 증상은 어깨질환별로 조금씩 다르지만 대개 다음과 같다.

- 어깨가 아파 잠을 못 잔다.
- 팔을 특정 방향으로 돌리면 깜짝 놀라게 아프다.
- 팔을 움직일 때 뭔가 걸리는 느낌이 든다.
- 팔을 뒤로 돌리기가 힘들다
- 어깨에 불이 난 것 같다.

이 정도면 비교적 초기이므로 빨리 병원을 찾아 적절한 치료를 받으면 어깨통증을 다스릴 수 있다. 하지만 의외로 어깨관절에 문제가 있는데 통증을 느끼지 못하는 경우도 많다. 실제로는 어깨힘줄이 파열되었어도 10명 중 7명은 통증을 느끼지 못한다고 한다. 그러다 보니 병원을 늦게 찾아 치료하는 데 시간이 많이 걸리는 일이 종종 있다.

그런데 증상이 심해지고 힘줄파열 등이 크게 진행하게 되면 통증은 물론 일상생활에서까지 많은 불편을 호소하게 된다. 설마 그 정도까지 아플까 생각하면 오산이다. 여수백병원에 온 분들 상당수가 공통적으로 호소했던 증상들이다.

- 속옷도 혼자서 못 입는다.
- 아픈 쪽으로 누워 잠을 자기가 힘들다.
- 수저질하기도 힘들어 반대편 팔로 식사를 하거나 무릎 위에 팔을 얹어두고 식사를 하기도 한다.
- 머리 감기도 혼자 못해서 옆에서 도와주어야 하고, 양치질도 하기 어렵다.

04 10년 동안 침 맞고 물리치료 받으면서 견뎠어요

"30대 때부터 왼쪽 어깨가 아프기 시작했어요. 처음 10여 년은 침과 물리치료에 의지해 견뎠고, 통증이 더 심해져 10년 전에는 수술까지 받았어요. 다 나은 줄 알았는데 몇 년 전부터 어깨가 또 아파요."

이름 :	최정희(가명)
성별 / 나이 :	여 / 60세
직업 :	주부
병명 :	어깨 화농성 관절염

첫 단추를 잘못 꿰면 아무리 열심히 나머지 단추를 꿰어도 소용이 없다. 차라리 첫 단추를 잘못 꿰었을 때 빨리 단추를 풀고 처음부터 제대로 꿰는 것이 백번 낫다.

어깨도 마찬가지다. 처음 어깨통증이 발생했을 때 첫 치료를 어떻게 하느냐가 아주 중요하다. 첫 치료를 잘못 하면 호미로 막을 것을 가래로도 막지 못하는 불행한 사태가 벌어질 수 있다. 안타깝게도 초기에 엉뚱한 치료로 시간과 돈만 낭비하고, 어깨가 망가질 대로 망가진 상태로 마지막에 병원을 찾는 분들이 너무나도 많다.

최정희 씨도 그런 분 중 하나였다. 여수백병원을 찾는 분들 중 상당수가 심각한 수준으로 어깨질환이 진행된 분들이다. 웬만해서는 아무리

상태가 나빠도 놀라지 않는 편인데, 최정희 씨의 어깨 속을 들여다보는 순간 탄식이 절로 터져 나왔다.

관절경으로 들여다본 어깨 속은 마치 썩은 하수구 같았다. 염증이 말로 표현하기 어려울 정도로 심했고, 염증으로 인해 어깨연골이 이미 다 녹아 없어져 뼈가 무방비 상태로 벌겋게 드러난 상태였다.

"그동안 얼마나 고생이 심하셨어요. 통증이 무척 심했을 것 같은데……."

굳이 들어보지 않아도 통증이 얼마나 심했을지 짐작을 하고도 남았다. 안쓰러운 마음에 위로의 말을 건네자 최정희 씨는 서러움이 복받치는 듯 눈물을 보이며 그동안 어깨통증으로 고생한 사연을 쏟아놓기 시작했다.

최정희 씨가 어깨통증으로 고생한 지는 수십 년이 넘었다고 한다. 30대 때부터 왼쪽 어깨가 아프기 시작했는데, 약 10여 년 동안은 침을 맞거나 물리치료를 받으면서 견뎠단다. 그러다 통증이 더 심해져 10년 전 대학병원에서 어깨수술까지 했다. 수술 후 얼마 동안은 어깨통증이 없어 완치가 된 줄 알았으나 몇 년 전부터 다시 어깨가 아파 여수백병원을 찾았다고 한다.

"어깨 때문에 정말 살맛이 안 나요. 여기가 어깨전문병원이라면서요? 제 어깨 고칠 수 있겠죠?"

최정희 씨는 간절한 눈빛으로 물었다. 수십 년 동안 어깨통증에 시달리면서 많이 지친 듯했다. 수없이 치료를 받으면서도 낫지를 않으니 한편으론 정말 어깨를 고칠 수 있을까 믿지 못하면서도 이번에는 꼭 고쳤으면 좋겠다는 바람이 뒤엉킨 눈빛으로 내 대답을 기다렸다.

자신 있게 "걱정 마세요. 깨끗하게 고칠 수 있습니다."라고 대답하기에는 어깨 상태가 최악이었다. 정상적인 어깨뼈는 끝이 매끈한데, 최정희 씨의 어깨뼈는 염증으로 녹아 없어진데다 끝이 울퉁불퉁했다. 어디 그뿐인가! 염증이 너무 심해 고름까지 꽉 차 있고, 어깨힘줄도 연골처럼 이미 다 녹아버린 상태였다.

어쩌다 염증이 저렇게까지 심해졌을까? 워낙 오랜 기간에 걸쳐 진행된 염증이라 정확한 원인을 단정 지을 수는 없지만 초기에 어깨통증을 달래고자 맞았던 침이 염증을 악화시킨 것으로 보였다. 젊은 나이에 어깨가 아프니 어깨 속에 문제가 있으리라고는 생각지도 못하고 단순한 근육통으로만 여겨 침을 많이 맞았던 것이다. 보통 침은 말할 것도 없고 금침까지 맞았다고 했다.

금침은 일반 침과는 달리 흔적이 사라지지 않는다. 최정희 씨 어깨 속에도 금침 자국이 선명하게 보였다. 금 자체는 인체에 해를 끼치지 않기 때문에 아마도 금이 어깨 속으로 들어가 염증을 일으켰다기보다는 금침을 통해 염증을 일으키는 균이 함께 들어간 것 같았다.

10여 년 전에 대학병원에서 한 수술은 염증을 제거하는 수술이었다고 한다. 하지만 관절경으로 어깨 속을 들여다보니 염증 제거뿐만 아니라 어깨힘줄을 봉합하는 수술까지 함께 한 흔적이 보였다. 병원에서 설명을 했을 텐데, 너무 어렵게 설명해 제대로 기억하지 못하시는 것 같았다. 애써 어깨힘줄을 봉합한 보람도 없이 10여 년이 지나는 동안 실이 해지고 너덜너덜해져 염증을 더 악화시키고 있었다.

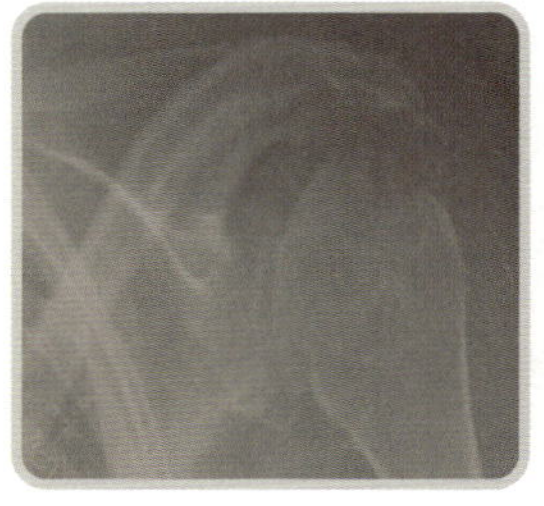

염증으로 연골은 물론 어깨 뼈까지 녹아버렸다.

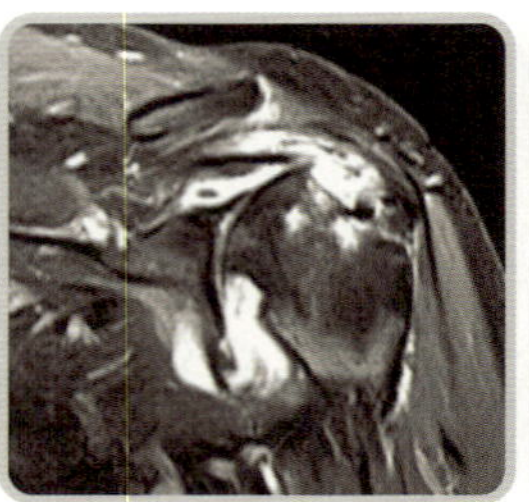

금침의 흔적이 고스란히 남아있다.

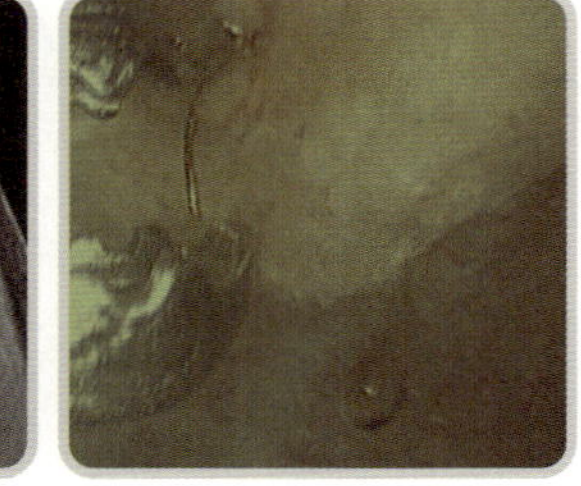

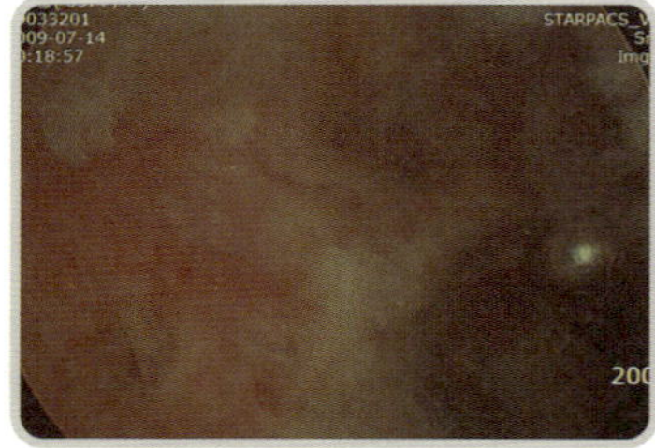

심한 염증으로 연골까지 녹아버린 상태.

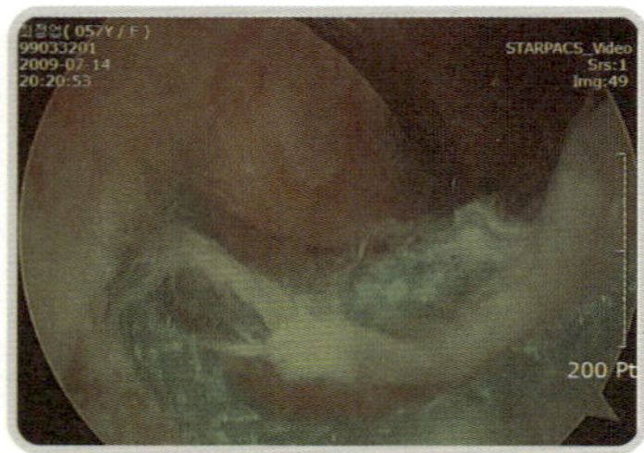

어깨힘줄을 봉합했던 실이 뜯어져 너덜너덜하다.

우선 염증 치료가 시급했다. 염증이 심하지 않으면 염증을 제거하고 깨끗하게 씻어내면 되는데, 최정희 씨의 경우처럼 뼈까지 염증이 생긴 상태라면 치료가 간단치 않다. 장기간 인내심을 갖고 꾸준히 치료하지 않으면 염증을 완벽히 제거하기 어렵다.

일단 눈에 보이는 염증을 깨끗하게 제거하고 10여 년 전 어깨힘줄을 봉합했던 실을 제거했다. 금침도 제거해주고, 염증으로 녹아 부서진 뼛조각들을 말끔하게 빼내는 수술을 함께 했다. 항생제를 염주알 형태로 만든 다음 철심에 엮어서 관절 속에 넣어두고 서서히 항생제가 흘러나오면서 염증을 잡을 수 있도록 수술을 했다.

치료 후 통증은 많이 사라졌다. 하지만 연골과 어깨힘줄이 다 녹아 없어진 상태라 어깨 기능을 완전히 회복하지는 못했다. 그나마 치료 전에는 거의 올리지 못했던 팔을 90도까지는 올릴 수 있게 된 것도 큰 발전이다.

최정희 씨의 어깨를 완전히 살리려면 인공관절 수술을 하는 것이 최선이다. 어깨힘줄만 닳아 없어진 상태라면 다른 신체부위의 힘줄로 어깨힘줄 역할을 대신하게 만들 수도 있지만 연골까지 녹아버린 상태라 다른 대안이 없다.

그럼에도 당장 인공관절 수술을 하는 것도 답은 아니다. 어깨 인공관절의 수명은 오래 사용해도 약 15~20년 정도다. 최정희 씨의 나이가 이제 60세인데, 인공관절 수술을 하면 75~80세에는 또 한 번 인공관절 수술을 해야 한다는 얘기다. 그래서 일단 통증이 없어졌고, 염증도 깨끗하게 잡고, 왼팔도 온전하지는 않지만 기본적인 일상생활을 하는 데는 큰 불편이 없으니 당분간은 그대로 사는 것이 최선이다. 잘 관리하면서 10여 년 정도 지낸 후 70세가 넘으면 인공관절 수술을 하기로 했다.

"이제 10년 동안은 병원에 오실 일 만드시면 안 돼요. 칠순잔치 한 다음에 병원에 오세요. 아셨죠?"

퇴원하는 최정희 씨에게 마지막으로 했던 말이다. 아직까지는 약속을 잘 지키고 계신다. 병원에 안 온다는 것은 통증이 없다는 얘기니 만나지 못하는 상황이 오히려 즐겁다.

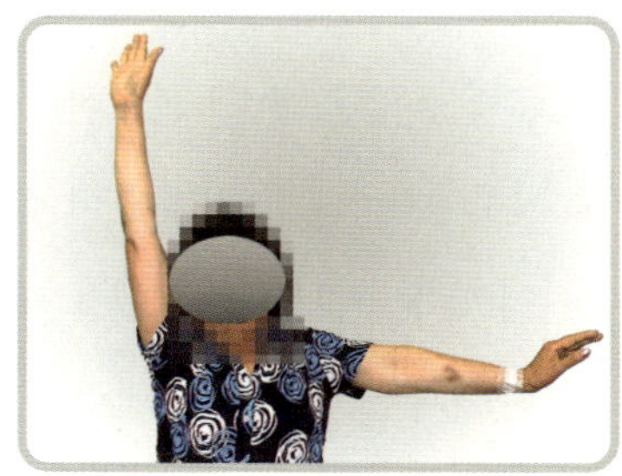

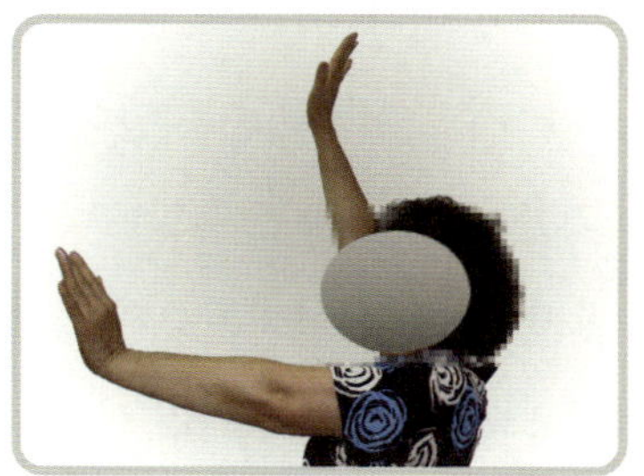

치료 후 왼쪽 팔을 90도로 올릴 수 있을 정도로 좋아졌다.

05 "제 어깨는
이제 원장님 거예요!"

"수술 후 어깨통증이 더 심해졌어요. 처음에는 이제 나도 나이가 들어 그러려니 했는데 팔이 전혀 올라가지 않고 통증이 너무 심해 견딜 수가 없어요."

이름 : 송병훈(가명)	
성별 / 나이 : 남 / 53세	
직업 : 공무원	
병명 : 어깨 속 염증과 충돌증후군	

"팔이 안 올라가는 것은 둘째 치고 아파서 살 수가 없어요."

53세 송병훈 씨가 절규하듯 어깨통증을 호소했다. 50대 초반이면 반갑지 않은 어깨통증이 흔히 찾아오는 나이다. 그래서 그도 처음에는 왼쪽 어깨가 아프기 시작했을 때 대수롭지 않게 생각했다. 그저 '이제 나도 나이가 드는구나.' 생각하며 다시 돌아오지 않을 젊은 날을 그리워했을 뿐이다.

하지만 어깨통증은 날이 갈수록 심해졌다. 주변 비슷한 또래의 이야기를 들으면 아프다 말다 하다가 시간이 지나면 괜찮아진다고 했는데, 송병훈 씨의 어깨통증은 달랐다. 그냥 있어서는 안 될 것 같은 위기감을 느끼고 서둘러 멀리 서울에 있는 병원까지 가서 수술을 받았다.

그런데 수술 후 어깨통증이 가라앉기는커녕 오히려 악화되었다. 어깨가 너무 아파 팔을 전혀 들어 올리지도 못하는 상태였다. 아프지 않은 오른팔로 왼팔을 잡아 올려야 겨우 올라갔다.

"전에 어떤 수술을 받으셨나요?"

"관절경 수술을 했는데, 너무 많이 부어서 주변 정리만 했다고 하더군요."

검사를 해보니 어깨힘줄이 하나도 없었다. 다른 병원에서 받았던 진단은 '광범위 어깨힘줄 파열' 이었는데, 아마도 파열이 너무 심해 어깨힘줄을 꿰매기 어려운 상태라 주변 정리만 했던 것으로 짐작된다.

어깨 속 염증이 심각했다. 워낙 어깨힘줄이 없는데다 그마저도 염증이 심해지면서 다 녹아버린 상태였다. 그나마 천만다행히 연골까지 녹아버린 것은 아니라는 것에 위안을 얻을 수 있을 뿐이었다.

그 정도 염증이라면 통증이 상상을 초월할 정도로 엄청나다. 실제로 그는 팔꿈치 위부터 어깨까지 쑤시고 아파 견딜 수가 없다며 지긋지긋한 통증만 없앨 수 있다면 열 번이라도 다시 수술을 하고 싶다고 했다.

"제발 잠이라도 편하게 잘 수 있으면 소원이 없겠어요. 통증 때문에 매일 밤잠을 설치니 사는 게 사는 게 아니에요."

어깨질환 환자들은 대부분 지독한 통증 때문에 고통스러워하지만 송병훈 씨의 경우는 그 정도가 더 심했다.

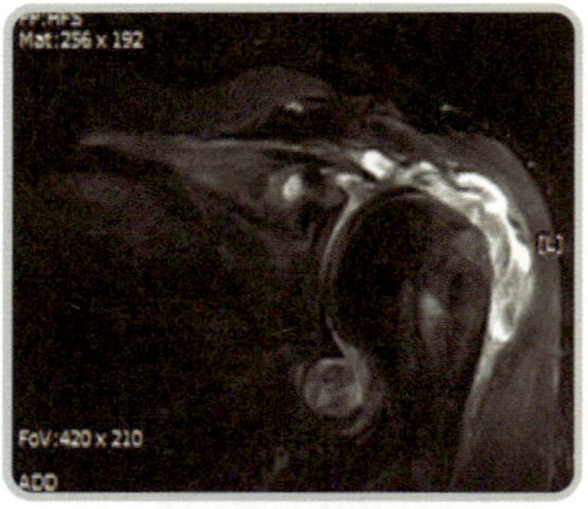

염증이 관절 속에 꽉 차 있다.

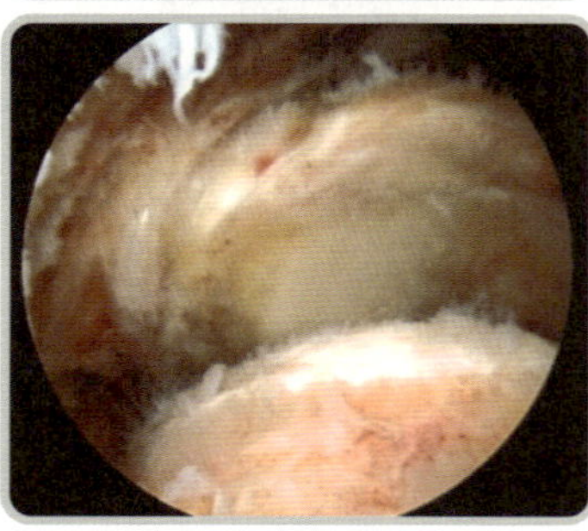

염증으로 어깨힘줄이 모두 녹아
버려 어깨힘줄이 덮여 있어야
할 공간이 텅 비어 있다.

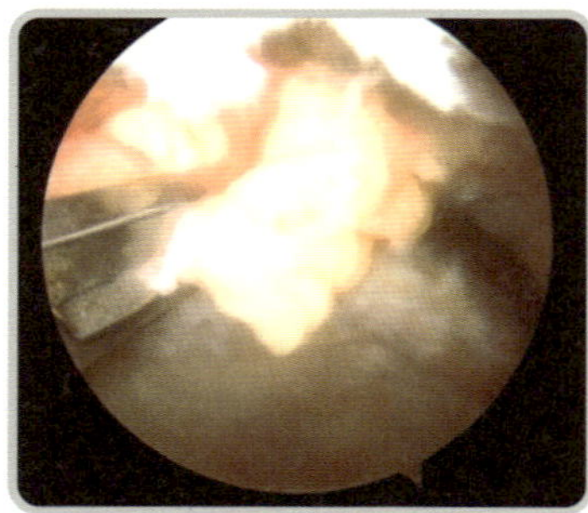

염증을 관절내시경으로 보면서
말끔히 제거했다.

어깨 염증을 제거하고 어깨힘줄을 봉합하는 수술을 하려고 했으나 어깨힘줄이 아예 없어 할 수가 없었다. 솔직히 이런 경우 어깨 기능이 원래대로 회복할 것이라 장담하기 어렵다. 하지만 아직 나이가 젊어 근육이 좋은 편이니 근육이 어깨힘줄 기능을 대신해줄 수 있을 것이라 판단했다. 나이가 많으면 인공관절 수술로 어깨기능을 완전히 회복할 수 있지만 나이가 젊어 인공관절 수술을 할 수는 없었다.

수술 결과는 아주 만족스러웠다. 수술 3일 후 팔을 들어 올려보라고 했더니 거짓말처럼 팔을 번쩍 올렸다. 아무 통증 없이 팔이 쑥 올라가니까 송병훈 씨는 믿기지 않는다는 듯 놀란 표정이었다.

송병훈 씨는 어린아이처럼 기쁨을 감추지 않고 좋아했다. 기적이 일어났다며 연신 팔을 올렸다 내렸다, 확인하고 또 확인했다.

하지만 마냥 기뻐하기에는 숙제가 남았다. 인공관절 수술을 하기에는 너무 젊은 나이라 통증을 없애고 팔을 쓸 수 있게끔 치료는 했지만 십중팔구 나이가 들면서 어깨가 다시 아플 가능성이 크다. 지금 당장은 근육이 좋아 어깨힘줄 역할을 대신할 수 있지만 시간이 지나면서 근육이 약해지면 그만큼 어깨에 무리가 가고 통증이 재발할 수밖에 없다. 결국 최대한 팔을 조심해서 쓰다가 나중에 세월이 많이 흐른 뒤 인공관절 수술을 해야 한다.

"치료가 끝난 게 아니에요. 나이 들면 저를 다시 한 번 만나야 합니다."

"그럼요. 당연히 그래야지요. 이제 제 어깨는 내 것이 아니라 원장님 거예요."

수술 결과가 좋아 이렇게 의사에게 무한 신뢰를 보내며 좋아하는 환자를 보면 의사로서 큰 보람을 느낀다. 환자는 의사의 거울이다. 자신의 어깨를 믿고 맡겨주는 환자가 많다는 것은 그만큼 의사로서 잘하고 있다는 의미가 아닐까 싶다.

06 20대 꽃다운 나이에 70대 어깨가 웬말!

> "양쪽 어깨가 모두 아파요. 팔을 올릴 수도 없고, 팔꿈치도 겨우 구부러져요. 팔을 뒤로 돌릴 수도 없고, 늘 팔이 저리고 힘이 없어 일상생활조차 하기 어려워요."

이름 : 김경혜(가명)	
성별 / 나이 : 여 / 28세	
직업 : 직장을 그만두고 쉬고 있는 중	
병명 : 루프스로 인한 어깨통증	

28세!

참으로 꽃다운 나이다. 그 나이 때는 몰랐는데 지나고 나니 젊다는 것만으로도 행복하고 아름다운 그런 나이였다는 생각이 든다. 하지만 모든 20대가 특권처럼 젊음과 건강을 누리지는 않는다. 한창 건강해야 할 나이에 병과 싸우며 마치 전쟁이라도 치르듯이 하루하루를 치열하게 살아야 하는 20대들도 있다.

내 환자 중에도 그런 20대가 있었다. 김경혜 씨는 20대의 젊은 나이에 양쪽 어깨가 견딜 수 없을 정도로 아파 병원을 찾았다. 어깨통증이 너무 심해 다니던 직장도 그만두고 쉬고 있는 젊은 아가씨였다. 예쁘장한 얼굴은 그늘져 있었고, 우울증까지 와 있는 상태였다.

"몇 달 전 대학병원에 간 적이 있는데, 어깨가 너무 상해 인공관절 수술을 해야 한다고 하네요. 20대 나이에 인공관절 수술이라니, 정말 싫어요. 다른 방법이 없을까요?"

당연하다. 28세의 나이에 인공관절 수술은 말이 되지 않는다. 오늘날의 인공관절은 수명이 잘 써야 15~20년밖에 안 되는데 벌써 인공관절 수술을 하면 이후 최소 2~3회 이상 재수술을 해야 한다. 어떤 수술이든 재수술은 하면 할수록 어렵고 결과도 처음만큼 좋지 않다. 인공관절 수술도 마찬가지다. 수술을 할 때마다 불가피하게 뼈를 조금씩 다듬어야 하기 때문에 재수술을 반복하면 나중에는 인공관절을 지지해주어야 할 뼈가 너무 부족해 수술 자체가 어려워질 수도 있다.

사실 그녀의 어깨는 인공관절 수술이 필요할 정도로 상태가 좋지 않았다. 나이는 20대지만 어깨는 70대 노인의 어깨와 다름없었다. 엑스레이만 봐도 어깨통증이 얼마나 심한지 알 수 있을 정도였다. 그녀의 관절면은 양쪽 어깨 모두 마치 벌레가 갉아먹은 듯 울퉁불퉁하고 두께도 얇았다. 게다가 관절경으로 들여다본 어깨 속은 염증이 얼마나 심한지 어깨 속이 불이라도 난 듯 벌겋게 성이 난 상태였다.

통증이 엄청났을 텐데, 그녀는 고통에 익숙해지기라도 한 듯 담담했다. 그게 더 가슴이 아팠다. 어깨가 아파 양팔을 올릴 수도 없고, 팔꿈치 정도만 겨우 구부릴 수 있는 정도였다. 팔을 뒤로 돌릴 수도 없어 뒤에 지퍼가 있는 옷은 도저히 혼자 입을 수 없었다. 또한 늘 팔이 저리고 힘이 없어 가벼운 일상생활조차 하기가 어려울 지경이었다.

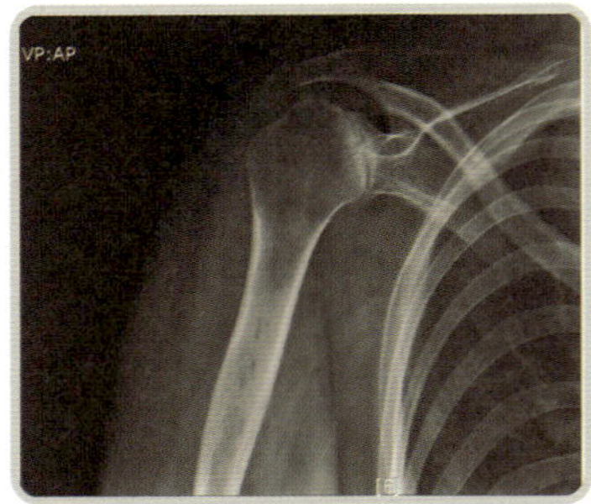

엑스레이 상으로도 관절면이
다 망가진 게 보인다.

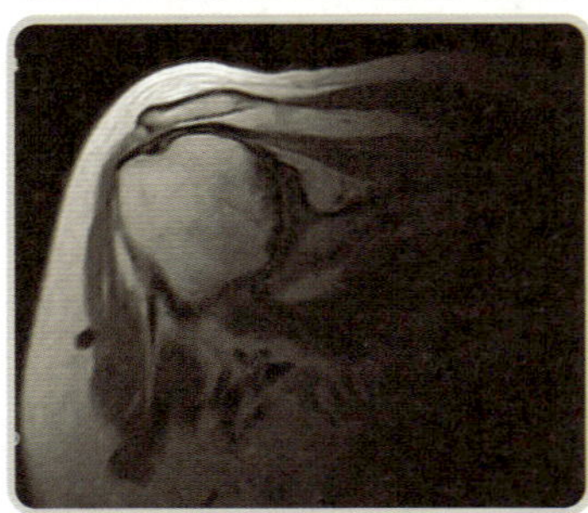

MRI를 찍어보니 어깨힘줄이
얇아져 있다.

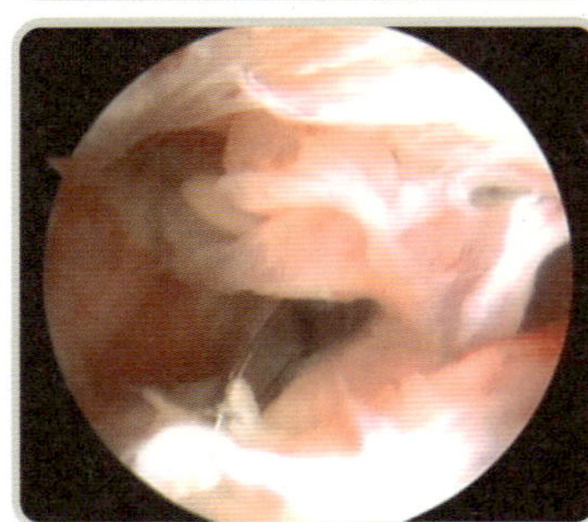

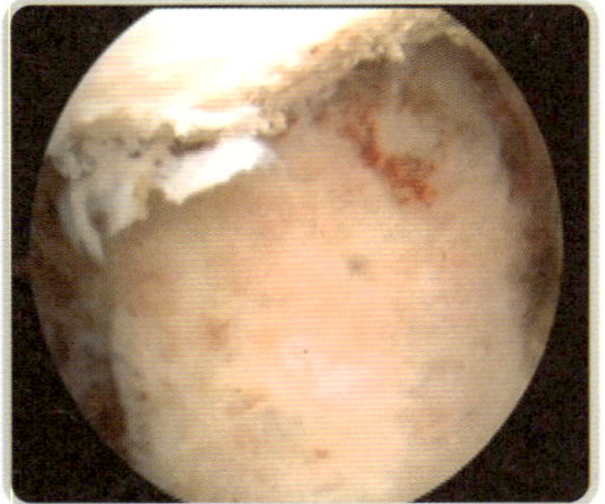

관절경으로 어깨 속을 들여다 보니 연골까지 녹아있다.

도대체 어쩌다 20대 젊은 아가씨의 어깨가 그렇게까지 망가졌을까?
사연을 들어보니 더 가슴이 아팠다. 그녀는 8년 전 우리 몸의 면역체계
에 문제가 생겨 발생하는 자가면역질환 중 하나인 '루프스' 진단을 받

았다. 자가면역질환이란 나쁜 균이 침입한 것도 아닌데, 면역체계가 원래 우리 몸에 있어야 할 몸 안의 성분들에 대한 항체를 만들어내고, 그 항체들이 자신의 몸을 공격하는 병이다. 아직까지 왜 그런 일이 발생하는지 정확한 원인이 밝혀지지 않았기 때문에 원인 치료가 불가능하다. 나타나는 증상을 완화시키는 것이 현재로선 최선의 치료다.

루프스는 피부, 관절, 근육, 신경조직, 폐, 신장 등 전신에서 발생할 수 있는 병이다. 가장 많이 나타나는 증상 중 하나가 피부에 붉은 반점이 생기는 것인데, 관절통과 관절염도 흔히 나타나는 증상 중 하나다. 김경혜 씨의 경우 루프스가 주로 관절을 공격한 것으로 보였다. 게다가 루프스 증상을 완화시키기 위해 복용하는 약도 관절을 약화시키는 것으로 알려져 있다. 그 독한 약을 8년씩이나 계속 복용했으니 어깨관절이 당해낼 재간이 없었을 것이다.

어떻게 치료해야 인공관절 수술을 하지 않고 최대한 어깨를 오래 쓸 수 있게 만들 수 있을까 고심에 고심을 거듭했다. 독한 약으로 인해 연골이 다 녹아버린데다 뼈까지 약해 효과적인 치료법을 찾기가 정말 어려웠다. 수없이 고민한 끝에 통증도 줄이고 관절이 잘 움직일 수 있게 하는 관절경 수술이 최선의 선택이라는 결론을 내렸다. 물론 한 번의 통증치료로 인공관절 수술을 할 때까지 통증에서 해방될 수는 없다. 그 때까지 몇 번이고 똑같은 통증치료를 더 받아야 할 수도 있다. 그래도 인공관절 수술을 하는 것보다는 통증을 없애고 최대한 어깨를 오래 쓸 수 있게 해주는 것이 중요하다고 판단했다.

우선 벌겋게 성난 염증부터 없앴다. 워낙 염증이 심해 수차례에 걸쳐 염증을 걷어냈다. 삐죽삐죽 길게 나온 뼈도 매끄럽게 다듬어주었다. 치료를 하면서도 그렇게밖에 치료를 해줄 수 없는 상황이 안타까워 괜히 가슴이 먹먹해졌다.

다행히 수술 후 그녀는 통증이 몰라보게 줄어들었다며 만족스러워했다. 그러나 마음이 편치 않았다. 근본적인 치료를 해야 재발이 없는데, 그녀의 경우 루프스를 앓고 있는 한 언제든 또 어깨통증이 재발할 수 있기 때문이다.

언제 끝날지 모를 싸움이지만 그녀가 용기를 잃기 않기를 바란다. 그 힘들고 외로운 싸움에 기꺼이 동참해 그녀를 돕고 싶어 이후의 치료 계획에 대해 진지하게 논의했다. 치료 계획을 들은 그녀는 밝은 얼굴로 말했다.

"원장님. 고맙습니다. 천군만마를 얻은 기분이에요. 또다시 어깨가 아파도 무섭지 않을 것 같아요. 원장님한테 치료를 받으면 되니까요."

언제든 그녀가 도움을 요청하면 최선을 다해 도울 생각이지만 오랫동안 아프지 않았으면 좋겠다.

07 · "설에 술 마셔도 돼요?"

> "젓가락질을 하기도 어렵고, 혼자서는 옷도 벗지 못해요. 팔을 뒤
> 로 돌리기가 힘들고, 잘못 팔을 움직이면 저절로 비명이 나올 정도
> 로 아파서 깜짝깜짝 놀랄 때가 많아요."

이름 : 김용태(가명)	
성별 / 나이 : 남 / 68세	
직업 : 어업	
병명 : 어깨힘줄파열	

"두 달 전쯤 넘어진 적이 있는데 그때부터 어깨가 아파 팔을 쓸 수가
없어요."

완도에서 올라온 어르신이 어깨통증을 호소했다. 그렇지만 여느 환
자들과는 달리 통증을 호소하면서도 비교적 여유가 있는 편이었다. 보
통 어깨가 아프면 예민하거나 짜증을 내기 쉬운데, 워낙 성격이 긍정적
이고 낙천적이라 그런지 힘들어하면서도 잘 웃고 말씀도 잘하고 어떤
이야기를 해도 "응응"하며 잘 받아들이셨다.

그렇다고 어깨상태가 좋은 것은 아니었다. 이미 젓가락질을 하기도
어렵고, 혼자서는 옷도 벗지 못할 정도로 어깨통증이 진행된 상태였다.
특히 팔을 뒤로 돌리기가 힘들고, 팔을 움직일 때마다 어느 순간 말로

표현할 수 없을 정도의 극심한 통증으로 깜짝깜짝 놀라기도 한다.

검진을 해보니 어깨힘줄 파열과 충돌증후군이 함께 있는 것으로 나타났다. 어깨힘줄이 찢어졌다고 말씀드리니 "거봐요. 내 여태 건강하게 살다 넘어져서 그런 거라니까요." 하며 또 한바탕 "하하하~." 웃으셨다.

많은 분들이 어르신처럼 통증을 느끼기 시작할 즈음에 병이 발병했다고 생각한다. 나이가 젊을 때는 사고나 과격한 운동으로 갑작스럽게 어깨힘줄이 끊어질 수도 있다. 하지만 나이가 들면 오랜 기간에 걸쳐 어깨힘줄이 약해지다 작은 충격만으로도 끊어지는 경우가 빈번하다. 어르신의 경우도 넘어진 이후 통증이 시작되긴 했지만 최소 10년 이상 서서히 어깨힘줄이 약해졌을 것으로 추정되었다.

밝고 긍정적인 성격의 환자들은 대부분 치료 결과도 좋은 편이다. 정확한 의학적 근거는 없지만 치료를 하다 보면 성격과 치료 결과가 무관하지 않음을 인정할 수밖에 없다. 성격이 예민하고 짜증을 잘 부리는 사람은 대부분 수술 결과가 좋은 데도 상대적으로 회복 속도가 느리고, 성격이 밝고 긍정적인 분들은 확실히 회복 속도도 빠르고 결과도 좋다.

그래서 그런지 어르신의 경우 회복 속도가 꽤 빨랐다. 파열된 어깨힘줄을 봉합하는 수술을 하고 6주 후에 보조기를 풀고 팔을 올려보라고 했더니 거뜬하게 팔을 올렸다. 처음 병원에 왔을 때는 옷을 잘 벗지도 못했는데, 옷도 시원하게 단숨에 벗었다.

어르신은 신기해하면서 어르신 특유의 백만 불짜리 웃음을 얼굴 하나 가득 머금고 물었다.

"원장님, 설에 술 마셔도 돼요?"

어르신이 수술을 했을 때가 12월경이었으니 보조기를 풀었을 때가 딱 설 즈음이었던 것으로 기억한다.

"그럼요. 과음만 안 하시면 한두 잔 정도는 괜찮습니다."

어깨가 나은 것만으로도 좋은데, 술을 마셔도 괜찮다고 하니 어르신은 함박웃음을 지었다. 다른 사람까지 저절로 웃게 만드는 마력을 가진 웃음이다. 언제까지나 그 밝은 웃음 잃지 않고 건강하게 사셨으면 좋겠다.

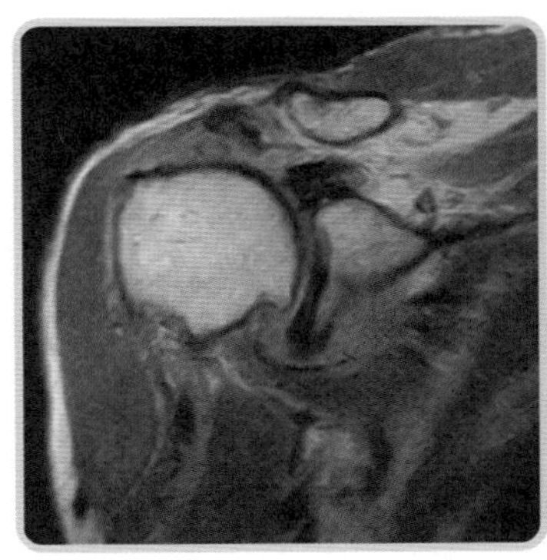

수술 전,
힘줄파열이 심하고
안쪽으로 말려들어감.

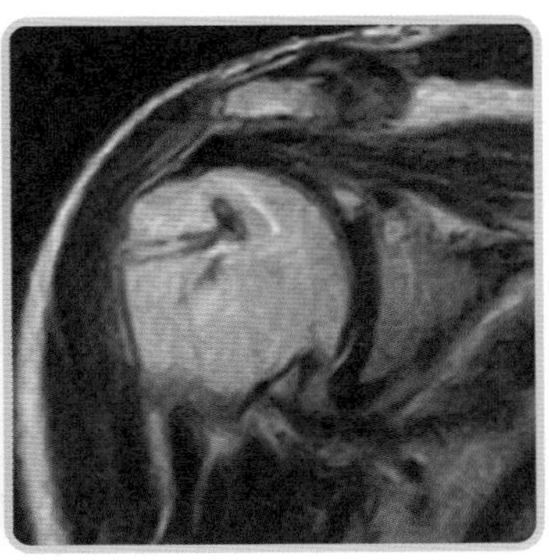

수술 후,
힘줄이 잘 봉합된 모습.

08 시도 때도 없이 빠지는 어깨가 늘 불안해요

"걸핏하면 어깨가 빠져요. 팔만 잘못 들어도 어깨가 빠지니 불안해서 미치겠어요. 하물며 잠을 자다가도 빠져 응급실에 가서 맞추고 온 적도 있어요. 언제 어깨가 빠질지 몰라 이젠 잠자는 것도 무서워요."

이름 : 김헌수(가명)	
성별 / 나이 : 남 / 52세	
직업 : 버스기사	
병명 : 어깨습관성 탈구	

"아마 지금까지 못해도 어깨가 100번은 더 빠졌을 거예요."

김헌수 씨는 전형적인 어깨습관성 탈구 환자였다. 그의 말로는 35년 전, 17세 때 처음 어깨가 빠졌다고 한다. 17세면 질풍노도의 풍랑에서 한창 정신없이 질주할 나이다.

어느 날 친구들과 놀면서 재미삼아 몸싸움을 했는데, 하다 보니 몸싸움이 격렬해져 어깨를 심하게 부딪쳤고, 어깨가 빠졌다. 바로 병원에 가서 빠진 어깨를 다시 맞췄다. 어깨를 맞춘 후에도 통증이 얼마간 지속되었지만 차차 가라앉았기 때문에 안심했다.

그런데 이후 걸핏하면 어깨가 빠지기 시작했다. 처음에는 어깨에 충격이 가해졌을 때 빠지더니 나중에는 배구공을 받으려 팔만 들어도 어깨가 빠졌다. 병원에 오기 며칠 전에는 잠을 자다 어깨가 빠져 응급실에 가서 맞추고 왔다고 한다.

"1년에 약 5~6회 정도는 빠진 것 같아요. 그 세월이 35년이니 대체 몇 번이나 어깨가 빠졌던 것인지 한 번 좀 세어봐주세요."

어깨가 한 번 빠졌다고 모두 다 습관성 탈구로 가지는 않는다. 하지만 처음 어깨가 빠졌을 때 적절한 치료를 받지 않으면 습관성 탈구가 될 가능성이 커진다.

대부분의 사람이 어깨가 빠지면 다시 잘 맞추기만 하면 된다고 생각하는데, 그렇지가 않다. 어깨가 갑작스럽게 충격을 받아 빠졌을 경우 인대가 손상될 수 있다. 어깨가 빠졌어도 인대가 손상이 안 되었다면 습관성 탈구가 될 염려가 적지만 인대가 손상되면 사정은 다르다. 인대가 튼튼해야 어깨뼈를 단단하게 붙잡고 있는데, 손상으로 약해진 상태면 어깨뼈를 제대로 붙잡고 있지를 못해 습관성 탈구로 이어질 가능성이 큰 것이다.

또한 갑작스럽게 어깨가 빠지면 종종 어깨뼈가 닳아져서 빠지는 길이 나기도 한다. 그도 그럴 것이 인대가 손상돼 어깨뼈를 잡아주지 못하면 충격을 받았을 때 어깨뼈가 빠지면서 손상되기 쉽다. 정상적인 어깨뼈의 모양은 삼각형 모양을 그린다. 삼각형 모양을 유지하고 있어야 안정적으로 어깨관절을 잡아줄 수 있다. 골프공을 올려놓는 골프 티를 생각하면 이해하기가 쉽다. 골프 티는 역삼각형 모양으로 생겼다. 그래서 그 위에 안정적으로 골프공을 올려놓을 수 있다. 만약 골프 티의 역삼각형 구조가 깨진다면 골프공은 골프 티 위에서 중심을 잃고 떨어져

버리고 말 것이다. 어깨뼈도 마찬가지다. 어깨뼈가 자꾸 빠짐으로써 뼈 모양이 닳아 삼각형 모양을 이루지 못하면 어깨관절이 불안정해질 수밖에 없다.

뼈가 닳아진 것은 엑스레이만으로도 쉽게 알 수 있지만 힘줄이 손상된 것은 엑스레이로는 확인할 수 없다. 처음 어깨가 빠졌을 때 엑스레이뿐만 아니라 MRI 검사까지 해야 하는 이유가 여기에 있다. 초기에 정확한 검사를 통해 인대 손상을 제대로 치료하면 습관성 탈구를 예방할 수 있는데, 안타깝게도 MRI까지 찍어야 하냐며 거부감을 드러내는 분들이 많다.

김헌수 씨는 인대뿐만 아니라 뼈까지 손상된 상태였다. 이런 경우 다른 뼈를 이식해서 어깨뼈를 정상적인 삼각형 모양으로 만들어주는 수술을 해야 한다. 힘줄이 손상돼 파열까지 된 상태라면 봉합까지 해주어야 한다.

수술은 성공적으로 끝났다. 이식한 뼈도 잘 붙어 어깨뼈가 완벽한 삼각형 모양을 되찾았고, 김헌수 씨는 시도 때도 없이 어깨가 빠지는 고통으로부터 완전히 벗어날 수 있었다.

"어깨가 빠지면 뼈만 잘 맞추면 되는 줄 알았어요. 수술을 하는 방법이 있는 줄 진작 알았다면 그 오랜 세월 고생하지 않아도 됐을 텐데……. 몰랐던 게 죄네요."

그의 말대로 초기에 적절한 치료를 했더라면 그의 지난 35년은 크게 달라졌을 것이다. 겪어보지 않은 사람은 습관성 탈구가 얼마나 불편하고 고통스러운지 잘 모른다. 하지만 이미 지난 일을 후회할 필요는 없다. 지금이라도 건강한 어깨를 찾았으니 앞으로는 어깨 빠질 걱정 없이 활기차게 사셨으면 좋겠다. 잃어버린 35년 몫까지 한꺼번에 보상받으면서 말이다.

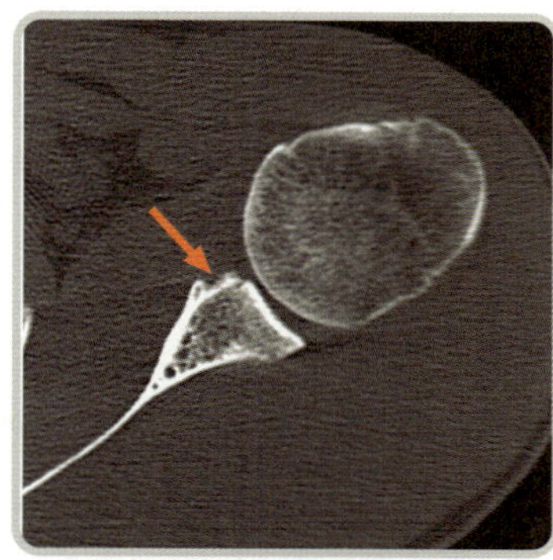

잦은 어깨탈구로 어깨뼈가 닳아지고 없다.

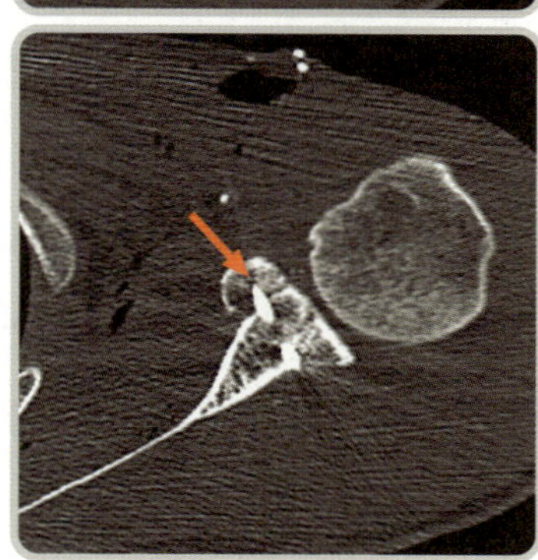

뼈를 이식해서 팔을 움직여도 빠지지 않게 안정적으로 만들어주었다.

09 논이고 밭이고 다 팔아버려야 일을 안 하지!

"팔이 아파 숟가락질을 못해요. 왼손으로 오른쪽 팔꿈치를 받쳐야 겨우 겨우 숟가락으로 밥이며 반찬을 먹을 수 있어요. 오른팔을 전혀 쓸 수가 없어 세수도 왼손으로 하고 혼자서는 머리도 못 감 아요."

이름 : 정봉순(가명)

성별 / 나이 : 여 / 74세

직업 : 농사

병명 : 어깨 퇴행성 관절염

농촌에 사는 어르신들은 일을 손에서 놓지 못한다. 워낙 젊은 시절부터 부지런히 일을 하는 게 몸에 배어 70~80세가 되어도 논일, 밭일을 계속하는 분들이 많다.

나이가 들어도 적당히 움직이면서 일을 하면 건강에 도움이 된다. 하지만 농촌 어르신들은 대부분 지나치게 일을 많이 한다. 그도 그럴 것이 농촌일이라는 게 해도 해도 끝이 없다. 고개만 들면 할 일이 태산처럼 눈에 보이는데, 젊은 시절부터 부지런히 일하는 게 습관이 된 분들이 모르는 척 눈을 감기란 하늘의 별 따기처럼 어려운 일이다. 그래서 습관처럼 일을 하다 건강을 해친 분들이 많다. 특히 농촌 일이 대부분 어깨를 많이 사용하는 일이다 보니 농촌 어르신 중 어깨가 성한 분들이 거의 없다.

더욱더 큰 문제는 어깨가 아파도 나이가 들어 그러려니 여기고 어지간해서는 병원을 찾지 않는다는 것이다. 정봉순 할머니도 아들이 억지로 모시고 오지 않았으면 지금도 여전히 어깨통증과 씨름하며 지냈을지도 모른다.

고향을 떠나 객지에서 삶의 터전을 잡은 아들은 어머님의 어깨가 그렇게까지 망가진 줄 몰랐던 것 같다. 바쁘게 일하다 보니 고향을 자주 찾지 못했고, 시간을 내 고향에 오면 어머님은 아픈 내색하지 않고 늘 괜찮은 척했다고 한다. 아들이 "어머니, 이제 연세도 있고 하니까 농사일은 그만하세요."라고 말해도 "괜찮다. 소일거리로 하는 일이니 마음 쓰지 마라."며 일을 계속했던 모양이다.

하지만 어머님의 어깨가 악화되면서 아들도 사태의 심각성을 알아차렸다. 식사를 하는데, 어머님이 이상한 모습으로 숟가락질을 했기 때문이다. 왼손으로 오른쪽 팔꿈치를 받치고 겨우 겨우 숟가락으로 밥이며 반찬을 드시는 것이었다. 깜짝 놀라 "아니 어머니, 왜 그렇게 식사를 하세요?"라고 물었더니 그제야 어머님은 팔이 아프다고 고백했다. 묵묵히 지켜보던 아버님은 아들에게 더 충격적인 사실을 말해주었다.

"사실 저렇게 된 지 좀 됐다. 오른팔을 전혀 못 써. 세수도 왼손으로 하고, 혼자서는 머리도 못 감아 내가 감겨준다."

그렇게 오른쪽 어깨가 아파 고생을 했는데, 며칠 전 밭에서 깨를 턴 이후 어깨통증이 더 심해져 더 이상 아들을 속일 수가 없었던 것이다.

그 길로 아들은 바로 어머님을 모시고 병원에 왔다.

어머님의 어깨는 상태가 너무 좋지 않았다. 어떻게 그런 상태로 견딜수 있었는지 의아할 정도로 어깨관절이 망가져 있었다. 이미 꽤 오래전부터 퇴행성 관절염이 진행됐고, 그 결과 어깨관절이 다 닳아 없어진데다 뼈끝이 삐죽삐죽 자라 조금만 어깨를 움직여도 극심한 통증을 느끼는 상태였다.

어깨를 진찰하느라 어머님 손을 잡고 아픈 오른팔을 올려보았다. 그런 다음 손을 놓아보라고 하자 팔에 전혀 힘이 들어가지 않아 그대로 툭 떨어져버리고 말았다.

"아이고 아고고……. 워메~. 워메~."

어머님은 어깨를 움커잡고 고통스럽게 비명을 지르셨다. 옆에서 그 모습을 지켜보던 아들은 너무도 속이 상한 나머지 어머님에게 화를 내며 한 마디 했다.

"논이고 밭이고 다 팔아버려야 일을 안 하시지!"

죄송함과 서운함이 다 담겨 있는 말이었다. 어머님의 어깨가 그 지경이 될 때까지 까마득하게 몰랐던 자신을 탓하면서도 한편으로는 좀 편하게 사시라고 해도 고집을 피운 부모님에 대한 서운함을 그렇게 표현한 것이리라.

정봉순 할머니의 어깨는 워낙 어깨관절이 망가져 있어 인공수술을 해야 했다. 다행히 연세가 74세여서 인공관절 수술이 가능했다.

인공관절 수술을 한 뒤 할머니는 평화로운 일상을 되찾았다. 식사도 오른손으로 편안하게 잘하시고 머리를 빗는 것도, 밥을 푸는 것도, 머리를 감는 것도 혼자서 거뜬히 하신다. 다만 아직도 아들 말 듣지 않고 몰래 몰래 논일, 밭일을 조금씩은 하시는 눈치다. 할머니 말대로 소일거리로 조금씩만 하면 큰 문제는 없겠지만 예전처럼 무리하면 절대 안 된다고 신신당부했다. 흔쾌히 그러시겠다고 대답했지만 솔직히 걱정스럽다. 아들 말대로 논·밭이 그대로 있는데, 과연 무리해서 일을 하시지 않을 수 있을까?

인공관절은 영구적인 것이 아니다. 잘 관리하고 아껴 써야 오래 간다. 제발 앞으로는 무리하지 말고 건강에 좋은 정도로만 사용했으면 좋겠다.

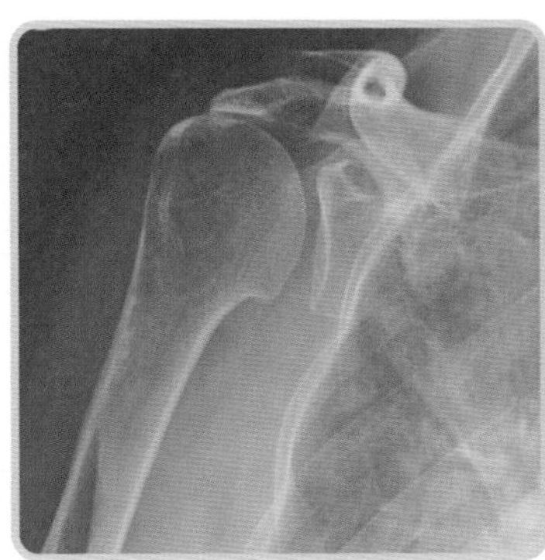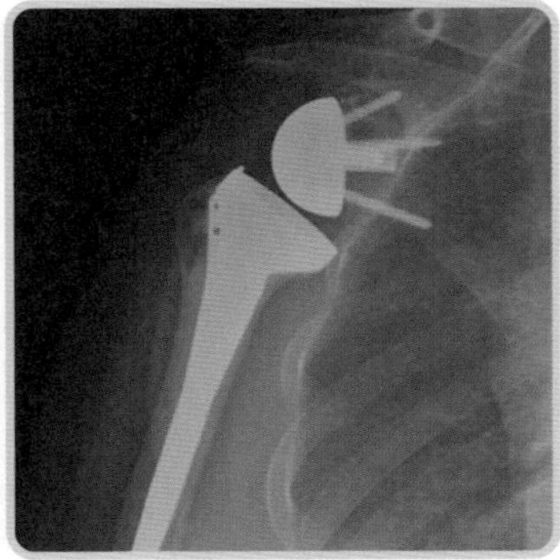

치료 전(왼쪽)과 어깨인공관절 수술 후(오른쪽)의 모습.

10 · 이젠 코까지 골며 편안하게 잘 수 있어요

> "혼자서는 옷을 입고 벗지도 못해요. 어깨를 만지기만 해도 너무 아파 견딜 수가 없어요. 어깨가 아픈 것도 서러운데 통증 때문에 밤에 잠을 잘 수가 없으니 더 서러워요."

이름 : 박미자(가명)

성별 / 나이 : 여 / 70세

직업 : 주부

병명 : 석회성 건염

가끔 진료실에서는 비명과 울음소리가 터져 나온다. 어쩔 수가 없다. 정확한 진단을 하려면 환자가 고통스러울 것을 알면서도 아픈 어깨를 들어보기도 하고, 만져보기도 해야 하기 때문이다.

우리 병원을 찾는 분들은 대부분 오랫동안 적절한 치료를 받지 않고 방치하다 어깨가 망가질 대로 망가진 분들이어서 손으로 진찰하는 과정에서 비명을 지르는 경우가 많다. 고통스러워 눈물을 보이시는 분들도 적지 않다.

박미자 어머님도 통증이 너무 심해 많이 우신 분이다. 어깨가 아픈 지는 꽤 오래되었다고 한다. 그동안 주로 침을 맞거나 뜸 치료를 하면서 어깨통증을 달래왔는데, 최근에는 통증이 갑자기 더 심해져 왼팔을 전혀 움직일 수가 없다고 했다.

나는 환자가 오면 먼저 윗옷을 스스로 벗어보게 한다. 그냥 진찰할 수도 있지만 옷을 벗을 때 어떤 자세에서 불편을 느끼는지를 관찰하고, 파스를 붙인 위치나 침이나 뜸 치료를 한 부위를 확인하면 통증의 원인을 어느 정도 짐작할 수 있기 때문이다. 환자의 어깨를 직접 내 손으로 진찰하는 데도 윗옷을 벗는 게 도움이 된다.

그런데 박미자 어머님은 윗옷 좀 벗어보시라고 하니 "왜 벗으라고 하냐."며 까칠한 반응을 보이셨다. 왜 그러셨는지는 곧 밝혀졌다. 어깨가 너무 아파 그동안 혼자서는 옷을 입고 벗을 수가 없어 아버님의 도움을 받아왔기 때문이다. 불편한 것은 둘째 치고 옷을 입고 벗으려면 팔을 들어야 해 통증이 이만저만한 것이 아니었다. 그래서 윗옷 벗는 것 자체를 두려워하셨다.

겨우 아버님의 도움을 받아 윗옷을 벗고 진찰을 하는데, 너무 힘들어하셨다. 팔을 올려보라고 해도 아예 들지도 못하고, 어깨를 만져보려고 하면 손이 닿기도 전에 진저리를 치며 무서워했다. 결국 어머님은 꼼짝도 못하고 통증과 서러움에 한동안 눈물을 흘리셨다.

"어깨가 아픈 것만도 서러운데 밤에 잠을 잘 수가 없으니 더 서러워."

어깨통증으로 불면증까지 생겨 수면제를 드시고 잠을 청한 지 이미 꽤 됐다고 했다.

검사 결과 박미자 어머님을 괴롭힌 어깨통증은 '석회성 건염' 때문인 것으로 밝혀졌다. 석회성 건염은 어깨힘줄에 돌처럼 딱딱한 석회성 물질이 생겨 염증을 일으키는 질병이다. 석회성 건염이 생기면 참을 수

없는 극심한 통증을 유발해 응급실까지 오는 경우도 있다. 하지만 다행
스럽게도 치료만 하면 바로 그날 밤부터 편안하게 잠을 잘 수 있을 정
도로 효과가 빠른 어깨질환 중 하나이다.

관절경으로 석회를 제거하는 수술을 했다. 석회의 양이 어찌나 많은
지 마치 치약을 짤 때처럼 하얀 석회가 줄줄이 나왔다. 그렇게 많은 석
회가 왼쪽 어깨를 점령하고 있었으니 편안하게 잠을 자기는 불가능할
수밖에 없었다.

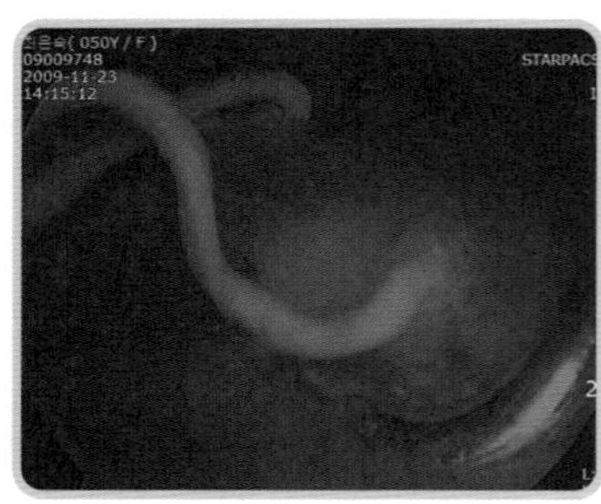

치약처럼 하얀 석회가 줄줄이 나온다.

수술 후 회진을 할 때 팔을 올려보라고 했더니 환하게 웃으며 두 손을
번쩍 머리 위로 들어 올리셨다. 통증으로 매일 밤잠을 설쳤다는 걸 잘
알기에 "잠은 잘 주무셨나요."라고 물었더니 같은 병실에 입원해 있던
분들이 이구동성으로 대답했다.

"저이가 제일 많이 잤어요. 코까지 골며 자는 통에 우리가 못 잤다니까."

한바탕 웃음소리가 병실을 채웠다. 진료실을 울렸던 비명과 울음소
리 대신 웃음소리가 병실에 퍼지면 나도, 환자도 행복해진다.

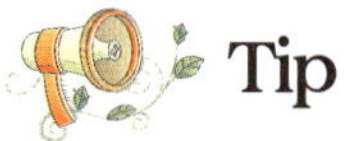 Tip

똑똑한 환자가 치료도 잘 받는다

대부분의 환자들이 갖는 불만 중 하나가 대기시간은 긴데 정작 의사가 진료를 하고 설명을 해주는 시간이 너무 짧다는 것이다. 그러다 보니 할 말을 미처 다 하지 못하고 나오는 경우가 많다. 짧은 시간에도 할 말 다하고, 충분한 진료를 받을 수 있는 좋은 방법이 있다. 진료를 받기 전 꼼꼼하게 메모를 하는 것이다. 실제로 진료를 하다 보면 이런 똑똑한 환자분들을 만난다. 언제부터 아팠는지, 통증의 정도는 어떤지, 어떤 자세를 취할 때 아픈지, 잠을 잘 때 아픈지 등 병의 진행과정과 증세를 꼼꼼하게 적어온다. 어깨통증 외에도 당뇨병, 고혈압 등 함께 앓고 있는 다른 질병에 대한 메모도 잊지 않는다. 어깨가 아프면 어깨에 관한 것만 이야기하면 된다고 생각하는 분들이 많은데, 그렇지가 않다. 당뇨병과 고혈압 등은 어깨가 아픈 것과 밀접한 관련이 있다. 예를 들어 고혈압이 있

을 경우 항혈전제(아스파린, 와파린 등)를 복용하는 경우가 많은데, 수술을 할 때는 항혈전제가 혈액 응고를 방해하기 때문에 끊어야 한다. 이밖에도 어깨통증을 치료하는 데 방해가 되는 약들이 있을 수 있으므로 현재 복용하는 약을 모조리 의사에게 이야기해주어야 한다. 이렇게 환자가 꼼꼼하게 자신의 상태를 적어오면 진료가 훨씬 수월하다.

미리 질병에 대해 공부를 하고 병원을 찾는 것도 현명하다. 사전에 미리 정보를 찾

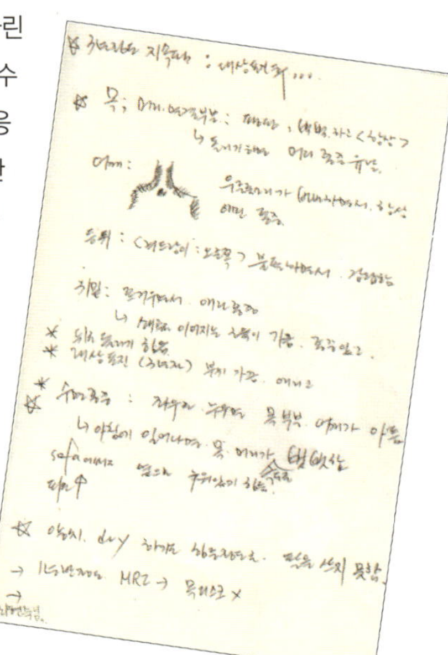

아보고 궁금한 사항을 질문해도 좋다. 진찰하고 의사가 설명할 때 기록을 해두
는 것도 이후 질병을 이해하고 치료하는 데 도움이 된다.

〈현재의증상〉

- 열중 쉬어 자세가 안됨
- 팔돌리기 체조가 안됨
- 팔이 뒤로 안 돌아감
- 머리감기, 드라이어 사용이 불편함
- 옷입을 때, 벗을 때 통증이 심함(앞트임이 없는 옷)
- 팔 뻗어서 뒤로 젖히는 동작 안됨
- 오른팔로 왼팔어깨에 손이 닿지 않음(통증이 심함)
- 오른팔에 힘이 점점 없음(수저동작, 물건잡기)
- 어깨통증이 밤.새벽에 더 심함
- 가만히 있어도 우리하게 통증이 있고, 한번 씩 바늘로 쑤시는
통증이 있음
- 어깨을 움직일 때 뚝뚝 소리가 나고 걸리는 거 같음
- 팔을 특정방향으로 돌릴 때 뜨끔하면서 극심한 통증이 있음
- 차에 앉은 자세로 오른팔로 승용차 안전벨트를 못함.
- 팔을 어깨높이 이상 올릴 수 없음
- 목이 뻑근하며 돌릴 때 통증이 있음
- 항상 어깨가 묵직하며 불편함
- 병원: 정형외과, 통증크리닉, 한의원
- 지난해 7월부터 증상이 나타남

11 어깨통증으로 우울증까지 생겼어요

> "콩나물조차 무치지 못할 정도로 어깨가 아파요. 어깨만 아픈 것이 아니라 뒷목도 당기고 머리까지 아파 늘 진통제를 달고 살아요. 정말 우울해요. 차라리 어깨를 확 뽑아버리고 싶은 심정이에요."

이름 : 권미옥(가명), 성진희(가명)	
성별 / 나이 : 여 / 44세, 여 / 52세	
직업 : 주부	
병명 : 불안정성 어깨	

　오랫동안 어깨통증으로 고생한 분들 중에는 우울증까지 겹쳐 이중고를 겪는 분들이 많다. 그럴 수밖에 없는 것이 몸은 마음을 담는 그릇과 같기 때문이다. 마음을 담는 그릇이 건강하지 못한데, 그 안에 담기는 마음이 건강할 리 없다.

　경험해보지 못한 분들은 잘 모른다. 어깨통증 자체를 견디는 것도 힘들지만 어깨통증으로 인해 소소한 일상생활조차 마음대로 하지 못할 때의 우울함과 무력함이 얼마나 큰지. 정도의 차이만 있을 뿐, 우리 병원을 찾은 분들은 대부분 어깨통증과 함께 우울함을 호소한다. 그중에서도 권미옥 씨와 성진희 씨의 경우는 특히 심각했다.

　권미옥 씨와 성진희 씨는 두 분 다 오랫동안 어깨통증에 시달리면서도 정확한 진단을 받지 못해 어깨통증을 키웠고, 그러는 동안 우울증이 심해져 고통을 받은 분들이었다.

권미옥 씨는 진료를 받는 동안 내내 눈물을 흘렸다. 오른쪽 어깨가 아픈 지는 꽤 오래되었다고 한다. 처음에는 볼링을 많이 쳐서 어깨가 아프다고 생각했다. 볼링을 좋아해 10여 년 동안 볼링을 즐긴 것 외에는 어깨에 무리가 갈 만한 일을 한 적이 없으니 그렇게 생각하는 것도 무리는 아니었다.

하지만 볼링을 그만둔 후에도 통증은 사라지지 않았다. 오히려 통증이 더 심해져 무거운 물건은 아예 들지를 못했고, 콩나물을 무칠 때조차 통증 때문에 여러 번 쉬었다 다시 해야 했다. 옷을 입고 벗는 것도 힘들었고, 글을 5분 이상 쓰지 못할 정도로 어깨는 점점 더 나빠졌다. 결국 일상생활조차 하기 어려울 정도로 통증이 심해져 오랫동안 다니던 학교까지 그만두어야 했다.

더 기가 막힌 것은 그렇게 어깨가 아픈데도 병원에서 엑스레이 검사를 하면 아무 이상이 없다는 것이었다. 병원을 10군데도 더 다녔지만 의사들마다 말이 달랐다. 물리치료만 받으면 된다고 해서 약 6개월 동안 거의 매일 물리치료를 받고, 주사도 맞아보았지만 어깨는 좀처럼 낫지를 않았다. 아픈 것도 서럽지만 치료를 해도 낫지 않으니 가족들은 언젠가부터 꾀병이 아닌가 의심의 눈초리를 보내기 시작했다. 가족들조차 이해해주지 않으니 더 서러웠다.

검사를 해보니 권미옥 씨를 괴롭혔던 어깨통증의 원인은 '다방향 불안정성 어깨'였다. 다방향 불안정성 어깨는 증상이 심하지 않을 때는 운동으로 통증을 줄일 수 있지만 권미옥 씨처럼 증상이 심할 때는 수술을 해야 한다.

"그동안 정말 너무 우울했어요. 나을 수만 있다면 당장이라도 수술을 받고 싶어요."

권미옥 씨는 흔쾌히 수술을 받아들였다. 이미 너무 오랜 기간 어깨통증으로 고생한 터라 수술 외에는 대안이 없음을 예견이라도 한 듯 당장 수술을 해달라고 했다. 이번에는 꼭 어깨를 고치겠다는 마음으로 집에서 나올 때 아예 짐을 싸서 수술할 준비를 하고 왔다고 한다.

수술을 결정한 것만으로도 권미옥 씨는 표정이 한결 밝아졌다. 수술을 한 다음 날에는 "어깨가 나을 수 있다는 희망이 생기니 행복해요."라고 말하며 활짝 웃었다.

성진희 씨도 권미옥 씨와 마찬가지로 불안정성 어깨로 오랫동안 고생하다 우리 병원을 찾은 분이었다.

"매사가 짜증스럽고 우울해 어떤 때는 팔을 확 잡아 빼내고 싶어요."

그동안 얼마나 어깨통증으로 고생했는지를 이 말 한마디로 충분히 짐작할 수 있었다. 성진희 씨는 언제부터 어깨가 아팠는지 기억조차 가물가물할 정도로 오래되었다고 했다. 처음에는 일을 많이 해서 생긴 근육통이라 생각하고 물리치료나 경락 마사지를 받곤 했다. 하지만 시간이 지날수록 어깨통증은 더 심해졌고, 4~5년 전부터는 일상생활조차 제대로 하지 못할 정도로 어깨가 아팠다고 한다. 무거운 물건을 들지 못하는 것은 당연하고, 빨래를 너는 것 같은 간단한 일조차 할 수가 없었다.

움직일 때마다 어깨가 아프고 밤에는 통증 때문에 잠들기도 힘들고, 겨우 잠들었다가도 깨기를 반복했다. 그러다 보니 아침에는 일어나지를 못해 보통 저녁에 웬만한 집안일을 다 해놓는다고 한다.

어깨만 아픈 것이 아니었다. 어깨통증으로 고생하면서부터 종종 뒷목도 당기고, 심해지면 머리까지 아팠다. 더 심해지면 토하기까지 했다. 일단 두통이 생기면 그냥은 가라앉지를 않아 진통제를 복용해야만 했다.

어깨뿐만 아니라 머리까지 아프다 보니 성진희 씨는 무척 예민했다. 어깨가 아파 일상생활을 제대로 하지 못하니 짜증도 많이 나고, 그런 자신의 처지가 불쌍하고 우울해 눈물이 절로 날 때가 많다고 했다. 오죽하면 차라리 어깨를 뽑아버리고 싶다고 했을까.

몸이 아파 생긴 우울증은 몸이 아프지 않으면 저절로 낫는 경우가 많다. 그래서 어깨가 아파 우울해하던 분들은 어깨를 치료한 뒤 자연스럽게 웃음을 되찾는다. 권미옥 씨와 성진희 씨 역시 어깨를 고친 뒤 더 이상 짜증을 부리지도, 우울해하지도, 눈물을 흘리지도 않는다. 몸은 마음을 담는 그릇임을 어깨환자들을 보며 종종 실감한다.

어깨통증, 참고 기다리지 말고 적극적으로 치료하자!

01 참고 기다린다고 낫지 않는다, 오십견

> 50대 즈음해 어깨가 아프면 대부분 오십견을 의심한다.
> 그만큼 오십견은 나이가 들면 누구에게나 찾아올 수 있는 흔한 병이다.
> 하지만 흔하다고 간단하지는 않다. 오십견은 놔두면 저절로 낫는다고 잘못 알고 있는 분들이 많은데, 잘 치료하지 않으면 평생 어깨 통증으로 고생할 수 있다.

50대에 생기는 어깨통증이 오십견?

올해 50을 갓 넘긴 민수애 씨. 어느 날 뒤에 지퍼가 있는 원피스를 입다 그만 비명을 지르고 말았다. 지퍼를 올리려고 팔을 뒤로 돌리는데, 어깨가 너무 아팠다. 통증도 통증이지만 팔을 뒤로 보내는 동작 자체가 안 되었다. 원피스 뒤에 있는 지퍼를 잡기도 어려웠고, 지퍼를 채우는 것은 거의 불가능했다. 한참을 지퍼와 씨름하던 중 문득 머릿속을 스치는 것이 있었다.

"이게 말로만 듣던 오십견인가?"

얼마 전 '오십견'이란 진단을 받은 친구 생각이 났다. 친구는 우울한 목소리로 "그러잖아도 몸이 예전 같지 않고, 부쩍 늙는 것 같아 속상했는데 오십견이 웬 말이니. 나도 이제 늙었나 봐."라고 푸념을 늘어놓았다. 그때 "나이 들면 다 그런 거지 뭐. 나도 멀지 않았겠네."라고 대수롭지 않게 말했다. 그러면서도 속으로는 아직까지 건강한 자신의 어깨를 대견해하며 친구보다는 덜 늙은 것 같아 한편으로는 기분 좋아하기도 했다.

말이 씨가 된 것일까? 증상이 친구와 똑같았다. 친구도 팔을 뒤로 돌리기가 힘들어 병원에 갔다고 했다. 50대에 잘 생기는 병이라 해서 '오십견'이라 불린다더니, 어쩌면 딱 50세가 되자마자 오십견이 생기다니 신기하기까지 했다.

민수애 씨의 말대로 오십견은 50대에 잘 생기는 어깨질환이다. 하지만 오십견은 50대에만 생기는 병이 아니다. 50대뿐만 아니라 40대와 60대에도 비교적 흔하게 발병하고 30대와 70대라도 안심할 수 없다.

도대체 오십견은 어떤 질병이기에 어느 순간 어깨를 무력화시키고, 정상적인 일상생활을 방해하는 것일까? 오십견을 이해하려면 먼저 어깨관절의 구조부터 이해할 필요가 있다.

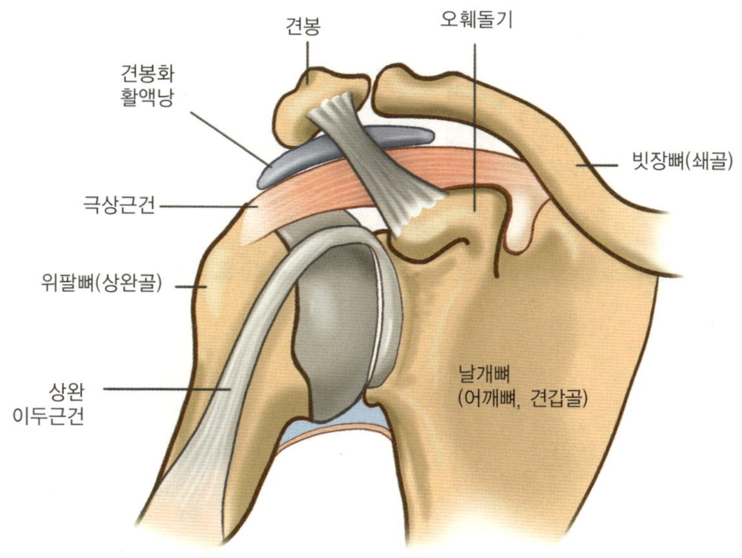

어깨관절의 구조.

앞의 그림에서 보듯이 날개뼈와 위팔뼈 사이 관절에는 윤활유 역할을 하는 관절액을 감싸고 있는 관절주머니(관절낭)가 있다. 이 관절주머니 덕분에 팔을 움직여도 날개뼈와 위팔뼈가 어긋나지 않고 잘 유지된다.

원래 관절주머니는 말랑말랑하고 탄력이 넘친다. 그런데 어떤 이유에서든 관절주머니 막에 염증이 생기면 관절주머니가 두꺼워지고 딱딱해진다. 윤활유 역할을 해주어야 할 관절주머니가 딱딱하게 굳으니 어깨를 움직일 때 통증이 발생할 수밖에 없는데, 이것이 바로 '오십견' 이다. 차갑게 얼어붙은 어깨란 뜻으로 '동결견' 이라고도 한다. 하지만 오십견이나 동결견은 정확한 진단명으로는 적합하지 않다. 병리학적으로는 관절주머니가 염증으로 들러붙고(유착), 딱딱하게 굳는다(구축)고 해서 '유착성 관절낭염' 이라고 부른다.

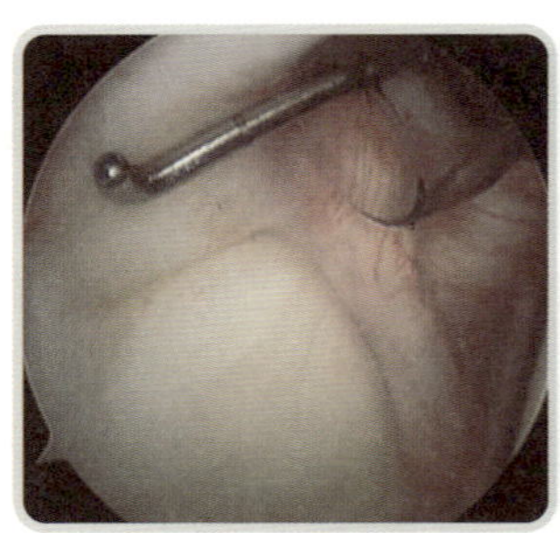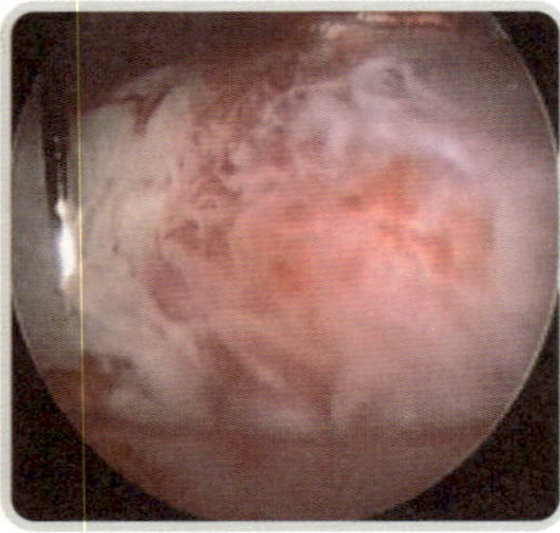

정상 어깨 관절 속(왼쪽)과 오십견이 발생한 어깨 관절 속(오른쪽).

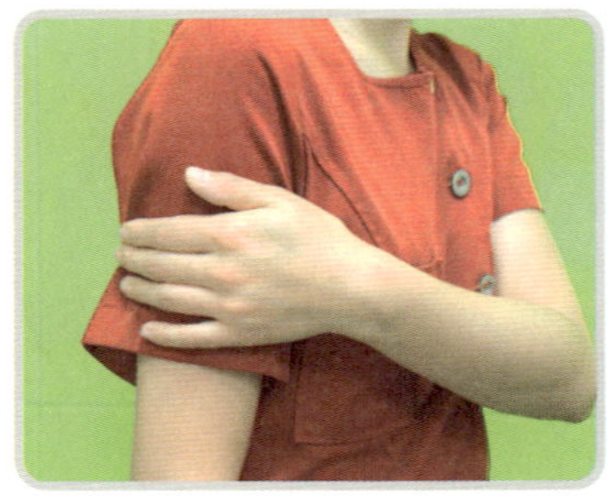

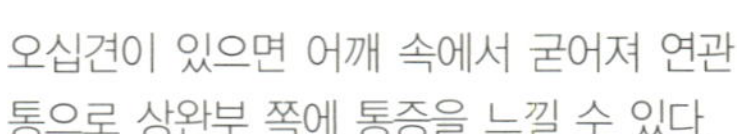

오십견이 있으면 어깨 속에서 굳어져 연관통으로 상완부 쪽에 통증을 느낄 수 있다.

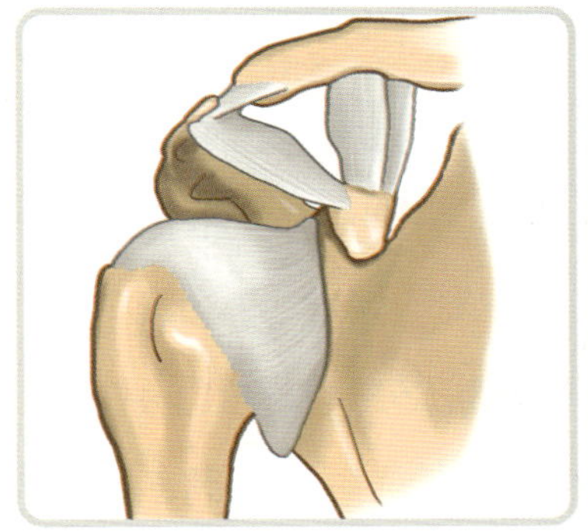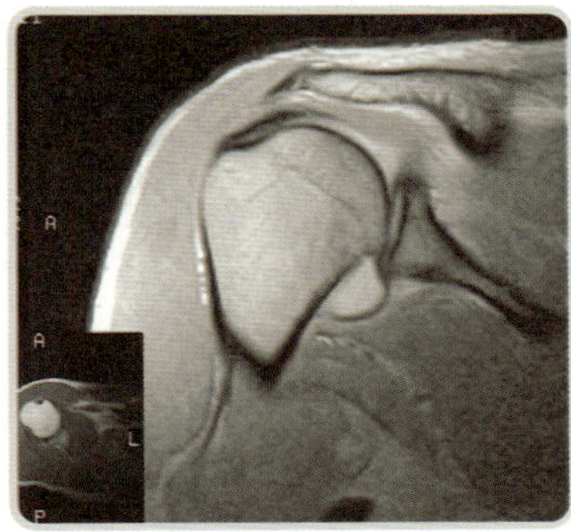

정상 어깨 관절 속(왼쪽)과 오십견이 발생한 어깨 관절 속(오른쪽).

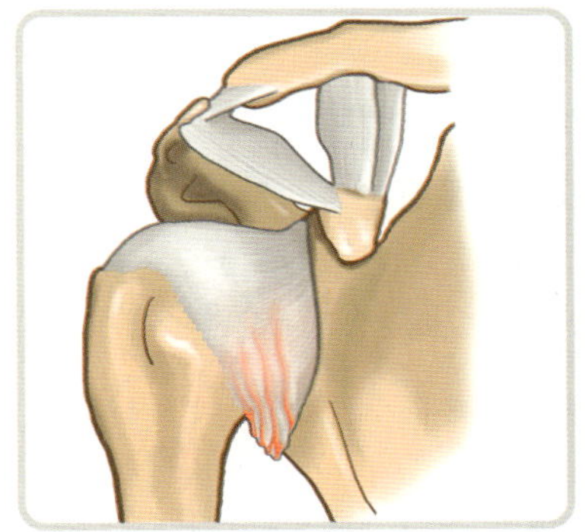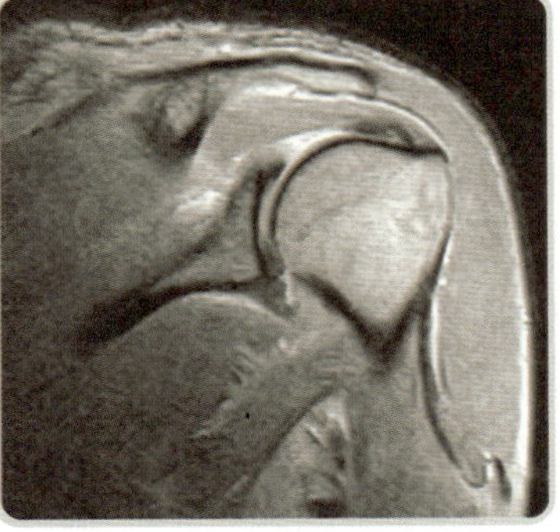

오십견의 경우 관절주머니가 들러붙어 부피가 작고 섬유화로 딱딱해져 있다.

오십견이 발생한 어깨 속은 정상 관절 속과는 확연하게 다르다. 내시경으로 어깨 속을 들여다보면 정상 관절 속은 눈처럼 하얗고 깨끗하다. 반면 오십견이 있는 관절 속은 염증반응으로 벌겋게 변해있다. 이런 벌건 염증들은 참을 수 없는 어깨통증과 관절제한을 가져온다.

오십견이 발생하는 원인은 아직 정확하게 밝혀지지 않았다. 다만 오십견이 발병했을 때 어깨관절 주변 조직들에서 염증 소견이 뚜렷하게 보이는 것으로 미루어 염증과 관련이 있다고 보고 있다. 피부가 나이가 들면 수분이 빠져 탄력을 잃고 거칠어지듯이 관절막도 나이가 들면 약해져 염증이 생기기도 쉽고 관절액이 빠져나가 관절주머니가 들러붙고 딱딱해진다.

하지만 뚜렷한 퇴행성 변화가 보이지 않아도 오십견이 발생할 수 있다. 외상으로 어깨관절을 다쳤거나 어깨수술을 한 후 오십견이 발생하기도 한다.

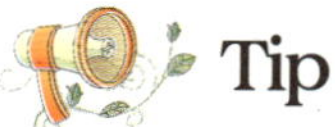 Tip

남성보다 여성 그리고 당뇨병이 있으면 오십견 잘 생겨

오십견의 원인은 아직 정확하게 밝혀지지 않았다. 또한 오십견은 누구에게나 생길 수 있지만 남성보다는 여성이 약 2배가량 발생 확률이 높은 것으로 알려져 있다.

또한 오십견은 당뇨병과도 밀접한 관련이 있다. 당뇨병이 있으면 그렇지 않은 사람보다 오십견이 생길 확률이 5배가량 높다고 한다. 당뇨병을 앓고 있는 기간도 오십견 발생과 연관이 있는 것으로 알려져 있다.

당뇨병 외에도 갑상선 기능 저하증, 갑상선 기능 항진증. 저아드레날린, 심폐질환, 목디스크, 뇌졸중, 상완부 골절, 파킨슨 질병, 어깨힘줄 염증, 어깨힘줄 파열. 이두건염, 석회성 건염. 어깨관절염도 오십견 발생에 영향을 미친다. 또한 흡연자의 경우 비흡연자에 비해 오십견이 발생할 확률이 높은데, 이는 담배가 혈액순환을 방해하기 때문인 것으로 추정된다.

오십견 증상에도 단계가 있다

오십견의 대표적인 증상 중의 하나가 팔을 뒤로 돌릴 때 극심한 통증을 느낀다는 것이다. 설거지를 하거나 요리를 하는 등 팔을 앞에서 움직이는 동작들을 할 때는 그럭저럭 괜찮은데, 팔을 뒤로 돌리려고만 하면 어깨가 심하게 아프다. 따라서 오십견으로 고생하는 분들은 주로 "브래지어를 하거나 뒤에 지퍼가 있는 옷을 입기가 어려워요." "용변을 본 후 뒤처리가 힘들어요." 등의 증세를 호소한다.

하지만 팔을 뒤로 돌릴 때 통증을 느낀다면 이미 오십견이 꽤 진행되었다고 봐야 한다. 오십견 증상은 크게 3단계로 진행된다.

1단계는 통증을 느끼기 시작하는 단계다. 늘 어깨가 아픈 것이 아니라 어쩌다 가끔 아프고 통증의 강도도 그리 세지 않기 때문에 오십견이라 생각하지 못하고 지나가기 쉽다. 무리를 해서 어깨가 아픈 것이라 대수롭지 않게 여기는 것이다. 그렇게 방치하는 동안 통증이 점점 커지면서 어깨를 움직이기가 힘들어진다. 특히 낮에는 그런대로 괜찮다가 밤이면 통증이 더 심해져 밤잠을 설치는 일이 잦아지기 시작한다. 통증이 밤에 더 심해지는 이유는 낮에는 사용을 하기 때문에 이완되어 있던 관절주머니가 밤이 되면 사용을 멈추면서 염증 반응으로 쪼그라들기 때문이다.

1단계가 지나면 통증은 줄어들지만 어깨는 더욱 굳는 2단계로 넘어간다. 통증이 덜하기 때문에 오십견이 낫고 있다고 착각하기 쉬운데, 결코 그렇지가 않다. 팔을 올리거나 움직일 때 통증을 느끼기 때문에 팔을 사용하는 범위가 줄어들면서 통증이 완화된 것처럼 느껴질 뿐이다. 실제로는 어깨를 덜 사용하기 때문에 어깨는 더욱 딱딱해지고 운동 범위는 더 제한된다. 특히 팔을 뒤로 돌리거나 팔을 들어 올릴 때 극심한 통증을 느껴 잘 움직이지 못한다. 더 심해지면 옷을 입거나 벗고, 머리를 빗는 것과 같은 일상적인 동작까지도 큰 어려움을 겪게 된다. 어깨가 아픈 쪽으로는 눕지도 못할 정도로 통증이 절정에 달해 있는 단계다.

마지막 3단계는 통증과 운동제한이 서서히 풀리는 시기다. 오십견의 진행이 어느 정도 멈춘 상태라 할 수 있다. 가만히 있어도 통증을 느끼는 2단계와는 달리 평상시에는 통증을 거의 느끼지 못하고 어깨를 무리

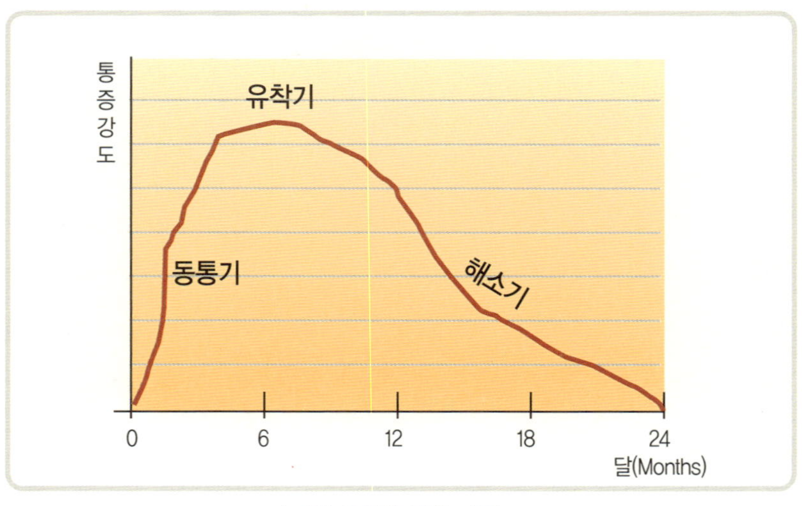

(그림) 오십견 진행 과정.

하게 움직일 때만 통증이 나타난다는 특징이 있다.

오십견과 어깨힘줄 파열 증상, 비슷하면서도 다르다

팔을 올릴 때 통증을 느끼거나 팔을 뒤로 돌리기가 어려우면 오십견을 떠올리기 쉽다. 하지만 어깨가 아프고 팔이 잘 올라가지 않는다고 무조건 오십견이라 생각하면 곤란하다. 어깨관절을 단단하게 붙잡아주어 어깨를 전후좌우 자유롭게 움직일 수 있게 도와주는 어깨힘줄이 파열돼도 어깨가 아프고 팔이 잘 올라가지 않을 수 있다.

어깨힘줄이 끊어진 것을 '어깨힘줄 파열'이라고 하는데, 오십견과 어깨힘줄 파열은 증상이 아주 비슷하다. 이 때문에 어깨힘줄 파열을 오십견이라 착각하고 방치하는 분들이 많은데, 위험천만한 일이다. 오십견도 그렇지만 어깨힘줄 파열인 줄 모르고 그대로 두면 파열된 부위가 점점 커질 수 있기 때문이다.

증상만으로 오십견과 어깨힘줄 파열을 구분하기는 쉽지 않다. 전문의의 세심한 진찰과 정밀검사가 있어야 정확한 구분이 가능하다. 아쉬운 대로 집에서 간단히 구분할 수 있는 방법이 있다.

오십견은 팔을 뒤로 돌려 엄지손가락으로 척추를 짚어보았을 때 어느 정도 높이까지 올라가는지를 보면 오십견인지 아닌지를 대략 알 수 있다. 정상 어깨일 때는 보통 브래지어 라인까지 수월하게 올라가는데, 오십견일 때는 엉덩이 주위에서 맴돌고 더 이상 올라가지 않는다. 엄지손가락이 많이 올라가지 못할수록 오십견이 심하다고 할 수 있다.

하지만 이런 증상만으로 오십견과 어깨힘줄 파열을 속단해서는 절대

안 된다. 어깨힘줄 파열의 경우 통증으로 팔을 잘 사용하지 않아 오십견이 동반되는 경우가 많기 때문에 꼭 전문의의 검진을 받는 것이 좋다.

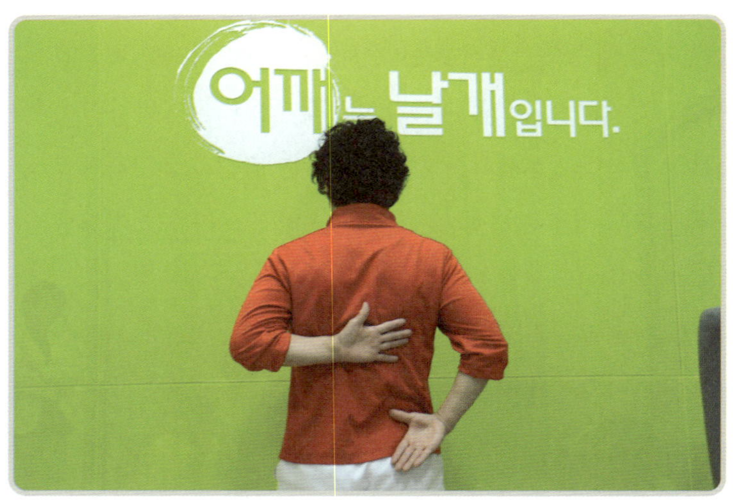

오십견 자가진단법. 정상 어깨는 엄지손가락이 브래지어 라인까지 올라가는데, 오십견일 경우에는 엉덩이 부근에서 맴돌 뿐이다.

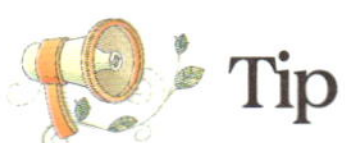 Tip

오십견, 시간이 지나면 저절로 낫는다고?

오십견은 특별한 치료를 하지 않아도 시간이 지나면 저절로 낫는 것으로 알고 있는 분들이 많다. 실제로 오십견으로 인한 어깨통증은 약 1~3년 정도 지나면 상당 부분 완화되는 것이 사실이다. 하지만 과연 통증이 완화되었다는 것만으로 오십견이 완치되었다고 말할 수 있을까?

오십견은 관절주머니와 인대가 염증으로 두꺼워지고 오그라져 생기는 병이다. 오십견이 나았다면 관절주머니가 원래의 탄력 있고 말랑말랑한 모습을 회복해

야 하는데, 통증이 사라졌어도 관절주머니는 여전히 딱딱하게 굳어있는 경우가
많다. 오십견이 아주 약하게 살짝 왔다 간 경우는 관절주머니가 원래 모습을
되찾기도 하지만 대부분은 그렇지가 않다.

그럼에도 통증이 완화되었다고 느끼는 것은 적응을 했기 때문이다. 한 연구결
과에 의하면 통증이 사라진 뒤에도 오십견 환자의 40~60% 정도가 반대편 어
깨에 비해 운동범위가 제한적이라고 한다. 통증은 없어졌어도 어깨가 굳어 팔
을 자유롭게 움직일 수 없다면 완치된 것으로 보기 어렵다.

충분한 시간이 지났어도 여전히 심한 통증이 지속되기도 한다는 연구결과 또한
많다. 따라서 오십견이 자연 치유된다는 말만 믿고 적절한 치료를 하지 않으면
더 통증이 심해지거나 어깨가 완전히 굳을 수 있으니 조심해야 한다.

오십견, 정확한 검사와 진단 필수!

어깨가 아프면 무조건 '오십견'이라 생각하는 분들이 많다. 심지어
는 병원에서도 오십견 같다는 환자의 말만 믿고 대뜸 오십견 치료를 하
는 경우가 있다.

어깨통증을 일으키는 원인은 한두 가지가 아니다. 정확한 검사를 통
해 원인을 파악하지 않으면 치료시기를 놓쳐 병을 악화시킬 위험이 크
다. 환자들을 진료하다 보면 오십견이 아닌데 엉뚱하게 오십견 치료를
하다 병을 키운 분들을 종종 접한다.

2011년 12월 광양에서 온 백남봉(남, 59세) 씨도 그중 하나였다. "어
깨가 너무 아파서 칼로 도려내는 것 같아요."라고 하소연할 정도로 통
증이 무척 심한 상태였다. 팔을 올리거나 뒤로 돌리지 못하고 밤에는
통증이 더 심해져 잠을 자지 못한다고 했다.

처음 어깨에 통증이 생겼을 때는 단순 통증인 줄 알고, 통증클리닉에서 치료를 받았다고 한다. 두 번에 걸쳐 어깨의 통증을 줄여주는 주사를 맞았는데, 효과가 없었다. 마지막으로 주사를 맞은 게 약 한 달 반 전이었는데, 여전히 통증이 계속되고 어깨 뒤쪽이 부어오르기까지 해 인근에 있는 종합병원을 찾았다.

종합병원에서는 팔을 올리고 뒤로 돌려보는 등 몇 가지 동작을 체크하더니 '오십견'이라는 진단을 내렸다. 그 이외의 다른 검사는 하지 않았다고 한다.

사실 운동제한이 뚜렷한 2단계 오십견은 진단이 비교적 쉬운 편이다. MRI나 관절초음파 검사를 하지 않아도 경험이 많은 의사라면 쉽게 진단을 할 수 있다. 아마 종합병원에서도 팔이 뒤로 돌아가지 않는 등 전형적인 오십견의 증상이 나타나 별 의심없이 오십견 진단을 한 것 같다. 하지만 오십견 치료를 해도 통증이 가라앉지 않아 결국 어깨전문병원인 여수백병원을 찾게 된 것이다.

검사결과는 충격적이었다. 엑스레이를 찍어보니 이미 어깨뼈가 모두 녹아버린 상태였다. MRI 사진은 더욱 암울했다. 어깨뼈가 있어야 할 자리에 암 덩어리가 크게 자리를 잡고 있었던 것이다.

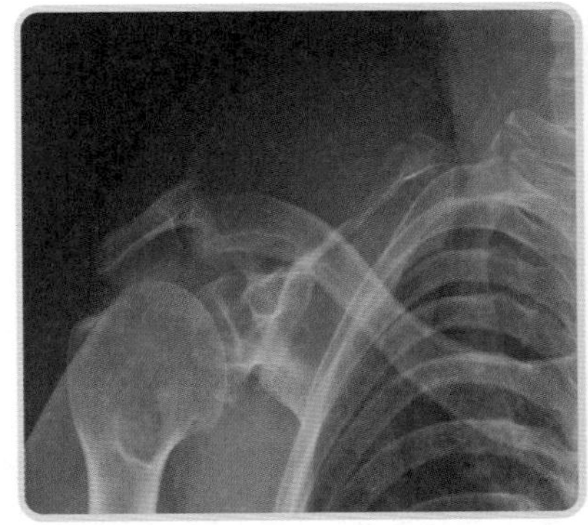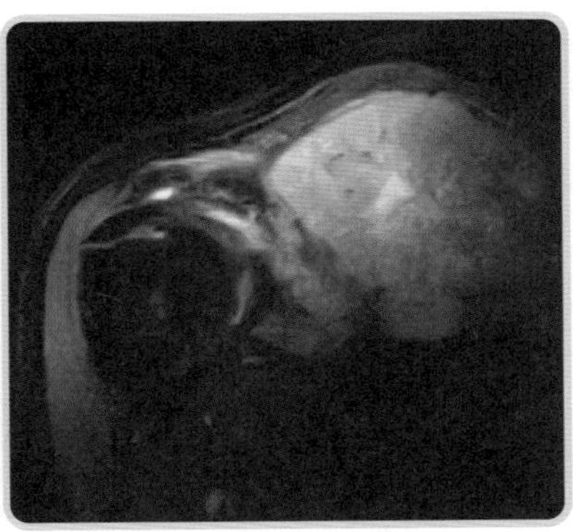

엑스레이를 찍어보니 어깨뼈가 녹아있고(왼쪽) MRI 상으로는 커다란 암 덩어리가 보인다(오른쪽).

백남봉 씨도 크게 놀란 눈치였다. 3년 전 간암으로 고주파와 색전술 시술을 받은 뒤 시골에서 큰 불편 없이 농사를 지으며 잘살았기 때문에 암이 어깨에서 재발했으리라고는 상상도 못했다며 불안해했다. 어깨가 처음 아프기 시작했을 때 엑스레이만 찍어봤어도 암 덩어리가 그렇게 크게 자라지는 않았을 텐데……. 검사의 중요성을 다시 한 번 깨닫게 해준 안타까운 환자라 오래 기억에 남는다.

어깨가 아프다고 무조건 어깨에 문제가 있다고 생각하면 안 된다는 것을 보여주는 사례는 또 있다. 완도에서 농사를 짓는 장순자(여, 66세) 씨는 오른쪽 어깨가 아프고 팔이 안 올라가 병원을 찾았다. 어깨를 검사해보니 어깨힘줄이 파열된 것이 보였다. 하지만 파열 범위가 작아 통증을 느낄지언정 팔을 올릴 수는 있을 텐데, 전혀 팔을 올리지 못하고 애를 쓰셨다. 이런 경우 어깨가 아닌 목에 문제가 있을 수 있다. 아니나 다를까, 목을 정밀 검사해보니 척수증임이 밝혀졌다.

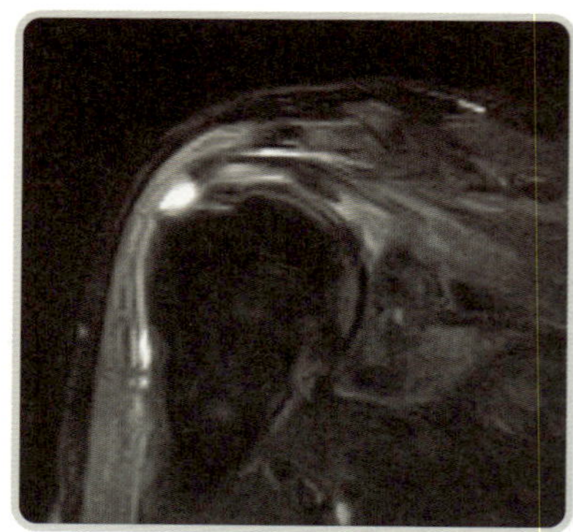

MRI를 찍어보니 어깨힘줄
이 파열된 모습이 보인다.

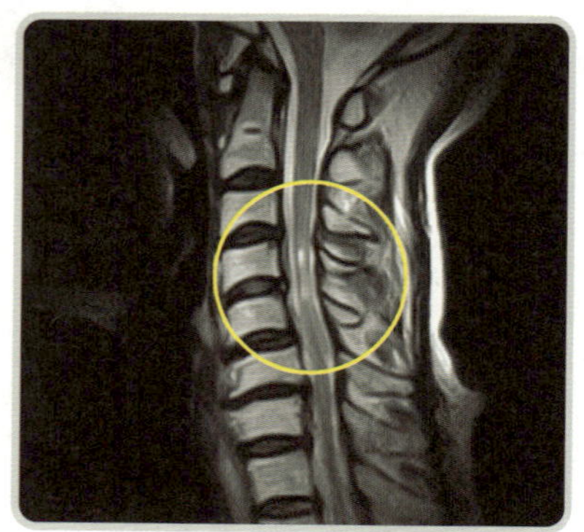

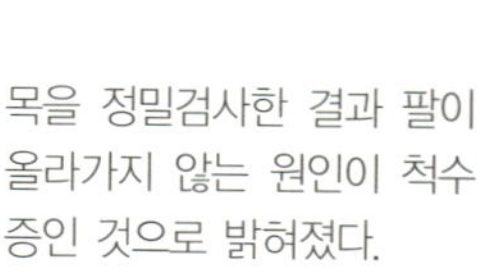

목을 정밀검사한 결과 팔이
올라가지 않는 원인이 척수
증인 것으로 밝혀졌다.

    이처럼 어깨가 아픈 원인은 다양하기 때문에 검사를 통해 정확한 원인을 찾는 것이 중요하다. 진단을 할 때는 어깨만 보지 말고 목과 등처럼 어깨와 연결되어 있는 신체 부위를 종합적으로 살펴봐야 정확한 진단을 할 수 있다. 경험이 많은 숙련된 의사일수록 일부만 보고 병을 진단하는 오류를 범하지 않는다.

    정확한 원인을 찾는 것은 치료방향을 결정하는 데도 중요한 길잡이 역할을 한다. 원인에 따라 수술 없이 치료할 것인지, 수술을 할 것인지를 결정하기 때문에 진단의 중요성은 아무리 강조해도 지나침이 없다.

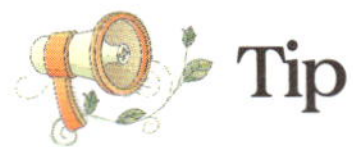

오감을 동원한 어깨질환 진단법

어깨질환을 정확하게 진단하기 위해서는 엑스레이, 관절 초음파, MRI 등과 같은 검사를 해야 한다. 하지만 나는 본격적인 검사를 하기 전에 오감을 총 동원해 기본적인 검사를 한다.

우선 환자가 오면 먼저 윗옷을 스스로 벗게 하고 옷을 벗는 모습을 관찰하며 어떤 자세에서 불편을 느끼는지 관찰한다. 그런 다음 파스를 붙인 위치나 부황·뜸을 뜬 흔적들을 확인한다. 파스를 붙이거나 부황·뜸을 뜬 위치만 확인해도 대략 어디에 원인이 있는지 짐작할 수 있기 때문이다.

환자의 말에 귀를 기울이는 것도 정확한 진단을 위해 빼놓을 수 없는 과정이다. 환자가 이야기하는 다양한 증세를 듣다 보면 어디에 이상이 있는지 어느 정도 예측이 가능하다. 환자의 이야기를 듣고 난 후에는 내 손으로 어깨를 만져보며 진찰한다. 다양한 진찰들을 통해 이상여부를 확인하고 손으로 만져서 이상을 확인한다.

하지만 눈으로 보고, 귀로 듣고, 손으로 만져보는 검사만으로는 부족하다. 오감을 동원한 진찰로 어느 정도 원인을 예상한 다음에는 엑스레이나 MRI와 같은 정밀 검사를 한다. 그런 다음 오감을 동원한 진찰 내용과 정밀 검사를 종합해 최종 진단을 하게 된다.

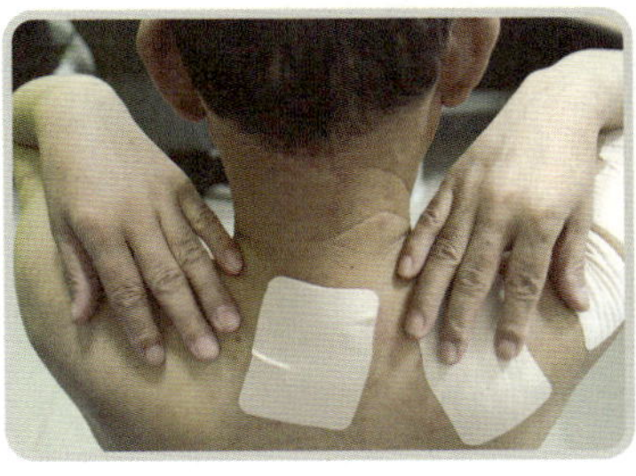
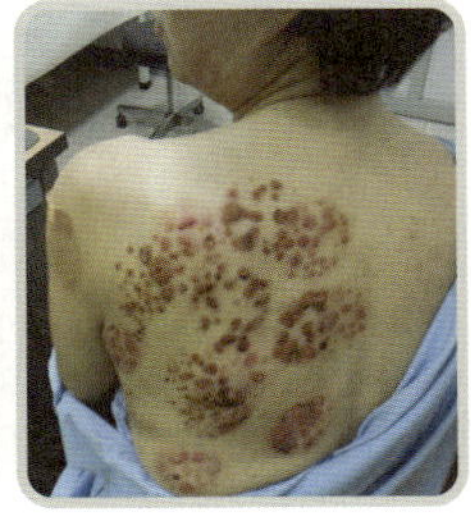

파스를 붙이거나 부황을 뜬 위치만 봐도 어디가 문제인지 짐작할 수 있다.

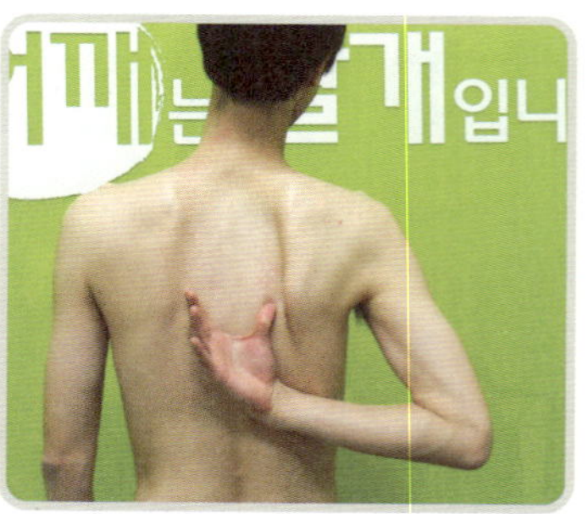

아픈 곳을 직접 짚어보면서 어깨통증의 원인을 찾아본다.

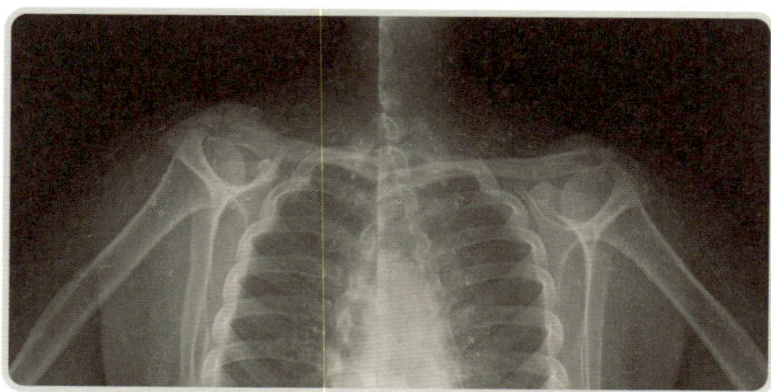

엑스레이 상으로도 수많은 침 자국이 선명하게 보인다.

물리치료, 운동치료와 같은 비 수술적 치료가 우선

오십견 치료는 크게 물리치료나 운동치료 같은 비수술적 치료와 수술적 치료로 나눌 수 있다. 일단 오십견이 생기면 약 6개월 정도는 비수술적 치료를 충분히 받고, 그래도 여전히 팔을 움직이기가 어렵고 통증이 지속되면 수술적 치료를 고려하게 된다.

대표적인 비수술적 치료법 중 하나인 운동치료는 스트레칭처럼 굳은 어깨를 부드럽게 풀어 운동 범위를 늘려주는 신장 운동과 어깨의 근육을 강화하는 근력강화 운동으로 구분할 수 있다. 운동치료를 할 때는 충분한 스트레칭으로 근육을 풀어준 후 근력강화 운동을 해야 한다. 그렇지 않으면 통증이 심해 운동을 하고 싶어도 하기가 어렵다. 자세한 운동법은 Part4 251~282쪽을 참조하기 바란다.

수술하지 않고 오십견을 치료하기 위해서는 꾸준히 운동을 하는 것이 중요하다. 그래서 예전에는 통증이 있더라도 참고 억지로라도 운동을 하기를 권했다. 하지만 무리하게 운동을 하면 통증이 심해 운동을 하기도 어렵고, 자칫 잘못하면 근육이 찢어지거나 뼈에 금이 가는 불상사가 일어날 수도 있으므로 주의해야 한다.

요즘에는 좀 더 쉽게 오십견을 치료할 수 있는 주사요법이 관심을 끌고 있다.

> 일반적으로 주사치료라 하면 관절 내 염증을 줄여주는 약물을 주사기로 투여하는 것만을 생각하기 쉬운데, 좀 더 진화된 주사치료가 있다. 주사기를 이용해 쪼그라든 관절주머니를 부풀린 후 도수치료를 하는 것이 그것이다. 도수치료란 환부를 직접 손으로 만지면서 치료하는 것으로 주사치료와 도수치료를 병행하면 시술 다음 날 바로 팔을 올릴 수 있을 정도로 효과가 빠르다. 안전하면서도 효과가 빠르기 때문에 바쁜 직장인들에게 인기가 많다.

김영철(남, 48세) 씨가 좋은 예이다. 그는 어깨가 시리고 아파 팔이 잘 안 올라가고, 통증이 심해 아픈 어깨 쪽으로 눕기도 힘든 상태였다. 하지만 직장일이 바빠 수술을 할 수 없으니 빨리 나을 수 있는 방법으로 치료를 해 달라고 했다. 그래서 주사기로 관절주머니를 부풀린 후 도수치료를 하고 바로 직장에 복귀했다. 그의 말로는 어깨가 한결 부드러워져 직장에서 일을 하는 데 아무 불편함이 없었다고 한다.

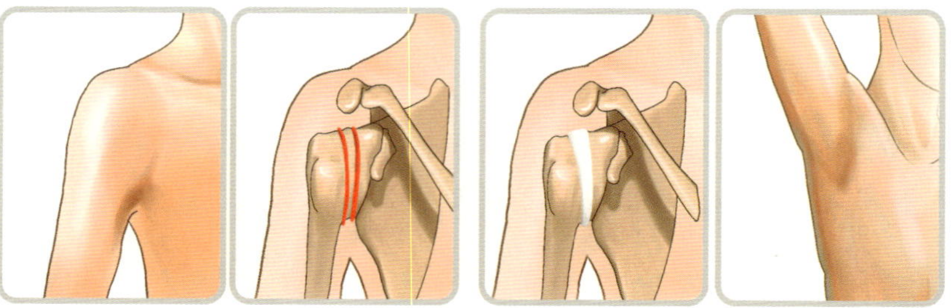

수술 없는 오십견 치료. 주사기로 쪼그라든 관절주머니(왼쪽)를 부풀리면(오른쪽) 어깨가 부드러워져 팔이 잘 올라간다.

비수술적 치료가 효과가 없을 때는 수술이 답!

운동치료와 비수술 치료를 했는데도 통증과 운동제한이 지속될 경우에는 수술을 고려할 수 있다. 수술은 언제나 최후의 방법으로 선택해야 하지만 효과는 아주 좋다. 요즘에는 예전과 달리 수술 부위를 절개하는 대신 5mm 미만의 작은 구멍을 내고, 그 안으로 관절경을 넣고 수술을 하기 때문에 회복속도도 상당히 빠르다.

오십견은 염증으로 관절주머니가 들러붙고 딱딱해져 생기는 병이므로 레이저로 염증을 제거해주고, 딱딱하게 굳은 관절주머니를 터주는 것이 수술의 주 내용이다. 또한 오십견은 충돌증후군이나 어깨힘줄 파열 등과 같은 어깨질환을 동반하는 경우가 많은데, 수술을 하면 오십견은 물론 다른 동반 질환까지도 말끔하게 해결할 수 있다.

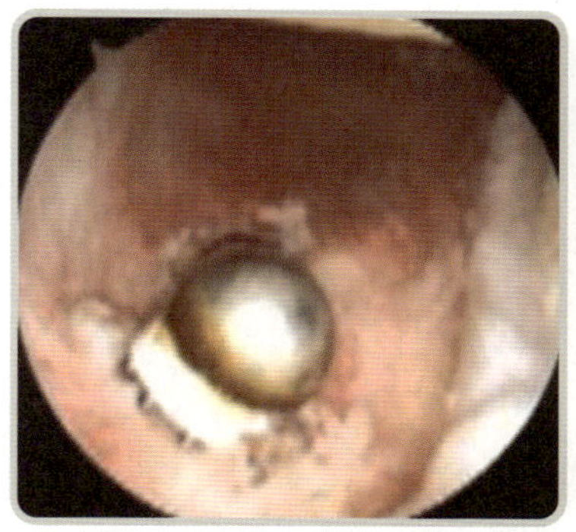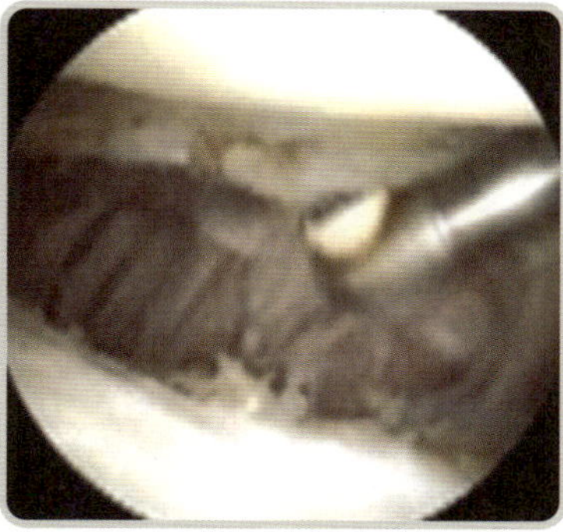

레이저를 이용해 염증을 제거하고(왼쪽) 관절주머니를 터준 모습(오른쪽).

기본적으로 수술은 비수술 치료를 6개월 이상 충분히 했는데도 효과가 없을 때 고려해야 하지만 비수술 치료 기간보다는 환자의 상태가 더 중요하다.

어깨가 아파 팔을 제대로 움직이지도 못하고 통증으로 밤에 잠을 설치면 우울증이 생기기 쉽다. 광주에서 내원한 50대 주부 노덕순 씨도 1년여 이상 지속된 통증으로 불면증과 우울증에 시달리던 분이었다. 오십견이 생긴 뒤 침이나 뜸과 같은 한방치료부터 운동치료에 이르기까지 안 해본 치료가 없는데도 효과가 없고, 4개월 전부터는 통증으로 잠을 못 이루어 수면제를 먹어야 할 정도로 상태가 심각해졌다. 우울증까지 와서 집안 분위기도 엉망이었다고 한다.

이런 경우에는 비수술 치료를 한 지 6개월이 채 되지 않았더라도 수술을 미룰 이유가 없다. 노덕순 씨는 바로 관절경 수술을 받아, 고질적인 어깨통증을 해결하고 예전처럼 팔을 자유롭게 움직일 수 있었다. 덕분에 우울증으로 어두웠던 얼굴 표정이 다시 밝아졌고, 집안 분위기도 환해졌음은 물론이다.

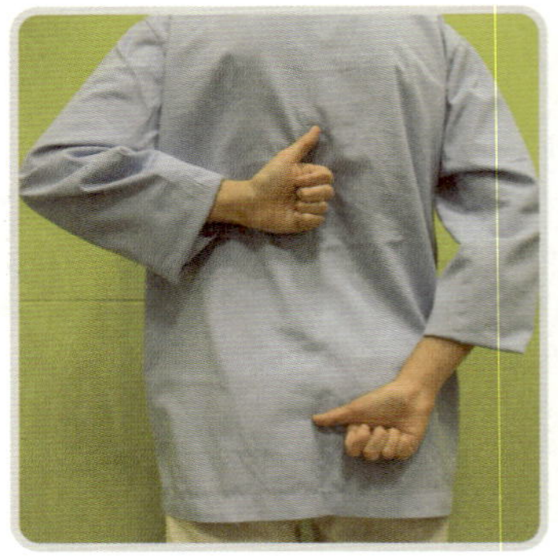

오십견 시술 전.

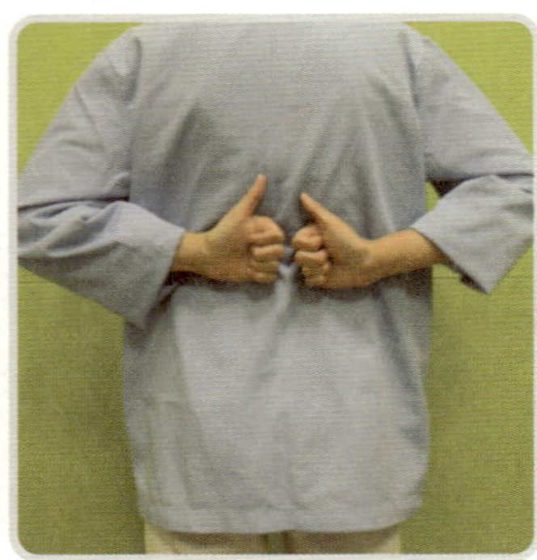

도수치료 실시 후.

02 어깨에 불이 난 것 같아요, 석회성 건염

> 신발 안에 작은 모래 알갱이 몇 알만 있어도 걸을 때마다 아프고 불편하다.
> 하물며 어깨에 크고 작은 돌멩이가 생겼다면 그 통증과 불편함은 이루 말할 수조차 없을 것이다. 어깨통증을 유발하는 불청객! 하루 빨리 쫓아내는 것만이 어깨통증으로부터 벗어날 수 있는 길이다.

어깨에 돌이 생겼다고?

김영희(여, 54세) 씨는 50세가 넘으면서 간간히 어깨통증을 느껴왔다. 하지만 통증이 그리 심하지 않고 팔을 움직이는 데 큰 불편이 없어 큰 걱정은 하지 않았다. 그런데 얼마 전부터 통증이 심해지기 시작했다. 팔을 움직이지 않을 때는 괜찮은데, 팔을 잘못 움직이면 극심한 통증에 비명이 절로 나왔다. 나중에는 전화기를 드는 것조차 힘들어져 허둥지둥 병원을 찾았다.

처음에는 오십견인 줄로만 알았다. 그런데 검사 결과 '석회성 건염'이란 진단이 나왔다. 석회성 건염이라! 이름조차 생소한 병이었다. 의사 말로는 어깨에 작은 돌멩이가 생겼다고 하는데, 왜 그런 이상한 돌멩이가 생긴 것인지 알 수가 없다.

김영희 씨의 어깨를 괴롭히는 '석회성 건염'은 어깨힘줄 주변이나 안쪽에 석회성 물질이 생겨 염증을 일으키는 질환을 말한다. 석회성 물질은 모든 관절에 생길 수 있는데, 그중에서도 어깨관절에 잘 생기는 것으로 알려져 있다. 정확히 말하면 어깨관절을 감싸고 있는 어깨힘줄에 잘 생기는데 극상근, 극하근, 견갑하근, 소원근이라는 4개의 어깨힘줄 중에서도 특히 극상근에 가장 잘 생긴다. 석회성 건염의 약 80%가 극상근에 생긴다고 한다.

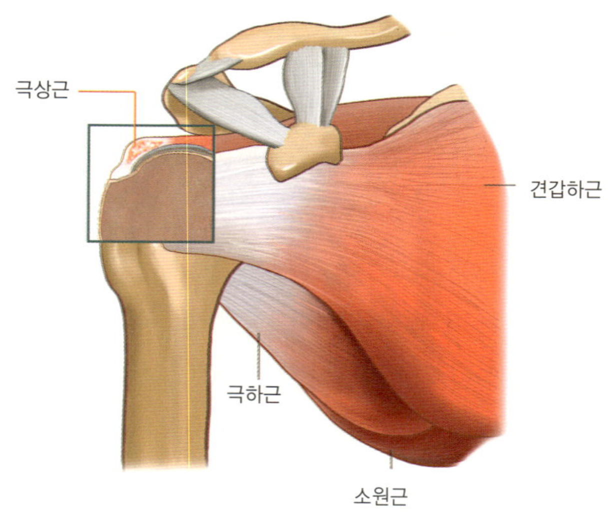

4개의 어깨힘줄 중 극상근에 석회성 건염이 가장 잘 생긴다.

석회성 물질이 어깨에 쌓이면 염증을 일으키거나 돌처럼 굳어져 통증을 유발한다. 왜 석회성 물질이 생기는지는 아직까지 정확한 원인이 밝혀지지 않았다. 다만 어깨에 혈액순환이 잘 안 돼 충분한 산소가 공급되지 않으면 세포가 죽으면서 석회화가 일어나는 것으로 전문가들은 추측하고 있다.

석회성 건염은 다른 어깨질환과 마찬가지로 통증과 운동제한을 동반

한다. 하지만 그 정도가 다른 어깨질환보다 큰 편
이다. 평소에는 신발 속에 모래가 있을 때처럼
견딜 만하게 아프다가 어느 순간 참을 수 없는
극심한 통증을 느끼는 것이 특징이다. 통
증이 너무 심해 팔을 들어 올리기가
어렵고, 옷을 입거나 전화기를
드는 등 아주 간단한 동작도 힘
들어 일상생활을 하는 데 지장이
크다. 통증으로 어깨에 불이 난 것처럼 화끈거리며 아프기도 하고, 어
깨통증으로 밤잠을 설치는 일도 잦다. 심한 경우에는 통증이 너무 심해
밤에 응급실로 달려오는 경우도 있다.

석회성 건염은 다음과 같은 증상일 때 의심해볼 수 있다. 어깨가 찢어
질 듯한 통증 때문에 팔 들어 올리기가 어렵고, 옷을 입거나 문고리를
돌리는 등 일상생활에서 자주 하는 간단한 동작들도 잘 안 된다. 어깨
통증으로 밤잠을 못 이루는 경우도 비일비재해진다. 통증은 수개월이
지나도 사라지지 않고 계속 나타나기도 한다.

비록 이름이 다소 생소하긴 하지만 '석회성 건염'은 약 10명 중 1명
에게서 발생할 정도로 비교적 흔한 어깨질환이다. 일반적으로 30~50대
여성들에게서 많이 발생하지만 특별히 연령을 가리지는 않는다. 다양
한 연령층에서 발생하며, 남성보다 여성에게서 발생할 확률이 약 1.5배
가량 높다.

모든 어깨통증 원인이 석회 때문이라고 단정은 금물

어깨에 석회성 물질이 있는지의 여부를 알아내기는 그리 어렵지 않다. 엑스레이만 찍어보아도 쉽게 확인할 수 있다. 다만 석회성 물질이 생긴 위치에 따라 잘 보이지 않을 수도 있기 때문에 다양한 각도에서 엑스레이를 찍어보는 것이 좋다.

좀 더 정밀한 검사를 하려면 CT와 MRI 검사가 필요하다. CT는 뼈의 단면을 촬영하기 때문에 석회의 위치는 물론 크기까지 알 수 있다. 물론 엑스레이로도 석회의 위치와 크기를 파악할 수 있지만 아무래도 정확도가 떨어진다.

> 엑스레이나 CT로 석회를 확인했다고 해서 어깨통증의 원인이 석회 때문이라 단정 지으면 안 된다. 석회 이외에 다른 원인이 있을 수도 있으므로 반드시 MRI 정밀검사를 통해 확인하는 것이 중요하다.

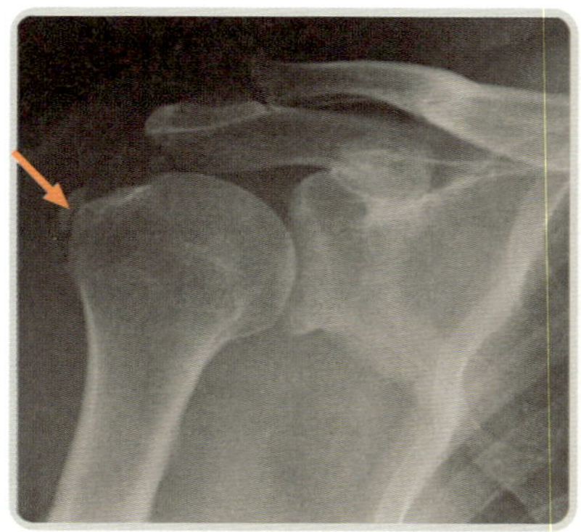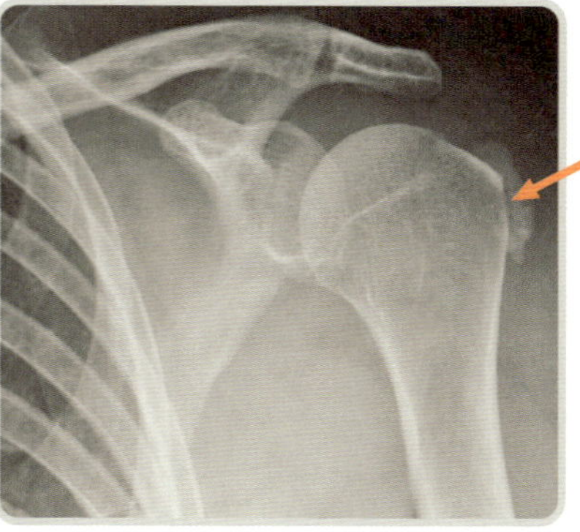

엑스레이만으로도 석회의 크기와 위치를 확인할 수 있다. 왼쪽이 석회 양이 적을 때, 오른쪽이 석회 양이 많을 때의 모습.

석회질 크기가 작고 다른 원인이 없을 때는 수술 없이 치료 가능

석회성 건염의 치료는 석회의 크기와 동반질환의 유무에 따라 달라진다. 석회질이 많이 쌓여 있지 않은 초기에는 소염제와 근육이완제를 이용한 약물치료나 물리치료와 같은 보존적 치료만으로도 얼마든지 통증을 없앨 수 있다. 석회질의 크기가 작으면 별다른 치료를 하지 않아도 자연적으로 녹아 흡수되기도 한다.

요즘에는 체외충격파를 이용해 석회질을 없애는 치료도 주목을 받고 있다. 체외충격파 치료는 충격파 에너지를 석회질이 있는 부위에 집중시킴으로써 석회질을 잘게 쪼개 통증을 완화하고, 혈류를 증가시켜 손상된 조직을 재생시키는 치료법이다. 원래 요로결석을 잘게 쪼개기 위해 사용되었던 시술인데, 독일과 프랑스에서 10여 년 전부터 어깨 석회성 건염 치료에 이용하면서 발전해왔다. 효과는 좋은 편이다. 체외충격파 치료를 받은 환자 중 약 70%가 통증 완화를 경험하고 통증으로 제한되었던 어깨 기능을 회복한 것으로 나타났다.

체외충격파 치료는 몸 바깥에서 충격파를 전달해 석회질을 잘게 부수는 치료이므로 비교적 시간이 오래 걸리는 편이다. 좀 더 빨리 석회질을 제거할 수 있는 비수술적 방법도 있다.

부분 마취 후 초음파를 이용해 석회질의 위치를 파악하면서 주사바늘로 석회질을 제거하는 것이다. 주사바늘로 석회질을 빼내면서 석회질을 빨리 녹일 수 있는 약물을 주입하기 때문에 2~3회의 시술만으로도 수술 못지않은 좋은 결과를 기대할 수 있다.

또한 전신마취를 하지 않아도 되므로 전신마취가 어려운 환자들에게 특히 유용하다.

초음파를 이용한 치료는 석회 양이 많을 때도 적용할 수 있다. 완도에서 농사를 짓는 김애자(여, 50세) 씨는 석회질의 양이 꽤 많았으나 협심증을 앓고 있어 수술이 어려운 분이었다. 극심한 통증으로 어깨에 주사도 맞아보고, 물리치료도 받고, 한약도 먹는 등 해볼 수 있는 치료는 다 했는데도 통증은 점점 심해졌다. 길을 걷다 다른 사람과 어깨만 스쳐도 극심한 통증에 진저리를 쳐야 했다. 한 번 아프면 정신을 차리지 못할 정도로 통증이 심했다.

수술이 필요한 상황이었지만 협심증 때문에 초음파를 이용해 석회를 제거하는 시술을 했다. 주사기로 석회를 빼보니 그 양이 엄청났다. 그동안 통증이 얼마나 극심했을지 짐작이 가고도 남았다.

주사기로 석회를 빼내는 방법은 수술로 제거하는 것보다 시간도 훨씬 많이 걸리고, 의사 입장에서도 힘이 많이 든다. 하지만 입원도 필요

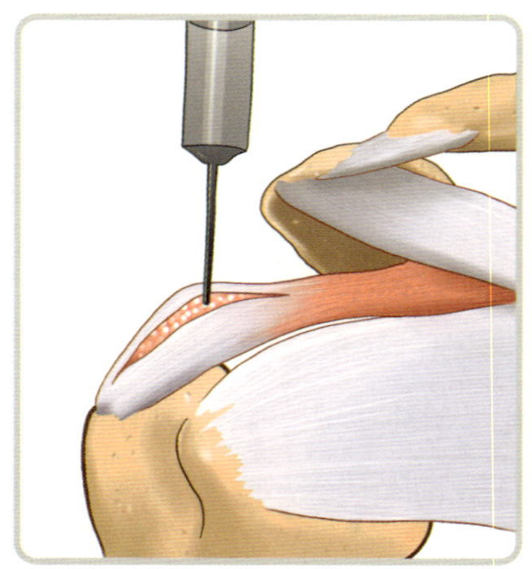

석회질 크기가 작고 다른 통증의 원인이 없을 때는 주사기로 석회를 빼내면 된다.

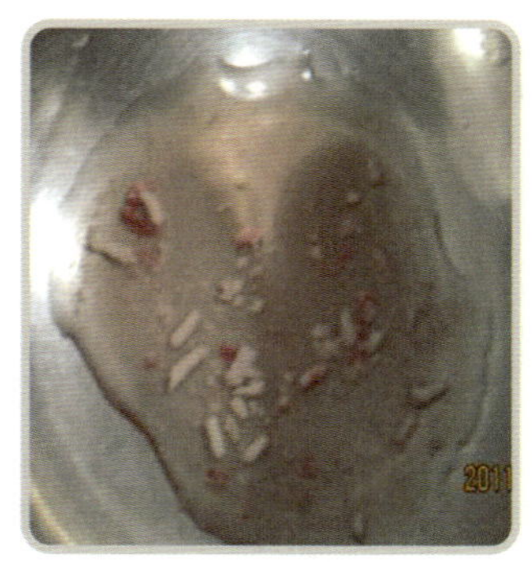

석회를 주사기로 빼서 종지기에 모아놓은 모습.

없고, 시술 당일부터 일상생활이 가능해 바쁜 직장인들이나 김애자 씨처럼 협심증과 같은 지병 때문에 전신마취에 주의를 해야 하는 경우에는 아주 안전하면서도 효과가 빠른 치료이다.

석회질이 크고 동반 질환이 있을 때는 수술로 제거

> 석회질이 크거나 양이 많을 때는 수술이 도움이 된다. 석회성 건염뿐만 아니라 어깨힘줄 파열이나 충돌증후군 등 다른 질병이 동반되어 있을 때도 수술이 필요하다. 수술로 석회도 제거하고 동반된 다른 질병도 동시에 해결하면 치료결과가 훨씬 좋기 때문이다. 관절경을 이용한 수술이라 회복 속도도 빠르다.

석회 위치에 따라 수술은 간단할 수도, 복잡할 수도 있다. 석회가 어깨힘줄 위에 있을 때는 간단히 걷어내기만 하면 되지만 힘줄 속에 묻혀 있거나 깊숙한 곳에 있을 때는 세심한 주의가 필요하다.

수술의 효과는 드라마틱하다. 어깨에 돌멩이 같은 석회질이 생기면 통증이 극심하지만 수술로 석회질을 제거하면 거짓말처럼 통증이 가라앉는다. 박정희(여, 52세) 씨가 좋은 사례다.

박정희 씨는 1년 전부터 어깨가 아파 고생했는데 최근 통증이 더욱 심해져 수술을 한 환자다. 그동안 한의원에서 침도 맞아보고, 통증클리닉에서 물리치료도 받았지만 차도가 없었다. 팔을 뒤로 돌리기도 힘들고 누워서 이불을 끌어당겨 덮는 것도 힘들어했다. 통증 때문에 3일 동안 잠을 못 잔 적도 있다고 한다. 거의 매일 진통제에 의존해 통증을 달래다 보니 부작용으로 구토가 나오고 귀가 멍해 잘 듣지 못하는 경우도 있었다고 한다.

어깨 상태를 살펴보느라 어깨에 손을 대자 박정희 씨는 아프다며 만지지도 못하게 하고 엉엉 울면서 말했다.

"원장님 보니까 어깨가 더 아파요. 얼른 안 아프게 해주세요."

석회 양이 너무 많고, 오랫동안 석회성 건염으로 고생한 터라 관절경을 이용해 수술을 했다. 수술로 석회를 제거한 바로 당일 박정희 씨는 모처럼 단잠을 잤다며 신기해했다.

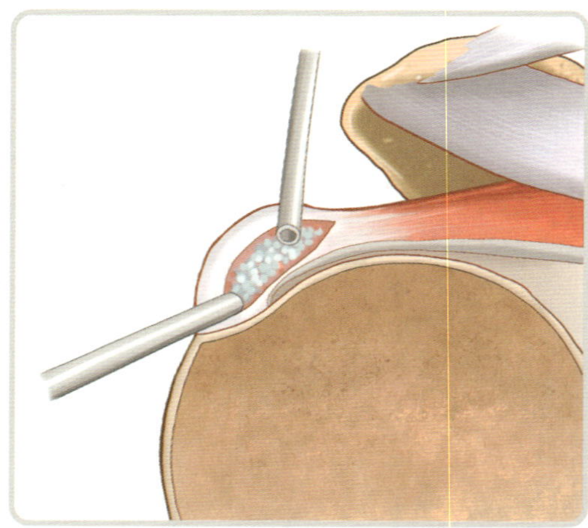

관절경을 이용해 석회를 제거하는 모습.

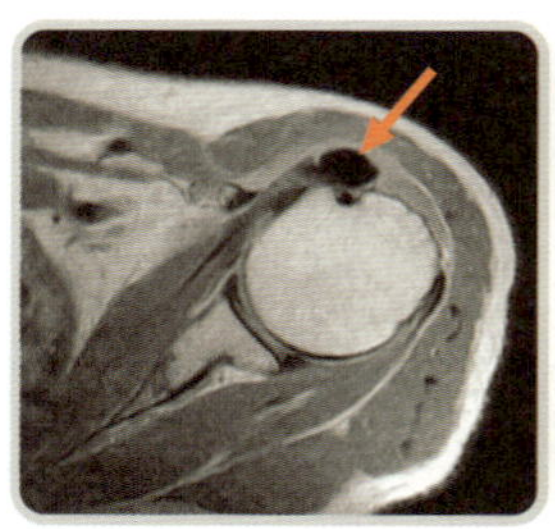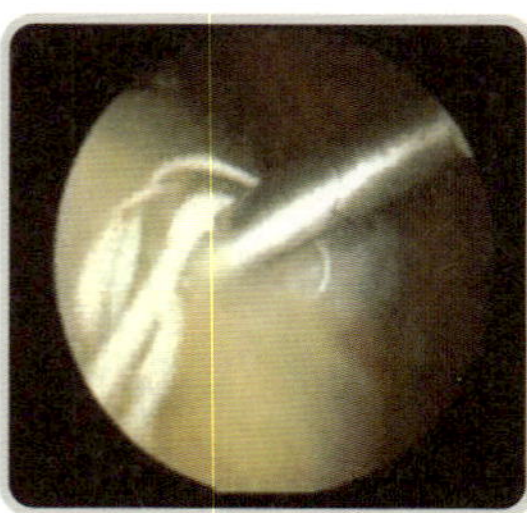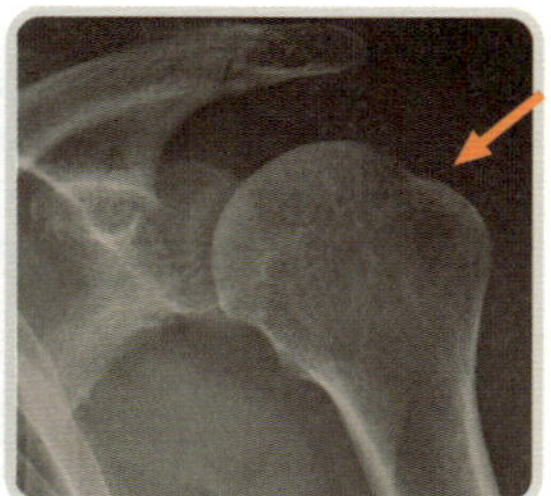

석회 양이 많아(왼쪽) 관절경을 이용해 석회를 제거했다(가운데).
오른쪽은 수술 후 엑스레이로 찍은 모습이다. 석회의 흔적은 그 어디에도 없다.

박정희 씨 사례에서도 알 수 있듯이 어깨 석회성 건염은 다른 어깨질환과 달리 석회를 제거하고 나면 바로 편안한 밤을 지낼 수 있다. 다른 어깨질환을 동반하지 않아 석회만 제거한 경우에는 양치질이나 세수, 컴퓨터, 식사 등 간단한 일상생활은 수술한 다음 날부터 바로 가능할 정도로 회복이 빠르다.

간혹 석회를 제거하고 난 뒤에도 통증이 심하다고 호소하시는 분들이 있다. 어깨힘줄 안에 석회가 있어 석회를 제거할 때 힘줄이 손상되었거나 큰 석회를 제거하였지만 눈에 보이지 않는 조그마한 석회들이 남아 있을 때 주로 그렇다. 하지만 이 또한 걱정할 필요가 없다. 손상된 힘줄은 시간이 지나면 자연스럽게 복구되고, 남아 있는 작은 석회도 곧 녹아서 흡수되기 때문이다.

03 어깨힘줄 파열, 처음엔 통증을 잘 못 느껴서 문제, 나중엔 통증을 잘 참아서 문제

> 어깨힘줄 파열은 통증이 심하지 않아 초기에 모르고 지내는 경우가 많다.
> 또한 다쳤을 때 어깨힘줄이 파열된다고 믿는 사람들이 많다. 하지만 퇴행성이나 반복적인 뼈의 부딪힘으로 오는 경우가 더 많다. 사실 지붕에서 떨어져도 어깨힘줄이 파열되는 경우는 그리 많지 않다.

도둑처럼 소리 없이 찾아오는 어깨힘줄 파열!

"좁은 길에서 자동차에 살짝 어깨를 부딪쳤는데 그때부터 어깨가 아팠어요."

어깨통증으로 병원을 찾은 송정남(남, 52세) 씨는 사고 때문에 어깨가 아프다고 굳게 믿고 있었다. MRI를 찍어보니 어깨힘줄이 파열돼 있었다. 파열된 정도로 보아 꽤 오래전부터 조금씩 파열이 진행된 것으로 보였다.

"어깨힘줄이 파열된 지 시간이 좀 된 것 같은데, 전에 어깨가 아팠던 적이 없나요?"

"가끔 어깨가 뻐근한 적은 있었지만 피곤하면 그럴 수 있는 것 아닌가요?"

송정남 씨가 거짓말을 하는 것은 아니다. 실제로 어깨힘줄 파열 환자

10명 중 7명은 처음에는 통증을 느끼지 못한다. 그래서 나는 종종 '어깨통증은 소리 없이 도둑처럼 다가온다.'라고 표현하곤 한다.

어깨는 우리 몸에 있는 관절 중 가장 유연하고 안정적이면서도 운동 범위가 크다. 어깨를 360도 어느 방향으로든 편안하게 움직일 수 있게 하는 데는 어깨힘줄의 역할이 크다. 어깨힘줄은 어깨관절 주위를 뱅 둘러가며 덮고 있는 근육의 일종이다. 어깨관절을 회전시키는 역할을 하기 때문에 '회전근개'라고도 불린다.

어깨힘줄은 총 4개의 다발로 이루어져 있다. 4개의 어깨힘줄은 앞쪽으로부터 견갑하근, 극상근, 극하근, 소원근이라 불리는데, 마치 깍지를 끼는 모양으로 합쳐지면서 동그랗게 상완골두(위팔뼈 위쪽 끝부분)에 붙어 있다. 이렇게 4개의 힘줄이 단단하게 엮어 상완골두를 감싸고 있기 때문에 팔이 빠질 염려 없이 전후좌우 자유롭게 움직일 수 있는 것이다.

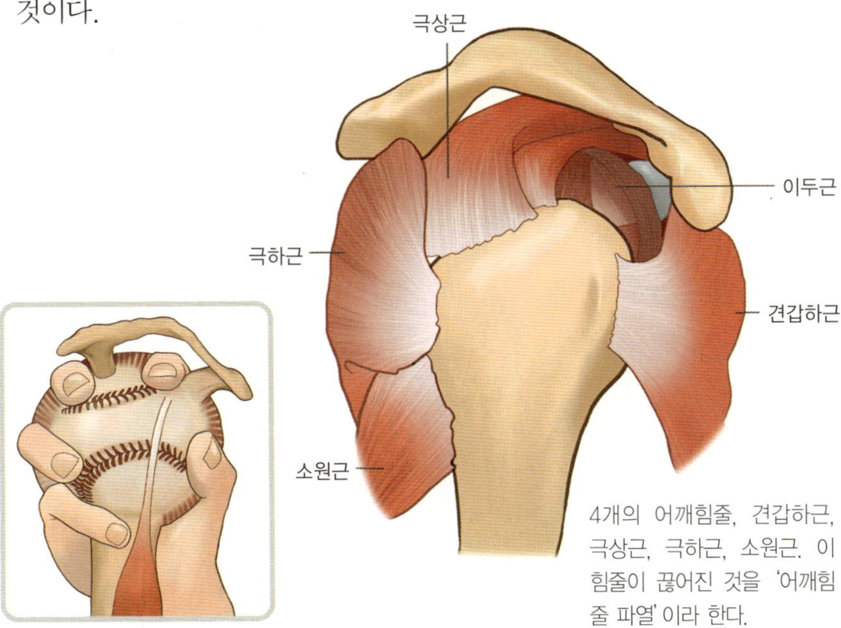

4개의 어깨힘줄, 견갑하근, 극상근, 극하근, 소원근. 이 힘줄이 끊어진 것을 '어깨힘줄 파열'이라 한다.

어깨힘줄 파열은 말 그대로 어깨힘줄이 찢어지는 것을 의미한다. 보통 4개의 어깨힘줄 중 맨 위에 있는 극상근이 가장 잘 파열되는 것으로 알려져 있다.

어깨관절을 잡아주는 어깨힘줄이 파열되면 팔을 움직이기도 어렵고 통증이 유발된다. 문제는 어깨힘줄이 살짝 파열된 정도라면 통증을 느끼지 못할 수도 있다는 것이다. 통증이 있더라도 그리 심하지 않아 어깨힘줄이 파열된 줄 모르고 방치하는 경우가 많다.

어깨힘줄이 파열되면 극심한 통증으로 팔을 위로 올리기가 어렵다고 알고 있는 분들이 많다. 그래서 진료실에서 종종 "저는 팔을 위로 들 수 있으니까 힘줄 파열은 아니지요?"라고 묻는 환자들을 만난다. 하지만 실제로는 어깨힘줄이 파열되더라도 어느 정도까지는 팔을 위로 올릴 수 있다. 우리 몸에는 보상작용이라는 것이 있어서 일부 어깨힘줄이 파열되면 다른 힘줄과 근육들이 그 기능을 대신해주기 때문이다.

이처럼 초기에는 통증도 별로 못 느끼고, 팔도 움직일 수 있기 때문에 어깨힘줄 파열인 줄 모르고 방치하는 분들이 많다. 시간이 흘러 파열된 어깨힘줄이 자연적으로 치유될 수 있으면 좋겠지만 한 번 파열된 어깨힘줄은 저절로 붙지 않는다. 대부분 일단 파열이 시작되면 만성적으로 파열이 진행되면서 통증도 점점 심해진다.

파열이 계속 진행되면 어깨힘줄이 약해져 가벼운 충격이나 약간의 힘을 쓰다가도 순간적으로 더 크게 파열될 수 있다. 송정남 씨도 그런 경우이다. 어깨힘줄이 파열된 줄 모르고 시간을 끄는 동안 어깨힘줄이 더욱 약해졌고, 그 상태에서 자동차에 살짝 부딪치는 충격에 어깨힘줄이 완전히 파열된 것이다.

어깨통증이 심하지 않거나 팔을 움직일 수 있다고 방심해서는 안 된다. 어깨힘줄 파열에 의한 통증은 도둑처럼 소리 없이 찾아온다. 조금이라도 어깨에 이상 징후가 보이면 바로 정확한 검사를 받아 어깨통증의 원인을 알아내는 것이 중요하다.

왜 생기고, 어떤 증상이 나타날까?

어깨힘줄이 파열되는 원인은 다양하다. 가장 흔한 원인은 약해진 어깨힘줄이 어깨뼈의 앞부분에 있는 견봉이라는 뼈와 그곳에 붙어 있는 인대구조물과 반복적으로 부딪치는 것을 꼽을 수 있다. 옷도 자주 입고 빨면 해지듯이 어깨힘줄도 자꾸 딱딱한 견봉과 인대구조물에 쓸리고 부딪치면 점차 닳고 약해져 끊어지기 쉽다.

나이도 어깨힘줄 파열을 일으키는 주원인이라 할 수 있다. 인체의 모든 기관이 그렇듯 어깨힘줄도 나이가 들수록 늙는다. 특히 혈류량이 적어 혈액을 충분히 공급받지 못하는 부위의 힘줄은 더 빨리 늙는다. 어깨힘줄도 혈관을 통해 영양분을 먹고 살아야 하는데, 나이가 들면 혈관이 가늘어지고 혈액순환이 잘 안 돼 영양부족에 시달리기 쉽다. 그러면 다음 그림에서 보는 것처럼 어깨힘줄이 푸석푸석하고 하얗게 변한다. 늙고 약해진 어깨힘줄은 외부 충격에 약하다. 조금만 부딪쳐도 상처를 입고 점점 닳아 없어진다. 그러다 어느 순간 더 이상 버티지 못하고 뚝 떨어지고 마는 것이다.

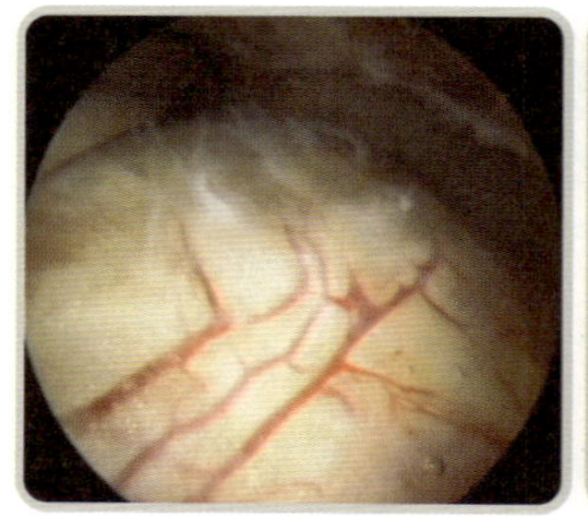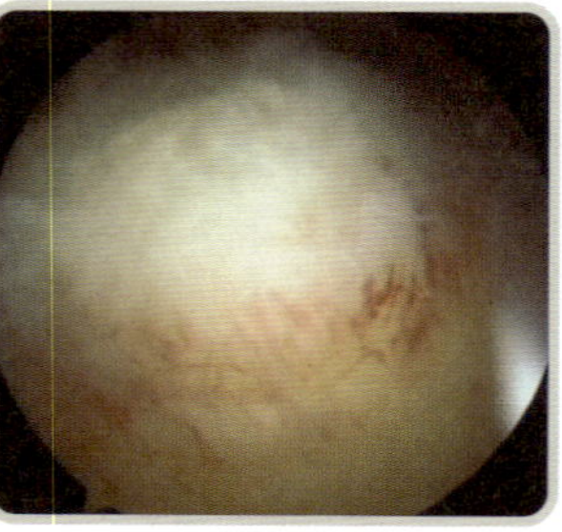

어깨 속 정상 혈관(왼쪽)과 가늘어진 혈관(오른쪽). 혈액을 충분히 공급받지 못한 어깨힘줄은 오른쪽 그림처럼 푸석푸석하고 하얗다.

확실히 어깨힘줄 파열은 나이가 많을수록 발생할 위험이 높아진다. 또한 나이가 많을수록 파열 범위도 넓고, 정도도 심하다. 60세 이상의 연령에서는 2명 중 1명이 어깨통증을 경험하고, 50세 이상에서는 4명 중 1명이 어깨통증을 경험한다고 한다. 어깨통증을 일으키는 원인은 다양하지만 어깨힘줄 파열이 차지하는 비중은 약 40%에 달한다. 이는 어깨통증의 대명사처럼 알려져 있는 오십견보다도 훨씬 흔하다는 뜻이다.

나이 외에 직업도 어깨힘줄 파열과 관련이 많은 것으로 알려져 있다. 오랫동안 어깨에 무리를 주는 힘든 일을 한 분들, 특히 어깨 위로 무거운 물건을 드는 작업을 반복적으로 했던 분들은 어깨힘줄 이 파열될 위험이 높다.

젊은 사람이라도 심한 노동, 골프, 테니스, 수영 등으로 어깨를 과도하게 많이 사용한 분이라면 어깨힘줄 파열로부터 안전할 수 없다.

담배와 술도 어깨힘줄을 손상시키는 데 영향을 미친다. 담배는 혈관을 좁아지게 만들어 혈액순환을 방해한다. 술 또한 마찬가지다. 결국

담배와 술이 과하면 어깨힘줄에 충분한
영양을 공급하지 못해 어깨힘줄이 빨리
닳고 손상된다는 얘기다.

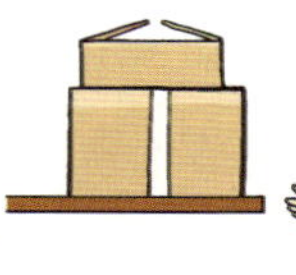

　어깨힘줄이 파열되었을 때의 증상은 오십견일 때
와 매우 흡사하다. 환자들은 "옷 하나 벗기도 힘들다."
"국그릇 하나 들기도 힘들다." "높은 곳에 있는 물건을 내
리기가 힘들다." "아픈 쪽으로 누워 잠자기 힘들다."
"팔에 힘이 전혀 없고, 안 올라가 일상생활이 힘들다."
"양치질하기도 힘들고 머리도 반대편 팔로 감는다." 등 다양한 증세를
호소한다.

　하지만 이 정도 증상은 어깨힘줄 파열이 상당히 진행되었을 때 나타
나는 증상이다.

　앞에서도 이야기했듯이 어깨힘줄이 살짝 파열된 초기에는 통증
을 느끼지 못할 수도 있고, 통증이 있어도 심하지 않아 일상생활을
하는 데는 큰 불편이 없다. 아프기는 해도 팔을 올리거나 뒤로 돌리
는 등의 동작이 어느 정도 가능해 방치하기 쉬운데, 시간이 지날수
록 점점 더 많이 파열돼 나중에는 일상생활을 하는 것조차 어려울
정도로 통증이 심해진다.

　수저질도 힘들어 식사도 제대로 못하고, 팔을 위로 들어 올리지 못해
머리를 빗거나 옷을 입고 벗는 것조차 하기가 어려워진다. 최악의 경우
에는 통증 때문에 어깨를 움직이지 않다 보니 등이나 팔 근육이 모두
말라버려 어깨의 기능을 상실할 수도 있다.

조기 진단, 빠른 치료가 중요하다

어떤 질병이든 초기에 발견하면 치료가 쉽다. 어깨힘줄 파열도 그렇다. 어깨힘줄은 여러 겹으로 구성된 아주 강하고 질긴 조직이다. 따라서 어깨힘줄이 파열돼도 초기에는 완전히 끊어지기보다는 일부만 손상되는 경우가 많다. 이때는 어깨힘줄이 일부 이어져 있는 상태이므로 수술을 하지 않고 주사요법이나 근력강화 운동으로 통증을 완화시킬 수 있다.

초기라도 적절한 치료를 하지 않으면 파열이 점점 더 심해져 어깨힘줄이 완전히 끊어질 가능성이 크다. 어깨힘줄이 완전히 파열되면 더더욱 빠른 치료가 필요하다. 그냥 방치하면 끊어진 힘줄의 범위가 점점 커지면서 계속 말려들어가고 근육이 점차 위축된다. 오래 방치할수록 파열범위가 광범위해져 수술로 봉합하기가 어려울 수도 있고, 가까스로 봉합하더라도 결과가 초기 치료에 비해 좋지 않을 수밖에 없다.

치료시기를 놓치지 않으려면 증상을 자각했을 때 하루라도 빨리 병원을 찾아 진단을 받는 것이 중요하다. 어깨힘줄 파열은 원인이 무척 다양하고 파열의 양상도 제각각이기 때문에 그 어떤 어깨질환보다도 정밀한 검사와 진단이 필요하다.

어깨힘줄 파열을 정확히 진단하기 위해서는 먼저 환자들이 호소하는 증상을 꼼꼼하게 들어봐야 한다. 가만히 있어도 아프다거나 팔을 위로 올릴 때 아프다거나 등 환자가 말하는 증상을 잘 듣고 진찰을 한다. 팔을 위로 올려도 보고, 뒤로 돌려보게 하는 등 다양한 테스트를 통해 어디가 문제인지 꼼꼼히 점검하고 환자가 호소했던 증상과 비교하며 원인을 가늠해본다.

대략적인 원인은 환자의 이야기와 진찰만으로 어느 정도 짐작할 수 있지만 더욱 정확한 진단을 위해서는 MRI와 같은 정밀검사가 필요하다.

> MRI 검사를 하면 파열의 정도, 위치, 크기, 퇴축 정도는 물론 근육위축과 지방변성까지 매우 정확하게 알아낼 수 있다.

보통 어깨힘줄이 완전히 파열되기 전에도 어깨힘줄과 견봉의 골극이 부딪치는 충돌증후군이 있는 경우가 많다. 어깨힘줄이 파열되지 않은 상태라 증상이 애매하고 통증이 심하지 않아 무시하고 넘어가기 쉬운데, 이때 MRI 검사를 하면 이미 힘줄에 변화가 시작되는 건병증이나 부분파열이 발견되는 경우가 종종 있다. 또한 어깨힘줄 파열 이외에 다른 어깨질환들, 즉 견봉하 충돌증후군, 관절와순 병변, 상완이두건의 파열, 동결견, 관절탈구 병변 및 불안정성 퇴행성관절염 유리체, 결절종 등을 감별하는 데도 MRI 검사가 아주 유용하다.

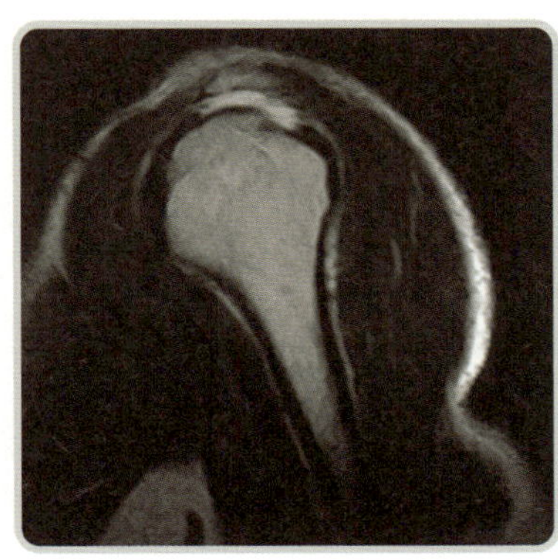

59세 남자 환자의 MRI 사진.
MRI 상으로 어깨힘줄이 파열된
것을 확인할 수 있다.

완전 파열된 어깨힘줄은 빨리 수술할수록 유리!

어깨힘줄이 떨어졌다고 하면 "쓰지 않고 가만히 있으면 저절로 좋아질 수 있나요?"라고 묻는 환자들이 많다. 아마 뼈가 부러졌을 때 뼈를 고정하고 일정 시간이 지나면 붙는 것처럼 어깨힘줄도 저절로 붙을 것이라 생각하는 모양이다.

> 안타깝게도 완전 파열된 어깨힘줄은 스스로 아물 수가 없다. 시간이 지날수록 파열의 범위가 커질 뿐만 아니라 힘줄과 근육이 지방으로 변성되어간다. 일종의 퇴화 과정이다. 어깨힘줄이 파열되었어도 근육이 탄탄하면 힘줄 대신 근육이 어깨관절을 일정부분 잡아줄 수 있다. 그런데 힘줄파열로 인한 어깨통증으로 팔을 잘 사용하지 못하면 근위축이 오게 된다. 그래서 결국에는 팔을 올리는 데도 지장이 오게 된다.

어깨힘줄이 완전히 파열되면 가능한 한 빨리 수술하는 것이 좋다. 통증이 별로 없다고 방치하면 나중에 큰 곤욕을 치를 수 있다.

이선오(남, 51세) 씨가 어깨힘줄 파열을 처음 발견한 것은 3년 전이었다. 어깨가 아파 병원에서 검사를 했는데, 4개의 어깨힘줄 중 극상근이 파열된 것으로 나타났다. 파열 범위가 크지는 않았지만 전층이 완전히 끊어진 상태라 수술을 권했다.

"꼭 수술을 해야 하나요? 지금 한창 일이 바쁜 때라 시간 내기도 어렵고 그렇게 통증이 심하지도 않은데요?"

빨리 수술하는 것이 좋다고 설득했지만 이선오 씨는 고집을 굽히지 않았다. 그 후 소식이 없었다. 그런데 얼마 전 다시 병원을 찾았다. 그동안 통증이 별로 없어 큰 문제없이 잘 지냈는데, 갑자기 어깨통증이 참을 수 없을 만큼 심해져 급하게 병원에 왔다고 했다. MRI 검사를 해보니 3년 전보다 파열 범위가 커진 것이 확연히 보였다.

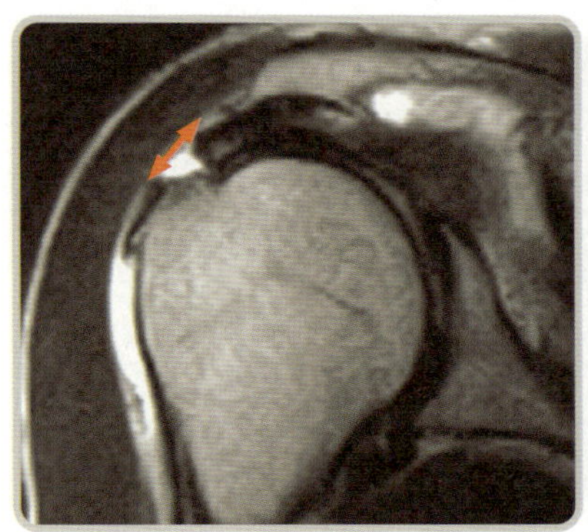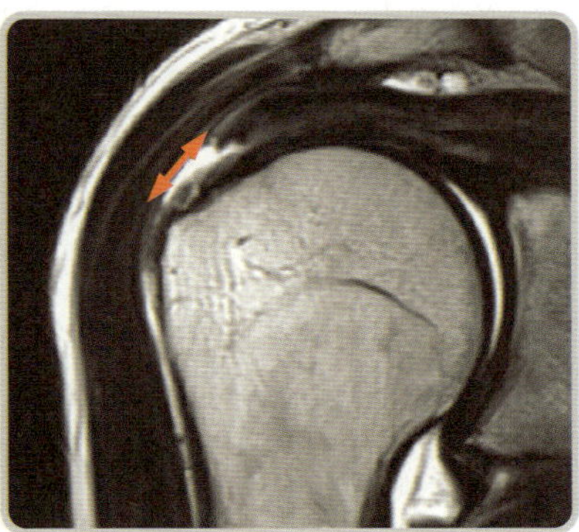

3년 전(왼쪽)보다 어깨힘줄파열 크기가 더 커졌다(오른쪽).

많은 분들이 이선오 씨처럼 어깨힘줄이 파열되었어도 통증이 없으면 더 이상 진행이 안 되는 것으로 착각한다.

하지만 어깨힘줄 파열은 통증이 심하지 않아도 3년 이내에 90% 이상 더 진행되고, 통증이 심해진다.

어깨힘줄이 파열된 크기가 크면 클수록 수술이 어려워진다. 파열 크기가 크면 그만큼 힘줄 부위가 작아져 꿰매기도 어렵다. 어렵게 끌어당겨 꿰매도 힘줄이 얇아지고 약해져 재파열될 위험이 커진다.

그나마 수술이 가능하면 괜찮다. 너무 오래 어깨힘줄 파열을 방치하면 한 군데만이 아니라 여기저기 광범위하게 힘줄이 파열될 수 있다. 그렇게 되면 어깨관절을 감싸주는 어깨힘줄이 파열돼 제 기능을 못해 뼈와 뼈가 부딪쳐 관절이 손상된다. 결국 관절병증으로 진행돼 아예 어깨힘줄을 꿰매지 못할 수도 있으니 가능한 한 빨리 수술을 하는 것이 좋다.

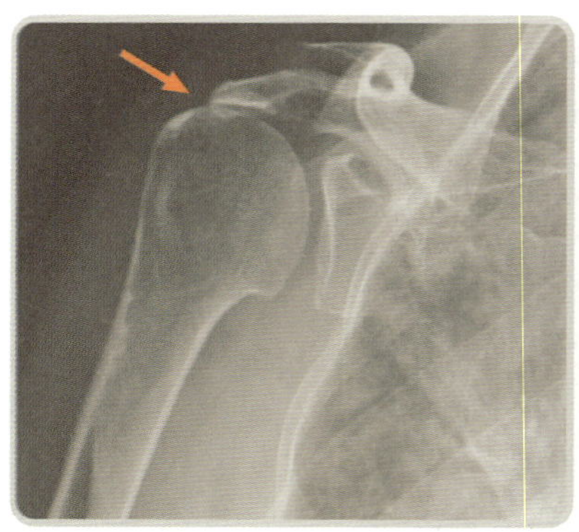 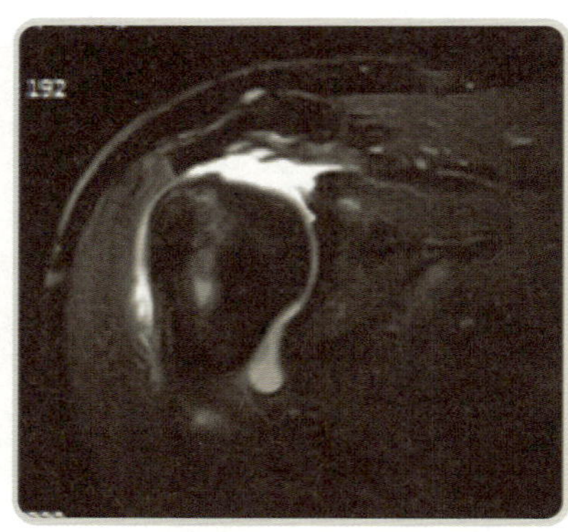

어깨힘줄 파열을 오래 방치해 힘줄이 전혀 남아있지 않다. 어깨힘줄이 없어 뼈가 맞닿아 있다.

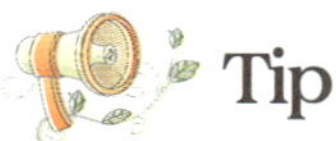 Tip

어깨힘줄 봉합 수술 후 통증은 치유의 한 과정

어깨힘줄을 봉합하는 수술은 날로 발전하고 있다. 요즘엔 관절 내시경을 이용해 수술을 하기 때문에 수술 후 통증도 적고 회복기간도 빠르다. 봉합하는 기술도 발전해 재파열의 위험도 크게 줄어들었다. 그런데도 간혹 수술 후 통증이 여전하다며 혹시 수술이 잘못되거나 재파열된 것이 아니냐며 역정을 내는 분들이 있다.

이런 경우 MRI를 찍어보면 대부분 어깨힘줄은 잘 붙어있다. 간혹 수술 후 보조기를 풀고 일을 해 재파열되는 경우도 있다. 재파열된 것이 아니어도 수술 후 통증이 나타날 수 있다. 수술 후 치유되는 과정에서 염증이나 관절이 일시적으로 굳는다. 그 과정에서 통증을 느낄 수 있는데, 치유되는 과정에서 자연스럽게 나타나는 현상이므로 크게 걱정하지 않아도 된다. 이때의 통증은 염증주사나 다른 시술로 해결할 수 있다.

광범위 어깨힘줄 파열로 봉합이 불가능할 때는 '근이전술'도 대안

어깨힘줄 파열을 오래 방치하면 광범위 어깨힘줄 파열로 진행될 수 있다. 일반적으로 완전 파열된 어깨힘줄이 2개 이상이거나 파열 단면의 가장 넓은 길이가 5cm 이상인 경우 '광범위 어깨힘줄 파열'이라고 한다.

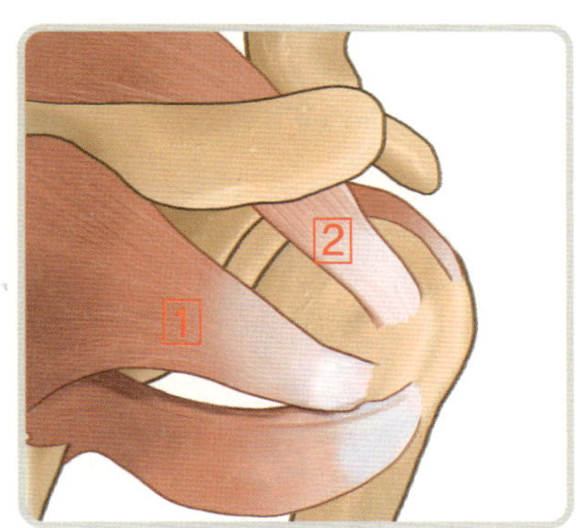

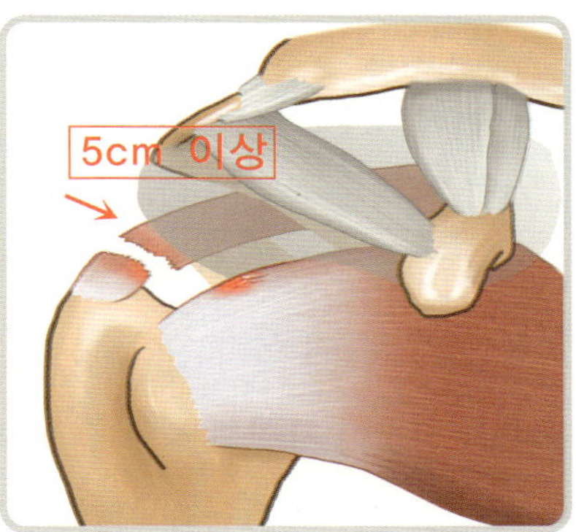

광범위 어깨힘줄 파열.

광범위 어깨힘줄 파열도 기본적으로는 봉합수술을 해야 한다. 어깨힘줄이 여기저기 다 끊어진 상태라 그대로 두면 어깨힘줄이 어깨관절을 잡아주지 못하기 때문에 어깨를 움직이면 어깨관절이 위로 올라가 견봉과 맞닿게 된다. 어깨관절과 견봉이 자주 부딪치면 그만큼 관절이 빨리 닳아 관절염이 발생하기 쉽다.

광범위 어깨힘줄 파열의 경우에도 최대한 남아 있는 힘줄을 모아 봉합함으로써 원래의 자기 힘줄을 살려주는 것이 우선이다. 요즘에는 관절경 수술 기술이 발달해 광범위 어깨힘줄 파열이라도 대부분 수술이 가능하다.

하지만 파열의 정도가 너무 광범위해서 관절경을 이용한 봉합 수술
이 어려운 경우도 있다. 50~60대로 아직 젊고, 왕성하게 일을 할 정도면
이때는 위축된 근육의 위치에 따라 가슴근육(대흉근) 또는 등근육(광배
근) 등을 이용한 '근이전술' 을 시행하기도 한다.

　근이전술은 원래의 힘줄이 기능을 할 수 없을 때 그 힘줄의 기능
을 대신할 수 있도록 다른 근육의 한쪽을 떼어내 해당 힘줄이 붙어
있던 자리에 붙여주는 수술을 말한다.

광범위 어깨힘줄 파열은 크게 맨 위 극상근과 뒤쪽 극하근이 파열된
경우와 극상근과 앞쪽 견갑하근이 파열된 경우로 구분할 수 있다. 위와
앞 어깨힘줄이 파열된 경우는 가슴근육 이전술을, 위와 뒤쪽 어깨힘줄
이 파열된 경우는 등근육 이전술을 시행한다. 흔히 시행되는 수술은 아
니지만 수술 결과는 양호한 편이다.

여수백병원에서도 근이전술을 가끔 한다. 보성에서 올라온 60대 주부
최말자 씨는 광범위 어깨힘줄 파열로 식사도 제대로 못하는 상태였다.
팔을 올리려면 통증이 너무 심해 상 위에 아예 팔을 올려놓거나 무릎 위
에 올려놓고 겨우 식사를 한다고 했다. 그렇게밖에 식사를 할 수 없는
자신이 창피해 식사를 하는 모임에 나가지 않은 지 꽤 오래되었단다.

검사를 해보니 봉합할 만한 어깨힘줄이 하나도 남아있지 않은 상태
였다. 고민 끝에 등근육을 떼어 어깨힘줄을 만드는 등근육 전이술을 시
행했다. 지금은 순조롭게 재활치료를 받고 있으며 날로 상태가 호전되
는 중이다.

65세 김순희 환자 역시 광범위 어깨힘줄 파열로 봉합 수술이 불가능

했다. 통증이 심해진 것은 약 1년여 전부터라고 했다. 그 이전에도 어깨가 아프긴 했지만 1년 전부터는 어깨통증이 너무 심해져 팔을 아예 들수가 없었다. 농사를 짓는 분이어서 일이 많은데 밭을 맬 수도 없고 밥도 못해 할아버지가 대신 해준다며 속상해하셨다.

어깨힘줄이 거의 없어 관절경 봉합 수술은 불가능했다. 그래서 가슴근육을 빌려 어깨힘줄을 만드는 전이술을 시행했고, 수술은 성공적이었다.

하지만 근전이술은 가슴이나 등근육을 이용해 어깨힘줄을 새로 만드는 수술이라 단순히 파열된 어깨힘줄을 봉합하는 수술보다 회복하는데 시간이 많이 걸린다. 그래서 김순희 할머니도 회복될 때까지 조바심을 냈다. 가슴근육 전이술 후 2개월째 내원하면서 아직 팔이 마음대로올라가지 않는다고 애를 태웠다. 통증으로 전혀 올라가지 않던 팔이 어렵게나마 가슴 부위까지 올라가는데도 만족하지 못했다.

완전히 팔을 머리 위로 올리기까지는 5개월이 걸렸다. 5개월 후 내원한 김순희 환자는 수저질도 마음대로 할 수 있고, 양치질도 잘한다며 자랑하셨다. 병원에 오기 전에 밭까지 매고 오셨다며 밝게 웃으셨다.

 Tip

콜레스테롤 수치가 높으면 어깨힘줄 위험

콜레스테롤 수치가 높으면 어깨힘줄이 파열될 위험이 커진다는 보고가 있다. 혈액 속에 콜레스테롤이 많으면 혈액순환을 방해하고 혈액에 영향을 미쳐 어깨힘줄이 빨리 퇴행한다는 것이다. 따라서 어깨힘줄을 튼튼하게 만들고 수술 후 재파열을 예방하려면 콜레스테롤을 낮추는 음식을 먹는 것이 좋다. 콜레스테롤을 낮추는 대표적인 음식은 다음과 같다.

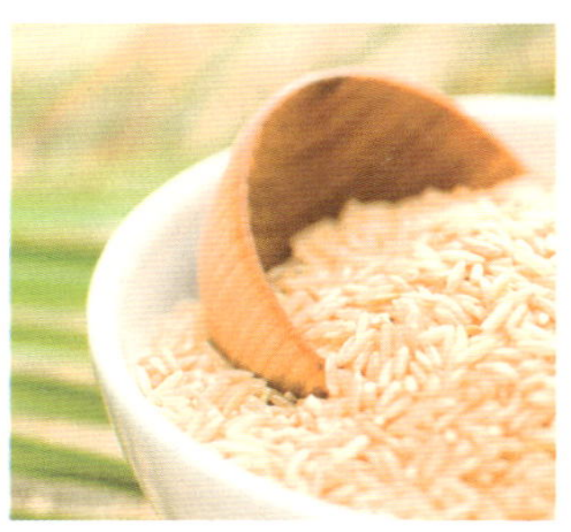

현미

각종 비타민과 미네랄을 풍부하게 가지고 있으며, 풍부한 섬유소가 콜레스테롤을 낮춘다.

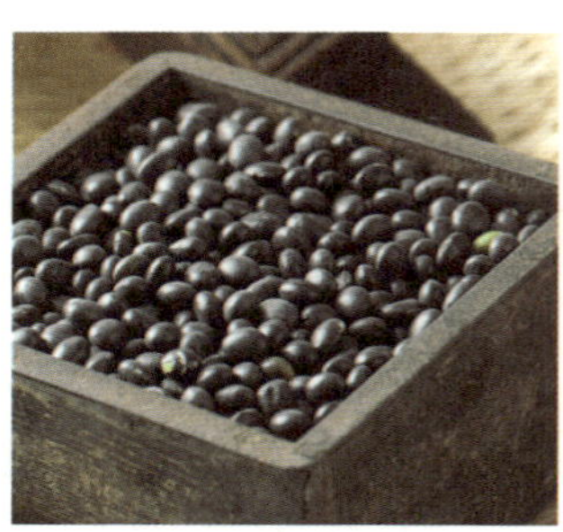

검은콩

식이섬유와 식물성 단백질이 풍부하고, 혈관 속 콜레스테롤을 씻어내는 불포화지방산을 많이 함유하고 있다. 콩으로 만든 두부도 콜레스테롤을 낮추는 데 도움이 된다.

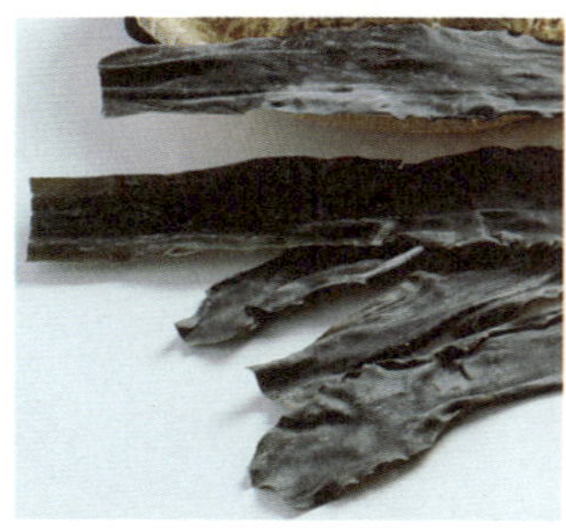

다시마, 미역

해조류는 심근경색에 좋고 콜레스테롤 수치를 떨어뜨리는 데 효과적이다.

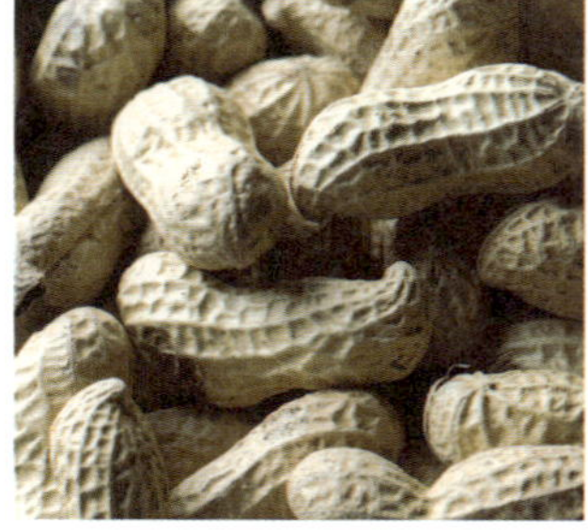

땅콩

불포화지방이 풍부해 나쁜 콜레스테롤을 감소시켜준다.

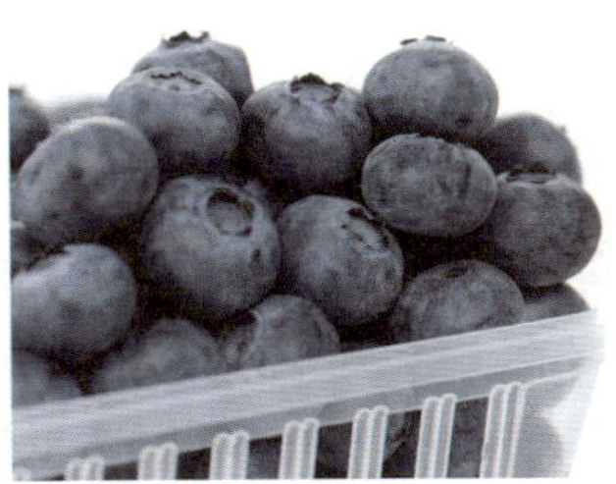

블루베리

콜레스테롤을 낮추고 노화방지 및 피를 맑게
해준다. 눈에도 좋다.

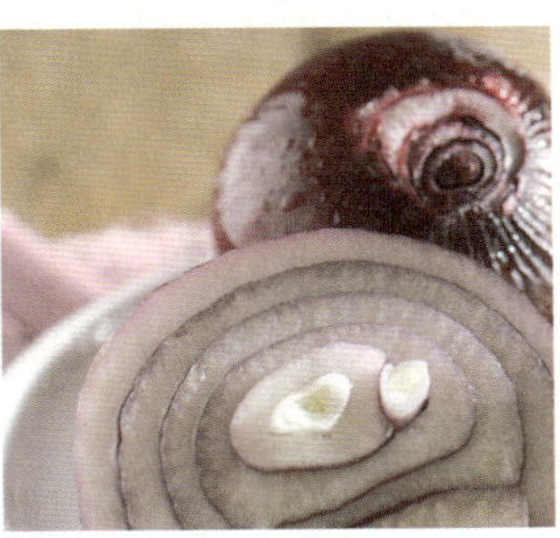

양파

항산화물질인 케르세틴이 콜레스테롤 배출을
돕고 고혈압/뇌졸중 등 심혈관 질환에 좋다.

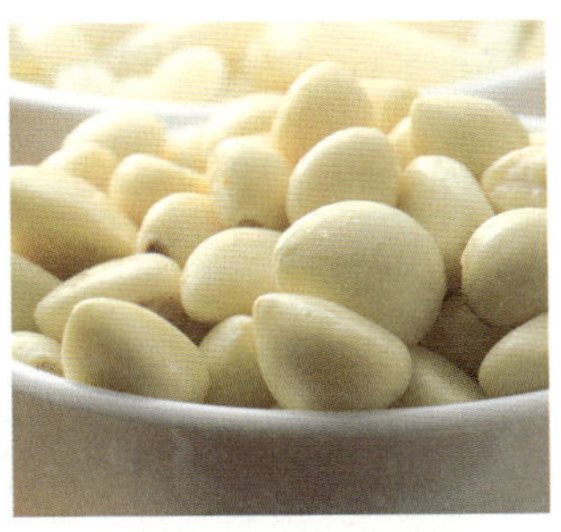

마늘

마늘의 알리신 성분은 콜레스테롤 수치를 떨어
뜨려준다. 혈액을 맑게 하고 혈액이 응고되지
않도록 도와 혈액순환이 잘 되게 한다.

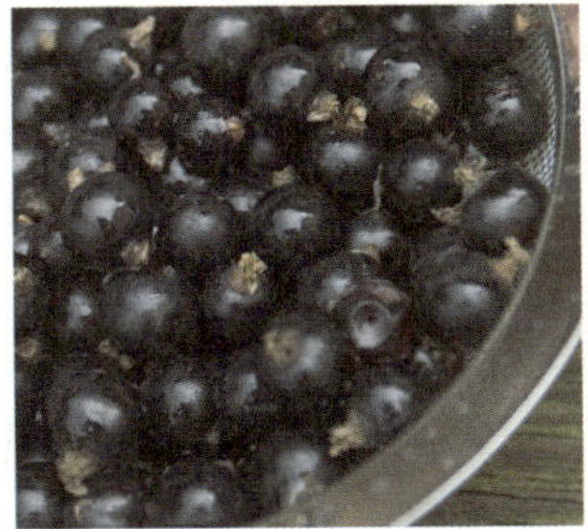

아사이베리

콜레스테롤을 조절하고, 항산화 및 소염·진통
의 효능을 가지고 있어 통증을 완화시켜주고
운동 가능 범위를 늘려준다.

04. 팔을 움직일 때 어깨 속에서 뚝뚝 소리가 나요. 어깨충돌증후군

> 반대편 손바닥을 어깨 위에 올려놓고 심하게 팔을 앞 뒤로 돌려보자. 어깨를 움직일 때마다 뚝뚝 소리가 나면서 통증이 있다면 어깨충돌증후군일 가능성이 높다. 흔히 관절에서 나는 소리는 자연스러운 것이라고 아는 분들이 많지만 통증을 동반한 소리는 예사롭게 보아 넘겨서는 안 된다.

뚝 걸리는 느낌과 통증을 부르는 어깨충돌증후군

유해순(여, 47세) 씨는 40세가 넘으면서 건강관리를 열심히 해왔다. 덕분에 지금까지 건강하게 살았는데 어느 날 팔 운동을 하던 중 기분 나쁜 경험을 했다. 그날도 여느 날처럼 팔다리 스트레칭을 하면서 몸을 풀고 있었다. 양팔을 머리 위로 올렸다 옆으로 벌리면서 내리는 동작을 하는데 왼쪽 어깨에서 뚝 소리와 함께 걸리는 느낌이 들었다. 소리만 나는 게 아니라 통증까지 느껴졌다. 몇 번을 되풀이해봐도 마찬가지였다.

처음에는 그럴 수도 있다고 생각했다. 어렸을 때 재미삼아 손가락 관절을 꺾을 때도 소리가 났고, 가끔 걷거나 앉았다 일어설 때 무릎관절에서도 뚝 소리가 나곤 했다. 소리만 날 뿐 별 불편함이 없었고, 어디선가 관절에서 소리가 나는 것은 병이 아니라는 말도 들은 터라 큰 걱정은 안 했다.

그런데 시간이 지날수록 걸리는 느낌은 더 분명해졌고 통증도 심해졌다. 아무래도 예삿일은 아니다 싶어 병원을 찾았더니 뜻밖에도 '어깨충돌증후군'이란 진단을 받았다.

어깨충돌증후군이란 병명을 낯설어하는 분들이 많겠지만 사실은 오십견보다 흔한 어깨질환이다. 전체 어깨통증의 20~30%에 해당하는 환자들이 어깨충돌증후군인 것으로 보고되고 있다.

어깨충돌증후군은 어깨뼈 앞부분의 견봉과 위팔뼈 사이의 간격이 좁아져 그 사이에 있는 어깨힘줄과 견봉이 자꾸 부딪치는 어깨질환이다. 어깨를 움직일 때마다 견봉이 어깨힘줄을 자극하면서 통증을 느끼게 되는 것이다. 부딪칠 때마다 뚝뚝 소리가 나거나 뭔가에 걸리는 느낌이 들기도 한다.

어깨충돌증후군은 그 자체만으로도 심각한 어깨통증을 불러올 수 있는 질환이지만 방치할 경우 여러 가지 합병증을 불러올 수 있다. 어깨

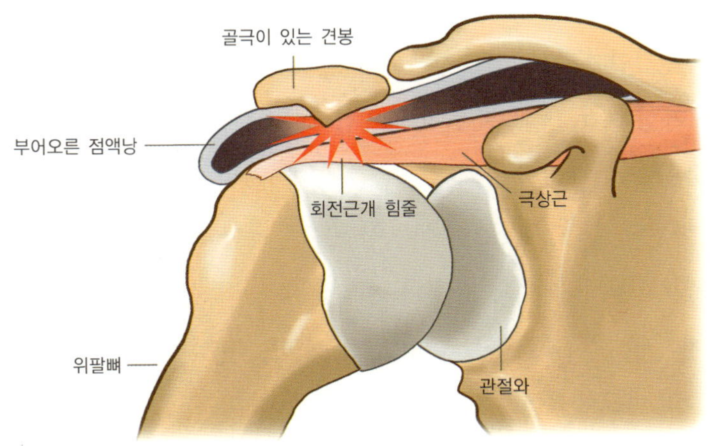

관절이 움직일 때마다 점액낭과 어깨힘줄을 자극한다.

뼈가 자꾸 힘줄을 비롯한 주변 조직을 건드려 염증이 생길 수도 있고, 통증으로 어깨를 잘 사용하지 않으면 어깨관절이 뻣뻣하게 굳기도 한다. 뿐만 아니라 장시간 방치할 경우 어깨힘줄에 지속적으로 자극이 가해져 결국 어깨힘줄이 파열될 수도 있으니 처음 증상이 나타났을 때 바로 적절한 치료를 받는 것이 좋다.

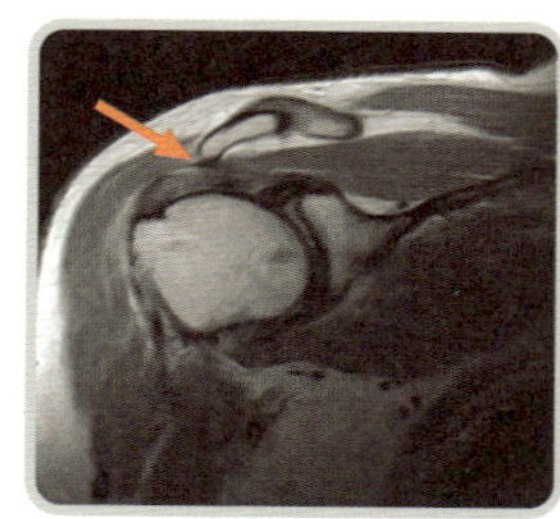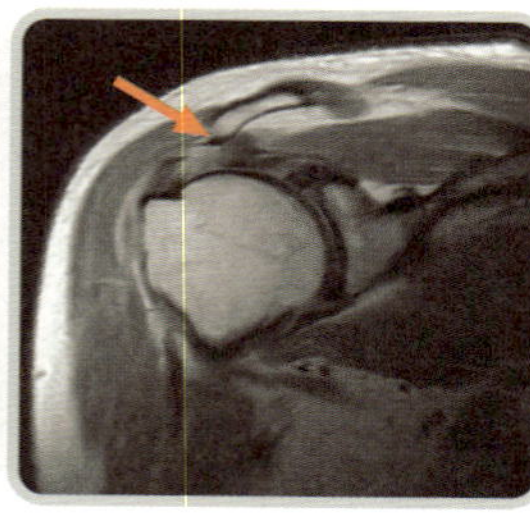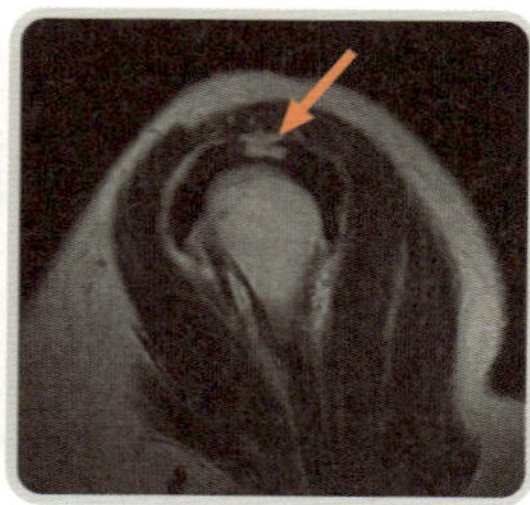

충돌증후군을 방치해(왼쪽) 어깨힘줄이 파열된 모습(가운데, 오른쪽).

왜 어깨뼈와 위팔뼈 사이의 간격이 좁아질까?

그렇다면 왜 어깨뼈와 위팔뼈 사이의 간격이 좁아져 어깨충돌증후군이 생기는 것일까? 가장 중요한 원인은 노화다. 어깨관절은 우리 몸의 관절 중 가장 운동 범위가 크다. 젊었을 때는 근력도 충분하고 재생능력도 좋아 두 뼈 사이의 간격이 잘 유지된다. 하지만 나이가 들어 재생력도 약화되고 반복적으로 어깨를 사용하는 동안 근력의 역학적 균형이 깨지면서 두 뼈 사이의 간격이 좁아질 수 있다. 또한 나이가 들면서 견봉이 자라 뼈가 아래로 삐죽 내려오기도 한다. 견봉이 길게 자라면 그만큼 어깨뼈와 위팔뼈 사이가 좁아져 충돌하기가 쉽다.

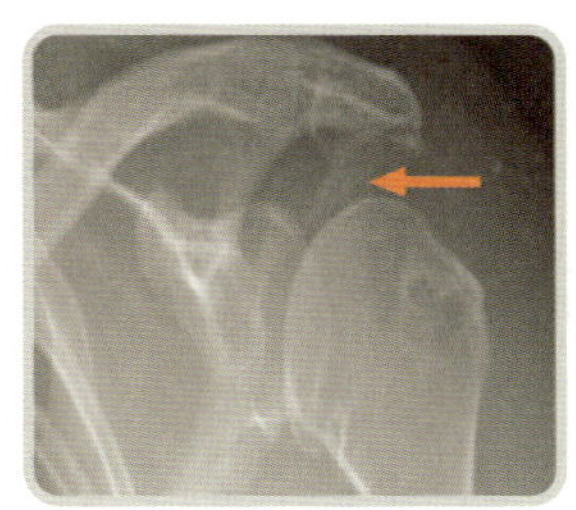

길어나온 뼈는 어깨힘줄을 자극하고,
통증을 유발한다.

꼭 나이가 들면서 뼈가 퇴행해 길어지는 것이 아닌 경우도 있다. 어깨뼈의 모양은 사람마다 조금씩 다르다. 특히 견봉의 모양이 어깨뼈와 수평을 이루지 못하고 아래로 꺾인 모양도 있는데, 이런 경우에는 아무래도 어깨뼈가 충돌할 위험이 크다. 젊은 사람들 중에도 어깨충돌증후군이나 어깨힘줄 파열로 고생하는 분들이 있는데, 선천적으로 어깨뼈 모양에 이상이 있는 경우가 많다.

조사 결과에 의하면 견봉 모양이 갈고리처럼 구부러진 후크 타입일 경우 평평한 모양인 플랫 타입보다 발병률이 6.2배가량 많은 것으로 나타났다.

니어(Neer)에 의하면 충돌증후군은 견봉 모양 자체가 충돌하기 쉬운 불리한 모양이거나 팔을 움직일 때 어깨관절 속에서 생역학적으로 견봉 뼈와 힘줄이 마찰하면서 나타난다.

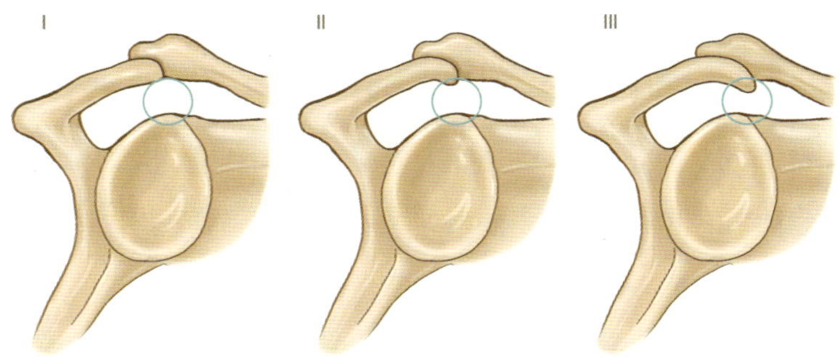

동그라미 안에서 어깨힘줄이 움직이고 이 부위에 어깨 날개뼈 일부가 돌출되어 있다.

어깨관절을 많이 써도 어깨충돌증후군이 발생할 확률이 높아진다. 30~40대 젊은 사람들에게서도 어깨충돌증후군이 많이 발생하는데 주로 테니스, 배드민턴 등 어깨관절을 많이 사용하는 스포츠를 즐기는 분들에게서 많이 나타난다.

하지만 직업상 어깨를 많이 쓴다고 해서 어깨충돌증후군이 더 많이 발생한다고 보기에는 무리가 있다. 어떤 연구에서는 어깨를 많이 사용하는 직업보다 어깨를 덜 사용하는 사무직에서 오히려 발병률이 6.3배 더 높았다는 보고도 있기 때문이다.

자세와 흡연 여부도 관련이 있다. 조사결과에 의하면 반듯이 누워서 잘 때보다 옆으로 누워서 잘 때가 약 3.7배, 흡연을 할 경우 그렇지 않은 경우보다 약 6.8배 발병률이 높았다고 한다.

팔을 움직일 때 주로 아픈 게 특징

어깨충돌증후군으로 병원을 찾은 분들은 대부분 다음과 같은 증상을 호소한다.

- 어깨에서 뚝뚝 소리가 나고 걸리는 거 같다.
- 팔을 올릴 때 통증이 심해, 동작을 잠시 멈춰야 할 정도다.
- 뭔가 걸리는 느낌이 든다.
- 팔을 특정 방향으로 돌릴 때 뜨끔하다.

표현하는 증상은 조금씩 다르지만 자세히 살펴보면 나이가 들면서 뼈가 길게 자라거나 선천적으로 뼈의 모양이 이상해 부딪히면서 나타나는 증상들이라는 것을 알 수 있다.

예를 들어 머리 빗기, 목 씻기, 브래지어 채우기, 대변 후 뒤처리, 뒷주머니 손 넣기와 같은 일상적인 동작들조차 통증 때문에 하기가 어렵다. 다른 어깨질환과 마찬가지로 밤에 통증이 더 심해진다.

니어(Neer)라는 학자는 어깨충돌증후군을 진행 정도에 따라 3단계로 구분했다. 1단계는 어깨힘줄이 붓고 출혈이 생기는 시기로 보통 20~30대에 시작한다. 전반적인 어깨통증을 호소하지만 적절한 치료만 하면 원래의 건강한 상태로 돌아갈 수 있는 단계이다. 2단계는 어깨힘줄이 섬유화되고 건염이 생기는 단계다. 30~40대에 잘 생기며, 치료를 하면 나았다가도 어깨를 많이 쓰면 재발이 잘 된다. 좀 더 병이 진행돼 3단계에 접어들면 뼈가 뾰죽하게 자라거나 어깨힘줄이 파열되기도 한다. 40세 이후에 많이 생기며, 치료를 받지 않고 방치하면 어깨관절의 기능이 제한되는 등 점진적인 장애가 남을 수 있다.

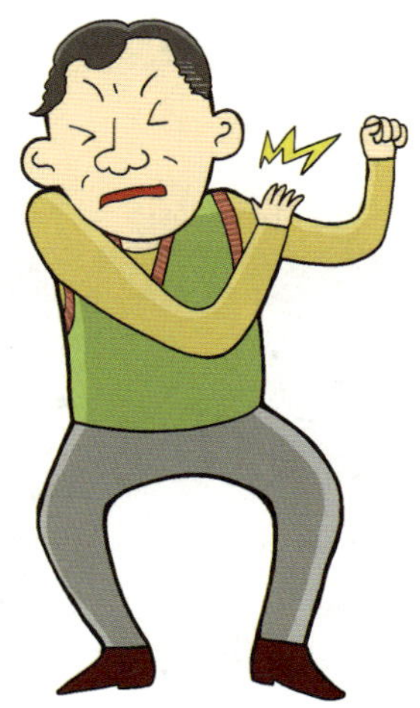

정밀검사 못지않게 이학적 검사 중요

어깨충돌증후군을 진단하기 위해서는 다양한 검사가 필요한데, 일단 환자가 호소하는 증세에 귀를 기울이는 것이 가장 중요하다. 그런 다음 아픈 어깨를 직접 살펴보고 만져보면서 상태를 파악해야 한다. 어깨를 보고 근육이 마른 부분은 없는지, 뼈가 외부로 많이 돌출되어 있지는 않은지, 붓거나 빨개지지는 않았는지 살펴본다. 그런 다음 만졌을 때 환자가 특별히 더 아파하는 부분은 없는지 꼭 확인해야 한다.

어깨관절의 운동범위를 확인하는 일도 빼놓을 수 없다. 환자의 팔을 돌리거나 밀면서 확인하는데, 대표적인 검사법으로는 니어 테스트(Neer Test)와 호킨스 테스트(Hawkin's Test)가 있다.

> 환자가 팔을 못 든다면 왜 그런지 확인해야 한다. 실제 근력이 약해져서 못 드는 것인지, 아니면 굳어서 못 드는 것인지, 그것도 아니면 통증으로 인해서 못 드는지 파악해야 한다.

기본적인 내용은 엑스레이 촬영만으로도 충분히 알 수 있다. 엑스레이를 촬영해 뼈가 자라나온 부분은 없는지 살펴본다. 하지만 어깨힘줄 상태는 엑스레이로 볼 수 없다. 어깨힘줄 손상이나 파열이 의심될 때,

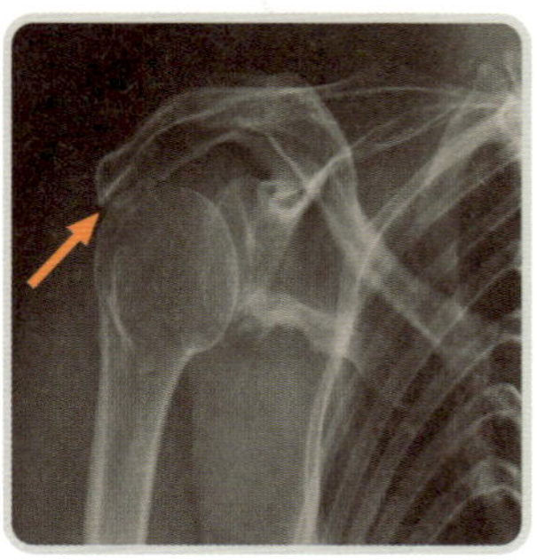

엑스레이 상으로 견봉이 삐죽하게 자라 위팔뼈와 거의 맞닿아 있는 것이 보인다.

물리치료나 약물치료를 충분히 했는데도 여전히 어깨통증이 계속된다면 초음파나 MRI로 좀 더 정밀하게 어깨관절 상태를 살펴봐야 한다.

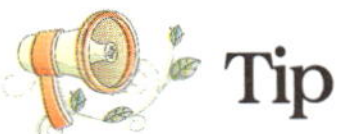

Tip

니어 테스트와 호킨스 테스트

어깨충돌증후군을 알아내기 위한 대표적인 이학적 검사로는 니어 테스트와 호킨스 테스트를 들 수 있다. 간단하면서도 비교적 정확하게 어깨충돌증후군을 알아낼 수 있는 방법이다.

니어 테스트

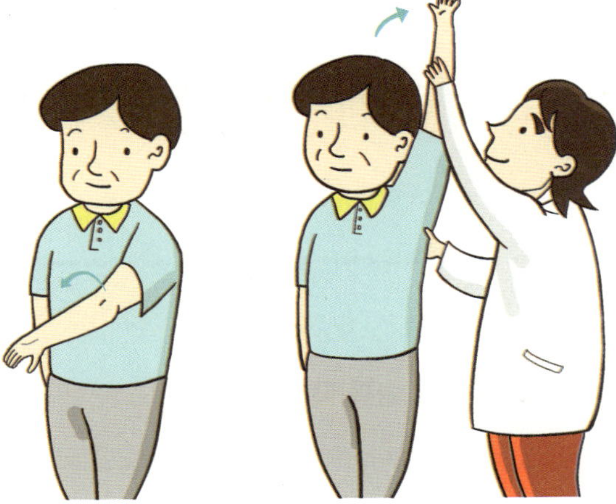

① 환자는 손바닥이 바깥으로 보이도록 팔을 돌린다.
② 시술자는 환자의 어깨를 고정하고 서서히 팔을 위로 들어 올린다.
이때 환자가 어깨의 통증을 호소하면서 팔을 들어 올리지 못하면 어깨충돌증후군이라 볼 수 있다.

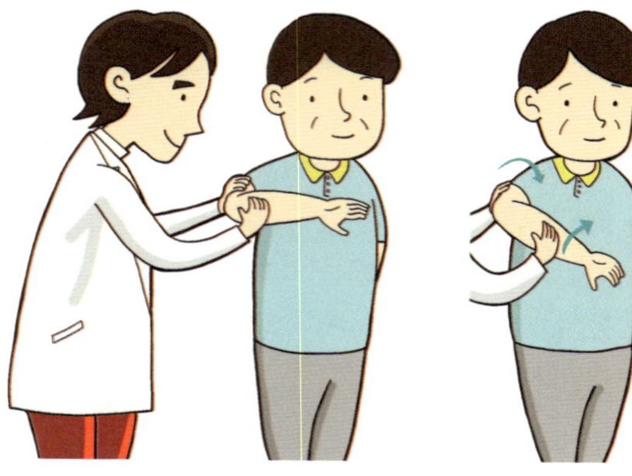

① 환자는 팔꿈치를 굽히고 손바닥을 앞으로 향하게 한 다음 팔을 90도 들어 올린다.

② 시술자는 환자의 어깨를 고정하고 서서히 전완부(팔꿈치부터 손목까지)를 아래로 내린다.

이때 환자가 어깨의 통증을 호소하면 어깨충돌증후군이라 볼 수 있다.

초기에는 보존적 치료, 통증이 심할 때는 수술

초기 1단계에서는 물리치료나 운동치료만으로도 효과를 많이 볼 수 있지만 2단계로 진입하면 좀더 적극적인 약물치료가 필요하다. 통증이 심할 때는 약을 복용하거나 어깨관절 내에 약물을 주사해 견봉 아래 공간의 염증을 줄여준다.

3~4개월 정도 충분한 보존적 치료를 했는데도 통증이 가라앉지 않거나 더 심해질 경우에는 수술을 고려해볼 수 있다. 수술은 통증을 일으

키는 원인을 모두 제거하는 방향으로 시행된다. 관절경을 이용해 길게
자라 어깨힘줄과 충돌하는 견봉을 다듬어주고, 통증의 원인이 되는 견
봉 밑의 점액주머니도 함께 제거한다. 어깨충돌증후군으로 어깨힘줄까
지 파열되었다면 어깨힘줄을 봉합하는 수술도 병행한다.

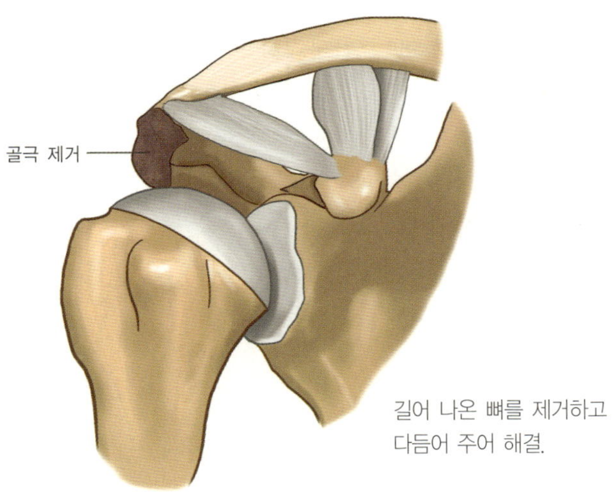

길어 나온 뼈를 제거하고
다듬어 주어 해결.

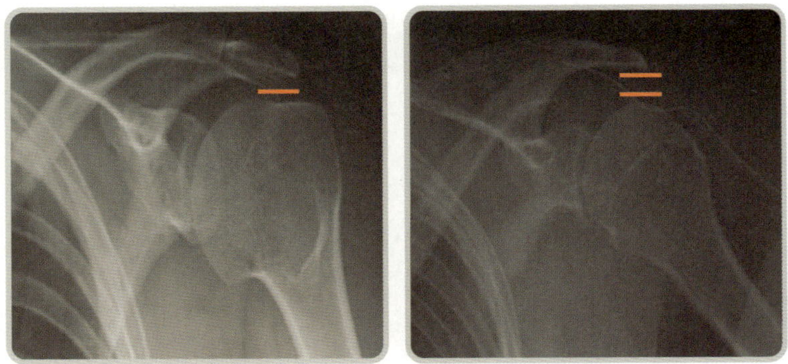

어깨충돌 증후군 수술 후 관절 간격이 넓어짐.

어깨충돌증후군이 발병한 지 얼마나 되었는지보다는 증상이 우선이다. 통증을 느끼기 시작한 지 얼마 안 되었어도 통증이 심해 일상생활을 하는 것조차 불편하고 어렵다면 수술을 고려하는 것도 나쁘지 않다. 조문자(여, 66세) 씨가 좋은 예이다.

조문자 씨는 3개월 전에 넘어져 왼쪽 어깨를 다친 후 조금씩 아프기 시작했다고 한다. 처음에는 어깨주사, 물리치료, 신경치료 등을 받으면서 통증을 달래보려고 애를 썼다. 넘어지기 전에는 어깨가 아프지 않았으니 보존적 치료만으로도 충분히 좋아질 수 있을 것이라 믿었다고 한다. 그런데 낫기는커녕 통증이 점점 더 심해져 두 달 전부터 팔이 잘 올라가지도 않을 정도로 악화되었다. 밤에는 통증 때문에 잠도 잘 자지 못한다고 했다.

그렇게 몇 달을 극심한 통증에 시달려서 그런지 진찰을 하는 내내 표정이 어두웠다. 조금만 건드려도 비명을 지르고 아프다며 짜증을 냈다. 검사를 해보니 견봉과 위팔뼈가 거의 붙어있는 것과 마찬가지 상태였다. 어깨뼈가 충돌하면서 주변 조직과 힘줄을 건드려 염증도 심한 상태였다. 관절경으로 길게 삐져나온 견봉을 매끄럽게 다듬어주고, 레이저로 염증을 말끔하게 제거했다.

넘어져 어깨를 다쳤을 당시에 정확한 검사를 했으면 수술이 필요할 정도로 상태가 심각하다는 것을 알았을 것이고, 진즉 수술했으면 몇 달 동안 통증으로 고생하지 않아도 됐을 텐데 하는 아쉬움이 남는 환자였다.

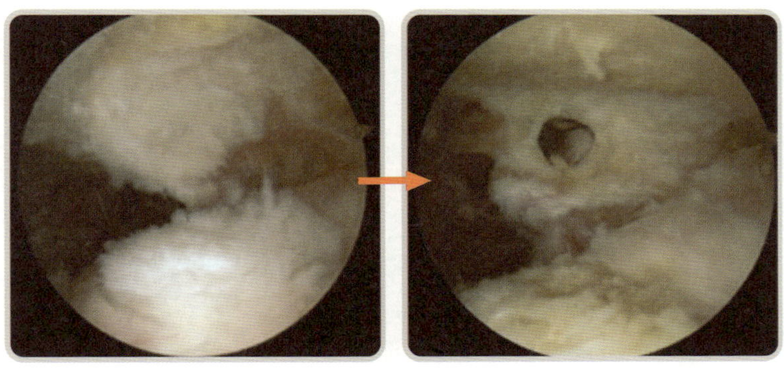

염증이 심하고 견봉이 길어 나온 것(왼쪽)을 다듬고 염증을 제거하는 수술로 말끔히 치료했다(오른쪽).

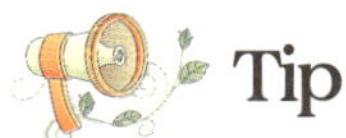

Tip

어깨충돌증후군 수술 후 관리

어깨충돌증후군은 수술의 내용에 따라 회복속도가 다르다. 길게 삐져나온 견봉만 다듬을 경우 1~2주 정도 팔걸이를 하고 조심하면 일상생활에 복귀할 수 있다. 하지만 어깨힘줄이 끊어져 봉합수술까지 함께 했다면 회복기간이 더 길어진다. 봉합한 힘줄에 부담을 주지 않아야 회복이 빠르기 때문에 어깨보조기를 착용한다.

　　수술 후 적당한 운동은 회복하는 데 도움이 되지만 보조기를 착용하는 동안은 무리해서는 안 된다. 보조기를 착용하는 동안에는 팔에 무리를 주지 않는 수동적인 관절운동(기계운동이나 반대쪽 팔을 이용한 운동)을 해야 한다. 일반적인 운동은 6개월 이후에 시작하는 것이 안전하다.

05 어깨가 자꾸 빠져요.
어깨습관성 탈구

> 처음 어깨가 빠졌을 때 맞춰 넣으면 통증이 사라져서 대수롭지 않게 생각하는 사람들이 많다. 하지만 처음 어깨가 빠졌을 때 잘 대응하지 못하면 습관적으로 어깨가 빠질 위험이 크다.
> 자주 어깨가 빠지면 어깨 속 관절 뼈가 닳아져서 빠지는 길이 나게 되므로 초기에 잘 대응해야 한다.

어깨 탈구, 우습게 보다 습관성 탈구로 이어진다

언젠가 비보이 중 일부가 군대에 가지 않기 위해 일부러 어깨를 탈구시켜 세상을 떠들썩하게 한 적이 있다. 현역 판정을 받은 비보이가 어깨에 과도하게 무리를 주는 동작을 매일 수차례 반복하면서 습관성 탈구를 유발해 4급 보충역 판정을 받았던 것이다.

그 뉴스를 접하는 순간 참으로 참담했다. 한국의 남자라면 당연히 준수해야 할 국방의 의무를 저버렸다는 것도 안타까웠지만 습관성 탈구가 얼마나 위험한 병인지를 모른다는 안타까움도 컸다.

많은 사람이 어깨 탈구를 대수롭지 않게 본다. 어깨가 빠지면 다시 제자리에 맞춰주면 된다고 생각한다. 하지만 어깨 탈구를 우습게 보면 안 된다. 처음 어깨가 빠졌을 때 잘 치료하지 않으면 습관성 탈구로 이어질 가능성이 크기 때문이다.

양수철(남, 50세) 씨는 19세 때 농구를 하다 어깨가 빠졌던 적이 있다. 넘어지면서 한쪽 팔로 바닥을 짚고 체중을 지탱하는 순간 삐끗하면서 어긋나는 느낌이 든 후 팔을 꼼짝도 못하게 되었다. 선배가 달려와 팔을 맞춰주었는데, 평소 운동을 많이 하던 선배라 그런지 팔을 맞춰본 경험이 꽤 많은 듯했다.

"괜찮아. 운동하다 보면 있을 수 있는 일이야. 나도 한 번 빠진 적이 있는데 잘 맞추기만 하면 아무렇지도 않아."

선배 말대로 꼼짝도 못하던 팔이 언제 그랬냐는 듯 원래의 모습으로 돌아왔다. 약간 뻐근한 느낌은 있었지만 팔을 올리고 내리는 데 아무 문제가 없었다.

그 후 한동안 팔이 빠졌던 사실조차 잊고 잘 지냈다. 그런데 군대 말년에 또 다시 팔이 빠졌다. 곧 제대를 앞둔 말년 병장이라 힘든 일도 하지 않고 편안하게 지내기만 하던 때였는데, 모처럼 축구를 한 게 화근이 되었다. 열심히 공을 몰고 가던 중 상대편 선수의 태클에 걸려 넘어지면서 어깨를 심하게 부딪쳐 그 충격으로 어깨가 또 빠진 것이다.

그래도 큰 걱정은 하지 않았다. 고등학교 때도 팔이 빠졌지만 맞추자마자 아무렇지도 않았기 때문이다. 군의관이 팔을 맞춰주고 어깨가 좀 부었으니 당분간 조심하라고 했지만 개의치 않았다. 처음도 아닌데 요란 떨 것 없다고 생각하며 평소 하던 대로 생활했다.

방심이 문제였을까? 이후 양수철 씨는 걸핏하면 어깨가 빠지는 통에 이만저만 스트레스를 받는 것이 아니었다. 처음에는 납득이 갈 만한 충격을 받았을 때만 빠졌는데, 탈구가 반복되면서 조금만 삐끗해도 어깨가 빠졌다. 그러면서 어깨는 급속도로 망가졌다.

양순철 씨의 사례에서도 알 수 있듯이 처음 어깨가 빠졌을 때 적절한 치료를 하지 않으면 습관성 탈구로 이어질 확률이 높다. 특히 20세 이전에 처음 탈구가 되었다면 재발의 위험이 더욱 크다고 한다. 한 연구에 의하면 20세 이하의 어깨 탈구 환자들을 대상으로 관찰한 결과 10년 안에 다시 탈구를 일으킬 확률이 무려 64%에 달했다고 한다.

> 탈구가 반복될수록 어깨관절이 약해지고 불안정해지기 때문에 다시 탈구될 확률 또한 점점 더 높아지니 처음 어깨가 빠졌을 때 만전을 기해 치료하는 것이 바람직하다.

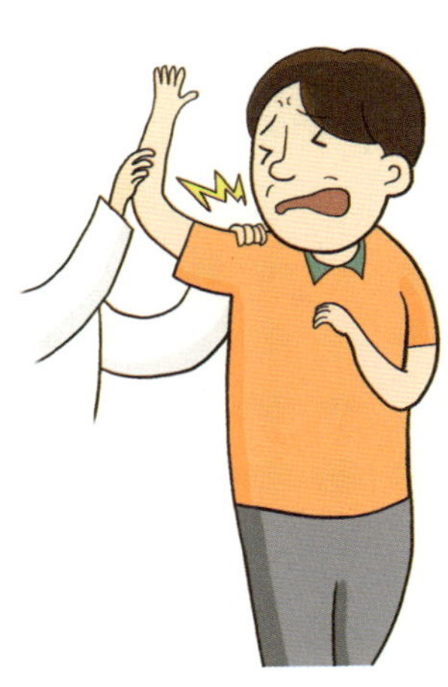

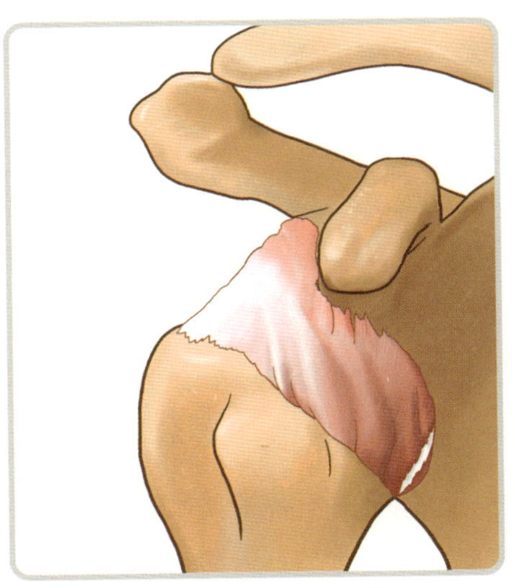

어깨 탈구가 반복될수록 습관성 탈구로 이어질 위험이 크다.

습관성 탈구를 막으려면?

처음에는 대부분 격한 운동이나 사고로 어깨가 심하게 젖혀지면서 어깨가 빠진다. 어깨 탈구는 처음 치료가 중요하다. 많은 사람이 어깨가 빠지면 다시 관절 속으로 집어넣으면 간단하게 끝난다고 생각하는데, 이런 잘못된 인식이 습관성 탈구를 부른다.

어깨가 빠지면 아무래도 어깨를 잡고 있던 인대가 손상될 위험이 크다. 다친 인대를 잘 치료하지 않으면 이후 인대가 어깨를 단단히 잡아주지 못해 또 다시 탈구가 될 수 있고, 염증이 생겨 통증이 지속될 수 있다.

> 좀 더 심한 경우 어깨가 빠지면서 인대는 물론 어깨뼈에 금이 가기도 한다. 이런 경우 더더욱 어깨를 맞춘 후 손상된 인대가 원상태로 회복될 수 있도록 치료하고, 뼈에 간 금이 잘 아물 수 있도록 고정시켜주는 기간이 필요하다. 그렇게 하지 않으면 손상된 인대와 뼈가 제 위치대로 낫지 않고 습관성 탈구가 될 가능성이 크다.

어깨관절은 골프 티 위에 놓인 골프공과 같다. 소켓 속에 끼워진 고관절과 비교하면 구조 자체가 불안정하다. 그런데다 어깨 탈구가 반복되면 골프 티 역할을 해주어야 할 뼈가 닳고 없어져 어깨관절을 더욱더 지지해주지 못한다. 결국 불안정한 어깨뼈 위에 위태롭게 놓여 있던 어깨관절은 아주 작은 충격에도 버티지 못하고 빠지게 된다.

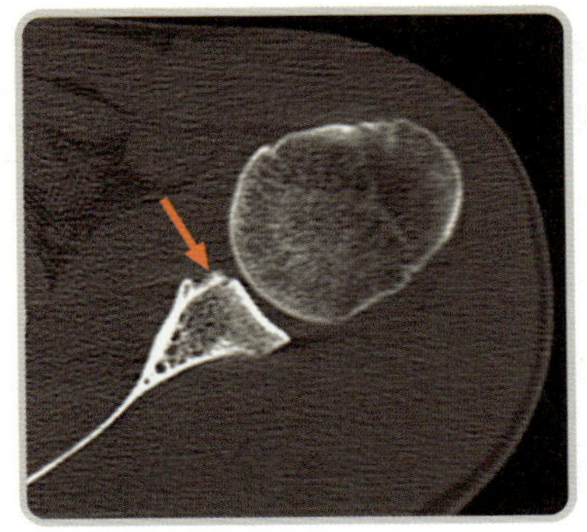

반복적인 탈구로 뼈까지 손
상된 모습이다.

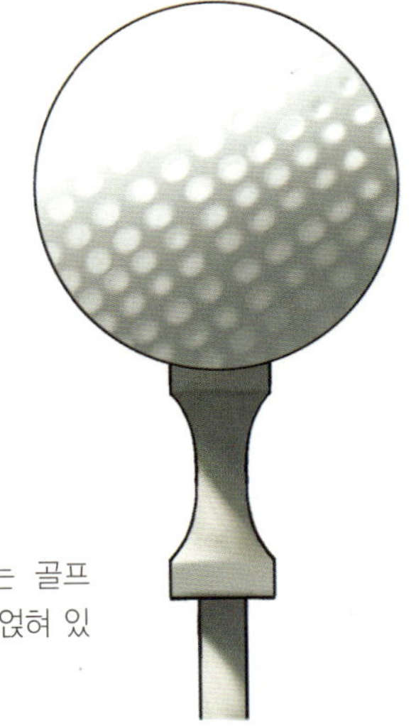

어깨관절의 구조는 골프
티 위에 골프공이 얹혀 있
는 모양이다.

　습관성 탈구로 진행하는 것을 막으려면 무엇보다 처음 어깨가 빠졌
을 때 정확한 검사와 진단을 받고 적절한 치료를 받아야 한다. 기본적
인 검사로는 엑스레이 촬영을 주로 하는데, 이를 통해 어깨가 빠지면서
뼈에 금이 갔거나 깨졌는지를 알 수 있다. 심한 경우 어깨가 빠질 때의
충격으로 관절와나 위팔뼈가 깨지기도 한다.

　이처럼 뼈와 관련한 이상은 엑스레이 검사로 확인 가능하지만 좀더
정밀한 검사를 하려면 CT와 MRI 검사를 해야 한다. CT와 MRI 검사를
통해 관절와나 위팔뼈의 골 결손뿐만 아니라 엑스레이로는 볼 수 없었

던 관절막 파열, 어깨힘줄 파열을 정확하게 볼 수 있다.

　재발성 탈구가 의심스러울 때는 이런 기본적인 검사 외에도 이학적 검사를 함께 한다. 이학적 검사로는 탈구되려는 방향으로 위팔뼈 머리를 밀어보는 전위 검사, 탈구가 되려는 위치로 팔을 옮겨보는 유발 검사 또는 불안 검사, 전반적인 인대 이완을 살펴보는 검사 등이 있다. 엑스레이, CT와 MRI 검사 소견이 이학적 검사 소견과 일치할 때 비로소 습관성 탈구로 진단한다.

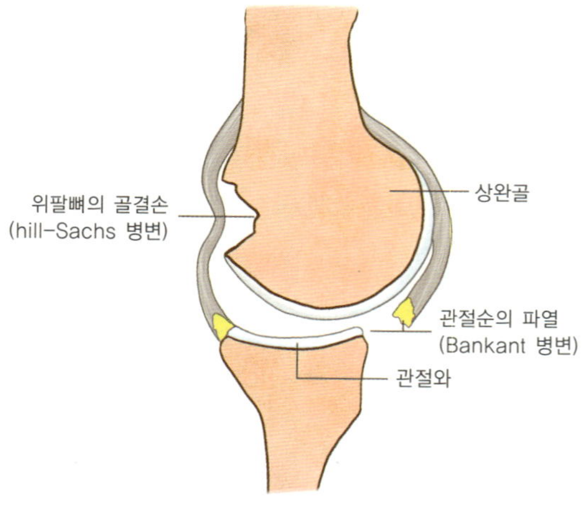

어깨가 탈구될 때의 충격으로 위팔뼈나 관절순이 파열될 수 있다.

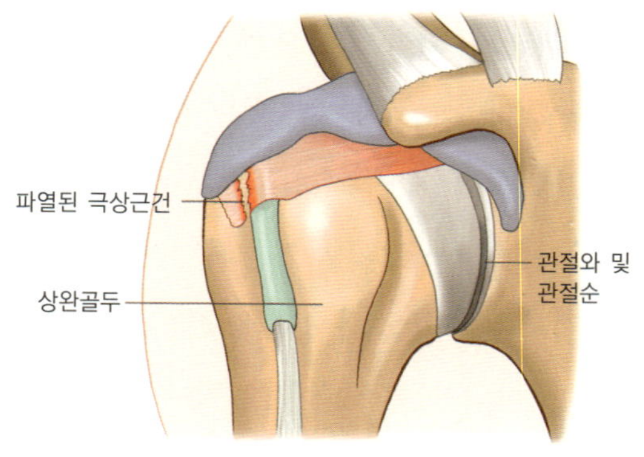

심할 경우 어깨가 빠지면서 어깨힘줄이 파열될 수 있다.

보통 어깨 탈구는 어깨가 빠지는 방향에 따라 전방 탈구, 후방 탈구, 다방향 탈구로 구분되는데, 제일 흔한 형태는 전방 탈구다. 전방 탈구는 몸 밖으로 팔을 돌려 공을 던지는 자세가 어렵고 한 번 빠지면 습관성이 되기 쉽다. 정확한 검사와 진단을 통해 탈구의 형태와 어깨관절의 상태를 면밀히 살펴본 후 적절한 치료를 해야 습관성 탈구를 원천봉쇄할 수 있다.

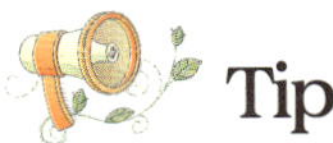
Tip

어깨가 빠졌을 때의 올바른 응급처치방법

어깨관절이 빠지면 주위 사람들이 놀란 마음에 빠진 어깨를 억지로 끼우려 드는 경우가 종종 있다. 하지만 빠진 어깨를 맞추는 일은 그리 간단치 않다. 무리하게 어깨를 맞추려다 어깨관절 주위의 인대 또는 신경이 손상되거나 뼈가 부러지는 부작용이 나타날 수 있다.

교정은 반드시 전문의에게 받는 것이 좋다. 어깨가 빠지면 무리하게 맞추려 하지 말고 빠진 팔을 최대한 몸에 붙여서 반대쪽 손으로 감싼 뒤 어깨관절전문병원에 가서 치료를 받는 것이 최선이다. 가능하면 상지 마취 등을 통해서 통증을 못 느끼게 한 후 부드럽게 끼워 넣어야 신경이나 뼈의 손상을 최대한 막을 수 있다.

병원에서 어깨를 잘 끼워 맞추면 극심했던 통증은 많이 가라앉는다. 혹 통증이 가라앉지 않거나 부기가 있을 경우 진통소염제를 복용하거나 얼음찜질을 해주면 부기와 통증을 조절하는 데 도움이 된다.

어깨관절 통증이 완전히 사라지더라도 2개월은 보조기를 착용하는 것이 도움이 된다. 어깨관절에 무리를 주지 않아야 어깨가 빠지면서 발생한 인대 손상을 제 자리에 회복시킬 수 있다. 격렬하게 팔을 움직이는 동작이나 운동을 피하고, 팔을 높이 올리거나 뒤로 넘기는 행동도 해서는 안 된다.

습관성 탈구, 상태에 따라 수술 방법도 다르다

처음 어깨가 빠졌을 때는 물리치료와 어깨힘줄 및 근육을 강화하는 운동으로 치료할 수 있다. 하지만 어깨힘줄과 뼈가 손상돼 습관성 탈구로 진행한 상태라면 수술을 고려해야 한다. 요즘에는 관절경을 이용해 수술을 하기 때문에 수술에 대한 부담감도 적고 회복도 빠르다.

수술방법은 여러 가지가 있다. 습관성 탈구의 위험성이 가장 높은 전방 탈구는 전하방에 위치한 관절와순이 관절와에서 떨어져 나가 상완골두가 앞으로 빠지는 것을 말한다. 전방 탈구를 막으려면 떨어진 관절와순을 제자리에 붙여주어야 하는데, 이 수술을 '방카르트 술식'(Bankart's OP)이라고 한다.

관절와순뿐만 아니라 상완골두 후방 뼈에 결손이 있을 때는 'Remplissage 술식'을 시행하기도 한다. 이 술식은 상완골이 바깥쪽으로 돌아가지 못하게 만들어 상완골이 앞쪽으로 빠지는 것을 원천적으로 봉쇄하는 수술이라 할 수 있다.

관절와가 너무 많이 손상돼 해부학적 복원이 불가능하다면 소위 '라타젯 술식'(Latarjet OP)이라 불리는 '오구 돌기 이전술'을 시행하기도 한다. 이 술식은 오구 돌기('까마귀 부리 모양'의 돌기)라 불리는 어깨 관절 바로 안쪽의 뼈 중 일부를 떼어낸 뒤 같이 붙어있는 근육과 함께 골 결손이 있는 전하방 관절와에 붙여주는 수술이다.

라타젯 술식은 수술 범위가 커 보통 어깨관절 앞쪽을 5cm 정도 절개해서 실시한다. 수술 부위를 개방해야 하는 부담이 따르지만 전하방 관절와 골결손이 상당히 커 인대 봉합만으로는 재발 가능성이 높은 환자

들에게 실시한다. 튼튼하게 고정만 잘하면 조기 재활을 통해 빠른 회복
도 가능하다.

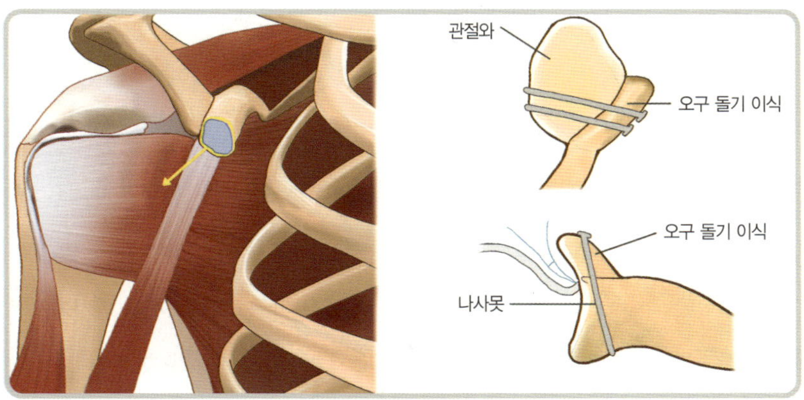

어깨 습관성 탈구를 라타젯 술식을 이용해 치료하는 모습.

　라타젯 술식으로 어깨 습관성 탈구로부터 해방된 분이 있다. 여수에
서 교편을 잡고 있는 김재준(남, 40세) 선생님이 주인공인데, 습관성 탈
구의 정도가 심했다. 대학교 1학년 때 사고로 어깨가 빠진 후 습관적으
로 탈구가 되기 시작했다고 한다. 수차례 어깨 탈구를 겪은 후 안 되겠
다 싶은 마음에 2008년에는 서울의 큰 병원에서 수술까지 받았다. 하지
만 당시 인대만 잡아주는 수술을 해서인지 이후에도 어깨는 계속 빠졌
고, 시간이 지날수록 작은 자극에도 어깨가 빠지곤 했다.

　습관성 탈구가 진행되면 나중에는 어깨에 이렇다 할 충격이 가해지
지도 않았는데 어이없이 빠지는 상황이 벌어진다. 김 선생님도 새벽에
자다가 어깨가 빠져 119를 타고 응급실로 실려 왔다. 검사를 해보니 너

무 잦은 어깨 탈구로 이미 뼈가 3분의 1이 없어진 상태였다. 어깨관절을 잘 지탱해주어야 할 어깨뼈가 3분의 1이나 없으니 기지개만 펴도 어깨가 빠지고, 곤히 잠을 자다가도 빠지는 게 당연했다.

일단 빠진 어깨를 다시 정복한 뒤 더 이상 어깨가 빠지지 않도록 '라타젯 술식'을 이용해 수술을 했다. 어깨뼈가 너무 많이 소실된 상태라 뼈를 이식해 원래의 안정적인 T자 모양을 만들어주어야 했기 때문이다. 오구 돌기에서 뼈와 근육을 떼어내 어깨뼈에 이식했다.

어깨뼈를 보강한 후 김 선생님은 더 이상 어깨 빠질 걱정 없이 편안하게 교직생활을 하고 있다. 라타젯 술식은 단순한 어깨 탈구 치료법보다 시간도 많이 걸리고 기술을 요하는 수술이지만 김 선생님처럼 어깨뼈가 너무 많이 손상된 경우에는 효과적으로 습관성 탈구를 치료할 수 있는 좋은 방법이다.

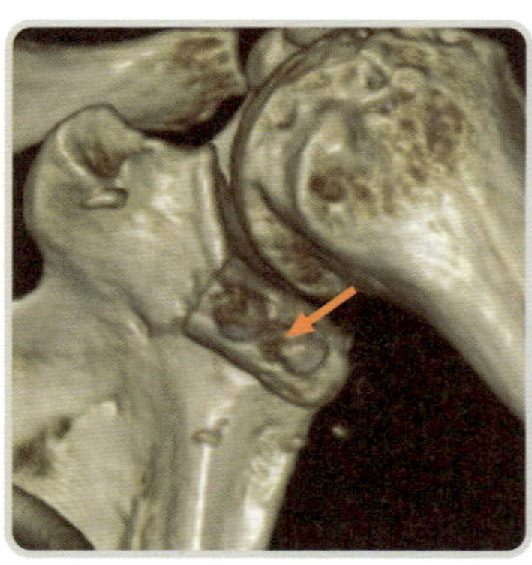

3분의 1이나 소실된 어깨뼈를 오구 돌기를 이식해 보강했다.

06. 어깻죽지가 늘 무겁고 팔에 힘이 없어요. 다방향성 불안정성 어깨

늘 어깻죽지가 무겁고 목까지 불편한데다 팔에 힘이 없다면 다방향성 불안정성 어깨를 의심해봐야 한다. 의사들마다 진단이 다 다르고 치료해도 잠시 그때뿐이어서 근육통이나 과로쯤으로 생각하고 포기하고 사는 경우를 많이 보게 된다.
하지만 심해지면 우울증까지 올 수 있으니 정확한 진단과 치료를 받아야 한다.

어깨보다 목이 더 아프다

30대 여성 강미정 씨가 늘 목덜미가 무겁고, 아프고, 피곤하다며 병원을 찾았다. 목이 뻐근하고 어깨에 마치 코끼리가 올라타고 있는 것 같아 목 디스크 검사를 받았으나 특별한 이상이 없다고 했단다. 날이 갈수록 몸은 더 피곤해져 손가락 하나 까딱하기 싫을 정도로 만사가 귀찮았다. 간 기능 검사도 해봤지만 이상이 없었다.

특별한 원인을 찾지 못하고 헤매는 동안 목과 어깨의 통증은 더욱 심해졌다. 통증이 온몸으로 퍼지는지 심할 때는 손까지 저리다며 고통을 호소했다. 오랫동안 통증에 시달리면서 우울증까지 생겨서 한동안 우울증 약도 먹었다고 한다.

검사 결과 강미정 씨를 괴롭혔던 통증은 '다방향성 불안정성 어깨' 때문인 것으로 나타났다.

"어깨가 문제라고요? 저는 목 때문인 줄 알았는데……."

이름조차 생소한 '다방향성 불안정성 어깨' 란 진단을 받고 강미정 씨는 적잖이 당황했다. 어깨도 목 못지않게 묵직하고 아팠지만 목이 더 아파 어깨보다는 목이 문제일 것이라 생각했기 때문이다.

> 실제로 다방향성 불안정성 어깨는 목 디스크와 증상이 아주 비슷하다. 그럴 수밖에 없는 것이 이 질환을 앓고 있는 분들은 체질적으로 어깨관절을 잡아주는 인대가 헐렁해 어깨가 빠지기 쉽다. 인대가 탄탄하게 어깨관절을 잡아주지 못하기 때문에 어깨가 전후, 하방 여러 방향으로 자유롭게 드나들면서 통증을 유발하는데, 이 때문에 '다방향성 불안정성 어깨' 라는 이름이 붙은 것이다.

인대 대신 빠지려는 어깨를 잡아주는 것이 목과 어깨의 근육이다. 그래서 목과 어깨가 짐이라도 지고 다니는 것처럼 뻐근하고 아픈 것이다.

이처럼 목과 어깨관절에 뻐근하면서 애매모호한 통증이 생기고, 가끔 팔이 저리고 마비되는 증상이 나타나기 때문에 목 디스크로 착각하는 분들이 많다. 목 디스크와 증상이 비슷해 진단을 할 때도 목과 어깨 중 어느 쪽에 문제가 있는지를 정확하게 감별할 필요가 있다.

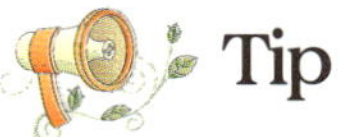 **Tip**

> ### 다방향성 불안정성 어깨의 대표 증상
>
> 다방향성 불안정성 어깨의 증상은 여러 가지로 나타나기 때문에 증상만으로 질병을 진단하기는 어렵다. 환자들이 주로 호소하는 증상들은 다음과 같다.
>
> - 목과 어깨가 뻐근하고 아파요.
> - 어깨가 뚝뚝거려요.
> - 어깨가 늘 무겁고 한 짐이에요.
> - 어깨에 누가 올라타 있는 것 같아요.
> - 벌레가 기어 다니는 것 같아요.
> - 늘 피곤해서 만사가 귀찮고 아무것도 하고 싶지 않아요.
> - 가끔 팔에 힘이 없고 저리고 마비되는 것 같아요.
> - 무거운 물건을 못 들겠어요.

왜 어깨가 이리저리 흔들릴까?

어깨관절이 느슨하게 이완돼 여러 방향으로 흔들릴 때 '다방향성 불안정성 어깨'라 한다. 어깨가 이리저리 불안하게 흔들리는 일차적 원인은 선천적으로 관절 속 관절막이나 인대가 느슨한 데 있다. 여기에 근육의 균형이 맞지 않거나 관절와가 제대로 형성되지 않았거나 비정상적으로 밑으로 기울어져 어깨관절이 불안정해지기도 한다.

> 선천적으로 관절막이 과도하게 이완되어 있으면 어렸을 때부터 특별한 외상을 입은 적이 없어도 어깨관절이 느슨하다는 느낌을 어느 정도 받는다. 처음에는 약한 외상을 입은 것처럼 어깨가 불안정

하게 느껴지다가 점차 일상생활에서 불편함과 통증을 느끼게 된다. 예를 들면 무거운 짐을 들거나 머리 위에서 물건을 꺼낼 때 어깨가 빠지는 듯한 느낌을 받는다.

일부 환자들은 "팔이 빠진 적이 있다." 혹은 "수시로 팔이 빠진다."고 호소하기도 한다. 이는 실제로 팔이 빠졌다기보다는 어깨가 지나치게 밑으로 처져 쑥 빠지는 느낌과 함께 통증을 느끼기 때문인 것으로 알려져 있다.

예전에는 선천적인 요인에 의해서만 '다방향성 불안정성 어깨' 질환이 발생한다고 생각했다. 하지만 최근에는 경미한 외상의 반복 또는 심한 외상후에도 발생할 수 있는 것으로 밝혀졌다.

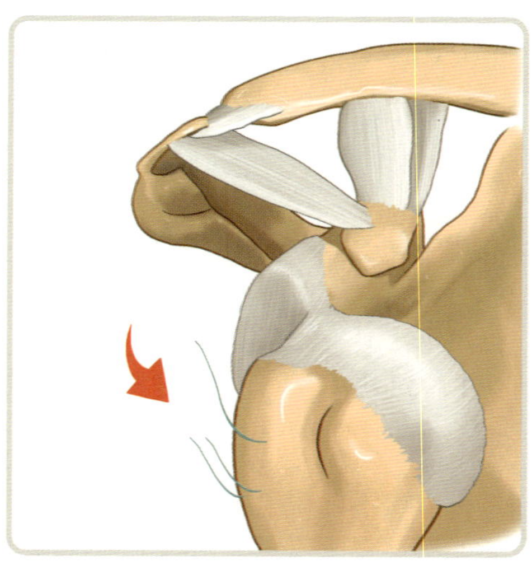

헐겁고 불안정한 관절 때문에 관절이 빠진 듯한 느낌을 받는다.

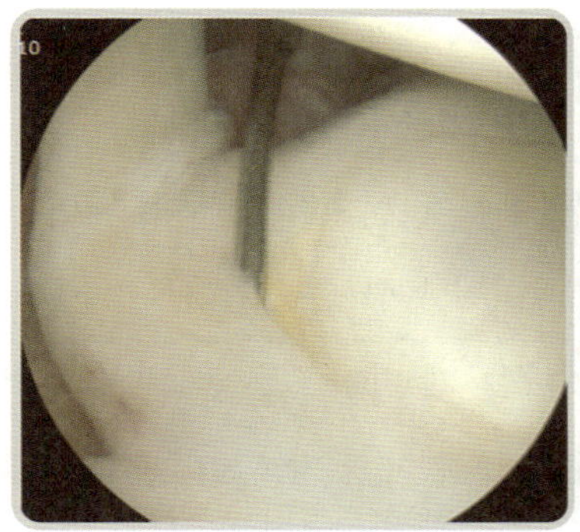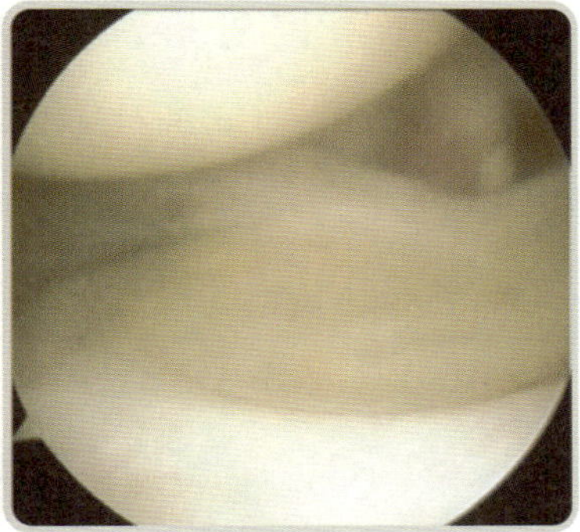

정상 관절 속(왼쪽)과 다방향성 불안정성 어깨로 헐거워진 관절 속이 넓은 운동장 같다 (오른쪽).

자각도 더디고 진단도 어렵다

다방향성 불안정성 어깨는 오랫동안 서서히 진행되기 때문에 환자들이 자각하는 데까지 시간이 꽤 많이 걸리는 편이다. 대부분 20대 초반까지는 특별한 증세를 느끼지 못하다가 20대 후반부터 슬슬 어깨가 뻐근하고 아프기 시작한다. 30~40대가 되면 만성 피로처럼 늘 어깨가 무겁고 아파 일상생활을 하는 데도 불편을 느끼게 된다.

병이 진행되면 어깨를 움직일 때 소리가 나고 관절 사이에 무언가가 끼어있는 느낌이 들기도 한다. 골두와 관절와가 맞닿아 있는 관절면이 접촉을 유지하고는 있지만 불안정한 아탈구가 계속 반복되면 불안정성이 더욱 심해진다. 그렇게 되면 공을 던지는 자세나 글을 쓰거나 공부를 할 때의 특정한 각도에서 갑자기 힘이 빠지는 느낌이 들고 심한 통증이 생기기도 한다. 이런 증상은 시간이 지날수록 통증의 빈도와 강도가 점차 심해진다.

초기에는 증상도 경미하고 통증도 그리 심하지 않은데다 엑스레이 검사를 해도 특징적인 징후를 발견하기 어렵기 때문에 진단하기도 쉽지 않다. MRI 상에서도 초기에는 하방 관절낭이 이완되어 보이는 것 외에는 별다른 이상이 보이지 않기 때문에 숙련된 어깨 전문의가 아니면 '다방향성 불안정성 어깨'임을 알아차리지 못할 수도 있다.

'다방향성 불안정성 어깨'를 진단할 때 가장 중요한 것은 직접 환자를 진찰하는 '이학적 검사'이다. 그중 가장 기본적이면서 간단한 검사로 '하방 전위 검사'를 들 수 있다. 이는 환자를 편안하게 앉힌 후 한 손으로 견갑지대를 잡고 다른 손으로 팔을 밑으로 잡아당겨 어깨관절이 얼마나 하방 전위(밑으로 내려앉는 것) 되는지를 알아보는 검사이다. 이때 어깨의 지붕 역할을 하는 뼈인 견봉의 밑이 움푹 들어가 있으면 다방향성 불안정성을 의심할 수 있다. 또한 어깨통증을 진단하는 저크 테스트(jerk test)를 했을 때 압통이 있고, 손으로 직접 만져보면 단단해야 할 어깨가 쑥쑥 들어갈 정도로 느슨하고 빠지는 증상이 나타난다.

이런 증상이 있으면 단순한 엑스레이 촬영으로는 이상을 발견할 수 없기 때문에 스트레스 검사를 해야 한다. 스트레스 검사란 무게 추를 손등에 매달고 엑스레이로 어깨관절을 촬영하는 검사를 말한다. 다방향성 불안정성 어깨일 경우 상완 골두가 하방으로 처져 있는 것을 확인할 수 있다. 하지만 정상일 경우에도 스트레스 검사에서 상완 골두가 하방으로 처져 있을 수 있기 때문에 반드시 경험 있는 어깨 전문의가 증상과 스트레스 검사 결과를 바탕으로 진단을 내려야 한다.

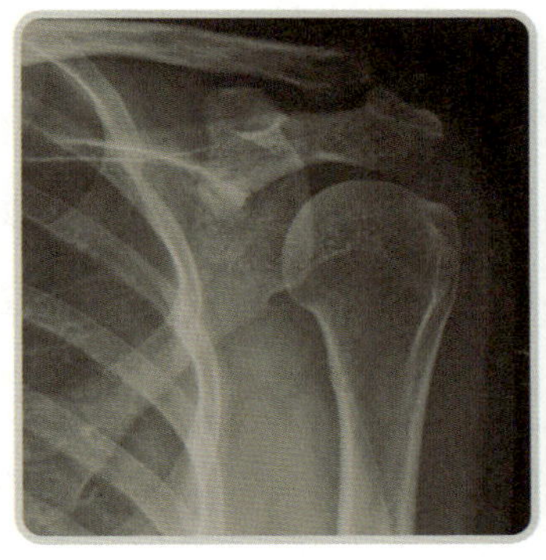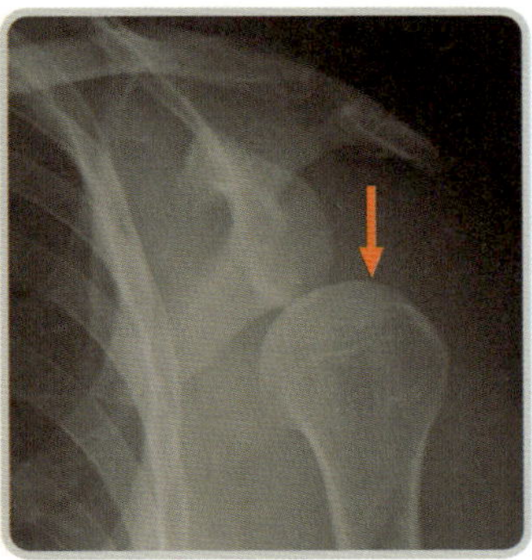

정상 어깨(왼쪽)와 불안정성 어깨(오른쪽).
오른쪽 사진에서 볼 수 있듯이 불안정성 어깨일 경우 스트레스 검사에서 마치 어깨가 탈구된 것 같은 모습을 확인할 수 있다.

'다방향성 불안정성 어깨'가 다른 어깨질환에 비해 진단이 어렵다 보니 안타까운 사연들도 많다. 그중 이 질환으로 결국 생업조차 포기해야 했던 한 치과의사의 사연이 개인적으로 가장 기억에 많이 남는다. 치과를 하던 그분은 40대 초반으로 오래전부터 목과 어깨, 등이 묵직하고 아팠다고 했다. 그래도 30대 중반까지는 불편하기는 해도 일을 못할 정도는 아니었다. 그런데 점점 팔에 힘이 빠져 환자들을 치료하는 게 버거워지면서 본격적으로 병원을 찾아다니기 시작했다.

치과의사는 팔을 많이 써야 하는 직업이다. 발치, 충치 치료를 비롯해 거의 모든 치아 치료가 팔을 사용하지 않으면 안 된다. 다른 사람들에게도 마찬가지지만 특히 치과의사처럼 팔을 많이 쓰는 사람에게 있어 어깨는 정말 중요한 날개가 아닐 수 없다. 그런데 팔에 힘이 없어 일은커녕 수저질이나 컵을 들거나 글씨를 쓰는 등 가벼운 일상생활조차 하기가 어려웠으니 얼마나 암담했겠는가.

더욱더 답답한 것은 몇 번씩 서울에 있는 큰 병원에서 MRI 정밀검사를 받아도 정상으로 나온다는 것이었다. 어디가 문제인지 몰라 머리, 팔꿈치, 어깨 모두 MRI를 찍어봐도 아무 이상이 없는 것으로 나왔고, 근전도 검사도 수없이 했으나 정상이었다.

안 해본 치료가 없었다. 신경과에서 신경치료도 받았고, 통증클리닉에서 통증치료도 받아보고, 침술은 물론 뱀술, 굿까지 다 해보았다고 한다. 4년 전에는 다른 병원에서 흉곽출구 증후군(흉곽 위쪽 구조물이 쇄골 아래 혈관 및 팔 신경을 눌러 양팔이 아프고 감각이 떨어지며 저리는 병)이란 진단을 받고 수술까지 받았으나 증상은 여전했고 호전이 없었다.

정밀검사 결과 치과의사의 어깨를 무력화시킨 병은 '다방향성 불안정성 어깨' 인 것으로 나타났다. 오랫동안 정확한 병명조차 몰라 답답해했던 터라 진단을 받으면서도 그는 쉽게 수술을 결정하지 못했다. 오래 망설이다 끝내 치료를 결정하지 못하고 돌아갔다.

이후 치과의사는 다시 병원을 찾지 않았다. 그러다 1년쯤 지난 어느 날 병원 홈페이지에서 그가 올린 글을 발견했다. 여수백병원에서 '다방향성 불안정성 어깨' 라는 진단을 받고 바로 수술을 받으려 했지만 가족들이 신중할 것을 권했다고 한다. 그동안 워낙 여러 병원에서 각기 다른 진단을 받고 치료를 해도 호전되지 않았다는 것이 이유였다. 그 역시 신경과에서 수전증의 일종인 '본태성 진전증' 진단을 받고 '다방향성 불안정성 어깨' 와 '본태성 진전증' 사이에서 방황했던 모양이다.

그러는 사이 증세는 더욱 심해져 치과병원을 닫고 날개가 꺾인 채 순창에서 칩거 중이라 했다. 하루라도 빨리 치료를 받고 싶어하는 마음이 글에서 고스란히 느껴졌다. 하지만 그가 다시 병원을 찾은 것은 그로부터 1년이 지난 어느 날이었다. 처음 병원을 방문한 때로부터 꼬박 2년이 지난 셈이다.

어깨를 검사해보니 상태는 최악이었다. 어깨통증으로 어깨를 쓰지 않다 보니 근육은 다 말라버렸고, 힘도 하나도 없어 보였다. 팔에 힘이 들어가지 않으니 조금만 힘을 주어도 팔이 떨리는 게 보였다. 그동안 부친께서 유명을 달리해 유골함을 들고 가다 팔에 힘이 빠지면서 유골함을 떨어뜨릴 뻔했다는 안타까운 일도 있었다고 한다. 오랜 투병생활에 지쳤는지 의욕도 전혀 없어 보였다. 그는 마지막 희망을 어깨수술에 걸고 무조건 수술을 해달라고 했다.

하지만 이번에는 내가 만류했다. 이 질병은 수술 못지않게 이후 관리가 중요한 까다로운 병이다. 수술 후 세심한 관리를 해야 할 뿐만 아니라 재활치료도 꾸준히 해야 한다. 완치될 때까지 길고 지루한 싸움을 계속해야 하기 때문에 가족들의 적극적인 응원과 이해와 지지, 도움이 필요한 질환이다. 그래서 가족들과 충분히 상의하고 수술을 하더라도 신중하게 결정하자고 했던 것이다. 그는 다소 서운한 눈치였지만 납득을 하고 집으로 돌아갔다. 그런데 어떤 문제가 있는지 몇 달이 지난 지금까지도 아무 연락이 없다.

선뜻 수술을 결정하지 못하는 데는 여러 가지 이유가 있을 것이다. 워낙 생각이 많아 망설이는 것일 수도 있고, 가족들이 동의를 하지 않았을 수도 있다. 한편으로는 빨리 결정하지 못하는 그와 그의 가족들이 안타까우면서도 다른 한편으로는 병원마다 다른 진단을 내려 그들을 혼란스럽게 만든 것 같아 같은 의사로서 미안한 마음이 든다.

어깨질환은 첫 단추를 잘 꿰는 것이 중요하다. 워낙 원인이 다양해 전문병원에서 정확한 검사와 진단을 받지 않으면 이 치과의사처럼 엉뚱한 치료를 하다 상태를 더 악화시킬 수 있기 때문이다. 특히 다방향성 불안정성 어깨처럼 진단이 어려운 질환은 더더욱 전문병원에서 정확한 원인을 파악해 적절한 치료를 받을 필요가 있다.

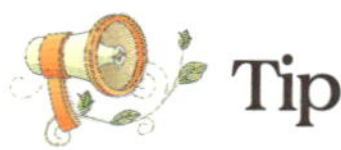 Tip

다방향성 불안정성 어깨, 방치하면 조기 퇴행성 관절염 위험

다방향성 불안정성 어깨 속을 관절경을 통해 들여다보면 마치 '운동장 같다'는 느낌이 들 정도로 넓고 훤하다. 실제로 불안정성 어깨는 어깨가 빠진 것처럼 넓어 보일 뿐만 아니라 어깨가 반복적으로 어깨관절을 드나들면서 관절면에 부딪쳐 연골을 손상시키기 때문에 조기 퇴행성 관절염을 불러올 수 있다. 따라서 가능한 한 빨리 치료를 해야 한다.

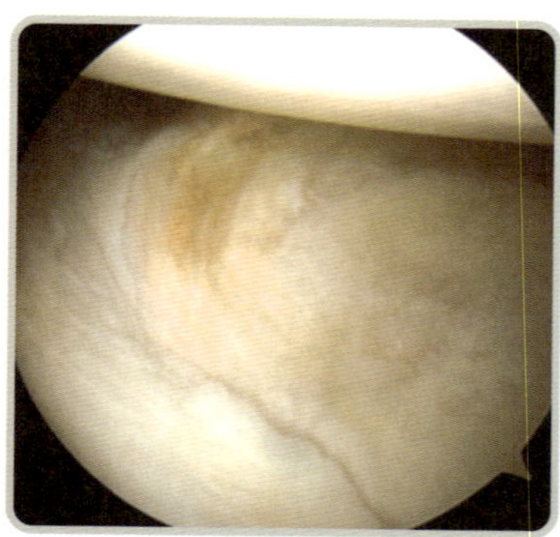

불안정성 어깨로 손상된 관절면.

초기에는 운동치료, 증상이 심하면 수술 필요

익산에서 찾아오신 최민종(남, 30세) 씨는 어깨가 늘 아프고 뻣뻣하고 뒷목 줄기를 타고 내려오면서 통증이 발생한다. 아침에 자고 일어나면 늘 어깨에 뭐가 얹혀 있는 것 같고 무겁다 보니 의욕까지 떨어졌다. 그동안 다양한 치료를 해보았지만 증세가 좋아지지 않아 멀리 익산에서 우리 병원을 찾았다. 진료실에 들어온 최민종 씨가 했던 첫마디는 "어깨를 나을 수만 있다면 영혼이라도 팔고 싶다." 였다. 그만큼 고통이 심했음을 알 수 있었다.

검사를 해보니 최민종 씨는 다방향성 불안정성 어깨로 진단되었다. 다방향성 불안정성 어깨는 두 가지 방법으로 치료한다. 비교적 증상이 심하지 않을 때는 운동치료를 적극적으로 시행한다. 운동치료는 본인의 노력이 중요하다. 자신이 얼마나 적극적이고 열심히 하느냐에 따라 결과가 달라질 수 있다.

다행히 최민종 씨는 운동치료로 호전될 수 있는 상태였다. 최민종 씨는 생활습관을 바꾸었다. 우선 평소 즐기던 술을 과감히 끊었다. 하루 일과가 운동으로 시작해 운동으로 끝난다고 할 정도로 운동도 열심히 했다. 아침에 일어나면 세라밴드라는 고무줄을 이용한 어깨근력 강화 운동부터 시작했다. 그런 다음 팔굽혀펴기 운동을 충분히 한 후 출근해 근무한다. 일이 끝나면 다시 헬스장으로 향한다. 헬스장에서는 상체근력을 키워주는 헬스 운동을 1시간 30분 정도 한다.

약 3개월 정도 운동치료를 한 후 최민종 씨의 어깨는 많이 좋아졌다. 요즘에는 아침에 눈을 뜨면 항상 기분이 상쾌하고 행복하기까지 하다고 한다. 운동치료만으로도 이렇게 좋아질 수 있다는 게 신기하기까지 하다며 감탄했다.

> 이렇게 다방향성 불안정성 어깨는 초기에는 운동치료로 해결할 수 있다. 하지만 통증이 심하고 일상생활에까지 지장을 주는 경우는 수술적 치료를 고려해야 한다. 수술은 관절경을 이용해 늘어져 있는 인대를 서로 잡아당겨 길이를 줄여주고, 관절낭을 겹쳐 꿰매주는 '관절낭 중첩술' 등을 많이 한다.

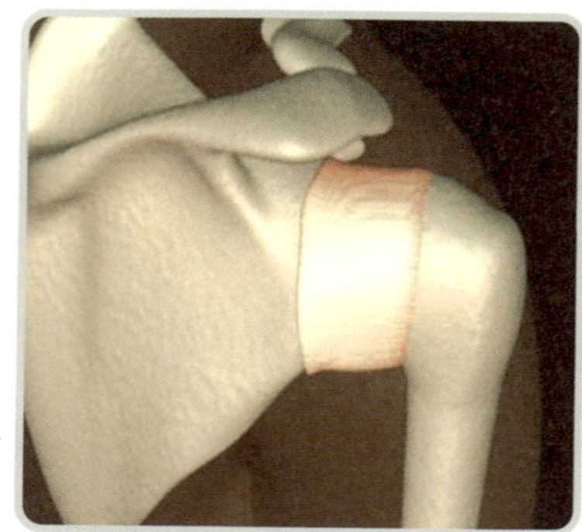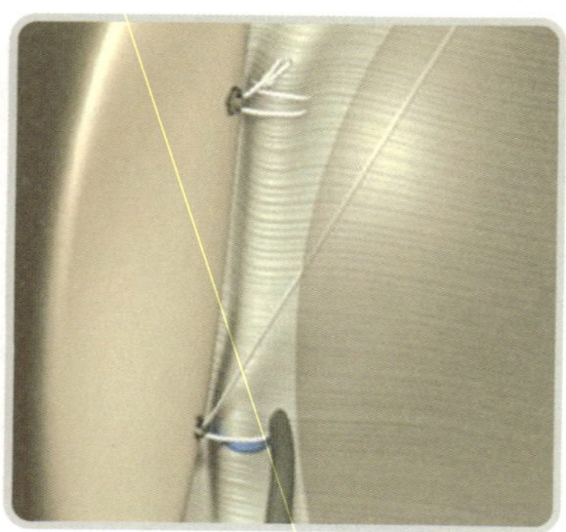

늘어진 인대를 잡아당겨 길이를 줄여주는 수술.

김종국(남, 27세) 씨는 관절낭 중첩술로 만족스러운 결과를 얻은 분이다. 그는 고등학교 때부터 어깨가 아프고 무거워 고생을 많이 했다. 처음에는 책상 앞에 너무 오래 앉아 공부를 해서 목, 어깨가 뻐근하고 한 짐 진 듯 무거운 것인 줄로만 알았다. 가끔 머리까지 아프고 어깨에서 뚝뚝 소리도 났지만 대학에 들어가면 좋아질 것이라 믿으며 그냥 지냈다.

하지만 대학을 졸업하고 취직도 했지만 증상은 점점 더 나빠졌다. 어깨가 자꾸 빠지는 느낌이 들어 최근 수년 간은 무거운 물건을 들 수도 없었다. 밤이면 통증이 더 심해져 밤잠을 설치는 일이 하루 이틀이 아니었다. 견디다 못해 집 가까운 병원에서 엑스레이와 MRI 검사를 해봤지만 모두 정상으로 나타났다.

원인을 찾지 못하고 고통스러워하는 중에도 어깨는 계속 나빠져 컴퓨터 작업을 조금만 해도 아프고, 공을 던지면 팔이 빠질 것 같이 아파 좋아하는 야구도 할 수가 없었다. 결국 주변에서 어깨 잘 고치는 전문병원을 수소문한 끝에 우리 병원을 찾았고, '다방향성 불안정성 어깨'임이 밝혀졌다.

10여 년 이상 원인도, 병명도 알지 못한 채 방치하는 동안 증상이 너무 심해져 수술이 필요했다. 관절낭이 너무 헐렁해 관절경으로 관절낭을 겹쳐 꿰매주는 수술을 했고 결과는 아주 좋았다. 27세 젊은 나이에 어깨가 빠질까 두려워 좋아하는 야구도 할 수 없는 삶이란 생각만 해도 우울하다. 수술 후 그는 또래 청년들과 다름없이 활력있고 역동적인 삶을 살고 있다.

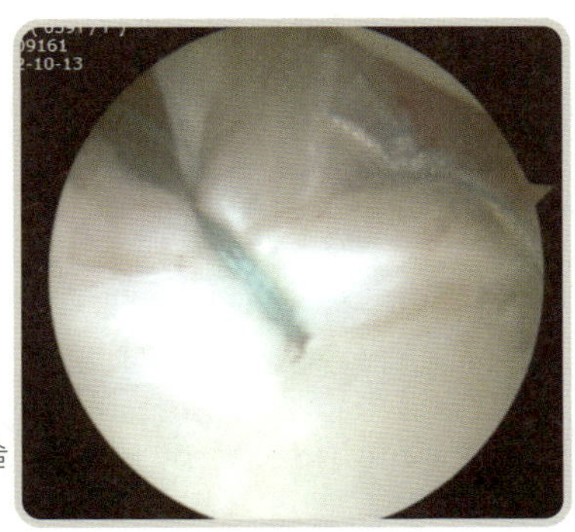

관절경으로 관절낭 중첩술을 시행하는 모습.

수술 후 재활치료가 더 중요

대부분의 질환이 그렇지만 특히 '다방향성 불안정성 어깨'는 수술 후에도 꾸준한 재활치료를 해야 결과가 더 좋아지고 재발의 위험도 줄어드는 질환이다.

하인수(남, 31세) 씨는 양쪽 어깨 모두 통증이 심해 고생하던 분이었다. 어쩌다 특정 동작을 할 때만 아픈 것이 아니라 통증이 24시간 내내 지속되니 그 고통이 얼마나 심했을지 충분히 짐작하고도 남는다. 29세부터 어깨가 심하게 아파 병원에서 엑스레이 검사도 받고, 약물치료도 수없이 많이 받았다. 한 병원에서 근육통이라는 진단을 받고 침도 참 많이 맞았다고 했다. 하지만 통증은 전혀 가라앉지 않았다. 결국 일을 그만두고 1년 여 정도 쉬었지만 상태는 그대로였다.

쉬어도 통증이 계속되자 우울증까지 찾아왔다. 그도 그럴 것이 그는 돌이 막 지난 아기와 아내를 책임져야 할 가장이었다. 그런데 어깨통증으로 일을 못하고 있으니 어찌 우울하지 않을 수 있을까.

검사를 해보니 다방향성 불안정성 어깨였다. 병이 많이 진행된 상태라 진찰을 하는데 손가락이 어깨 속으로 쑥쑥 들어갈 정도로 증세가 심했고, 환자는 통증으로 매우 고통스러워했다. 운동으로 치료할 수 있는 단계는 이미 오래전에 지나간 것으로 보였다.

우선 오른쪽 어깨부터 수술에 들어갔다. 양쪽 어깨가 다 아픈 상태였지만 수술 후 재활치료까지 마치는 데 시간이 걸리기 때문에 한꺼번에 양쪽 어깨를 수술하면 일상생활이 더욱 불편해질 염려가 있었다.

관절경으로 늘어져 있는 인대를 잡아당겨 길이를 줄여준 다음 고정

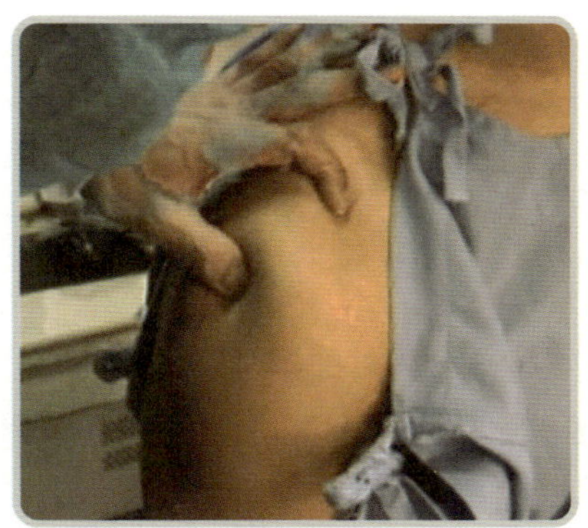

손가락이 어깨 속으로 쑥쑥 들어
갈 정도로 증세가 심하다.

을 시키는 수술을 했다. 수술 후 무리하게 어깨관절을 움직이면 재발할
위험이 크기 때문에 충분히 관절을 굳힌 다음 전문적인 재활과정을 거
쳤다.

재활은 너무 무리하지 않으면서 안정적으로 진행하는 것이 중요하다.
하인수 씨는 성실한 자세로 재활치료에 임했고 결과는 아주 좋았다.

1년 후 하인수 씨는 아내와 아이를 대동하고 또 다시 병원을 찾았다.
왼쪽 어깨를 마저 치료하기 위해서였다. 먼저 수술한 오른쪽 어깨는 많
이 좋아져 일상생활을 하는 데 큰 불편이 없다고 했다. 왼쪽 어깨도 오
른쪽 어깨와 같은 치료를 하고 재활치료에 들어갔다. 아직 재활치료는
다 끝나지 않았지만 경과가 아주 좋은 편이다. 빨리 치료를 마치고 일
을 하고 싶다고 말하는 하인수 씨의 얼굴에서 새로운 희망이 보인다.
조만간 소박한 젊은 가장의 꿈이 이루어질 것이라 믿는다.

07 연골이 닳아 아파요. 어깨 퇴행성 관절염

퇴행성 관절염 하면 먼저 무릎관절이나 고관절을 떠올리기 쉽다.
하지만 어깨관절도 퇴행성 관절염으로부터 자유롭지 않다.
무릎과 고관절보다는 발생 비율이 낮지만 어깨 퇴행성 관절염 역시
어깨통증을 유발하는 주요 질환 중 하나이다.

65세 노인 10명 중 약 1.6명은 어깨 퇴행성 관절염

뼈와 뼈가 연결되는 부위를 '관절' 이라 한다. 젊고 건강한 관절은 단단한 고무와 같은 연골이 딱딱한 뼈를 덮고 있다. 연골은 뼈와 뼈 사이에서 충격을 흡수해주는 쿠션 역할을 한다. 뼈와 뼈가 직접 부딪치는 것을 막는 장치는 또 있다. 관절막에 둘러싸인 관절의 속에는 미끌미끌한 윤활유와 같은 액체가 가득하다. 이 윤활유 덕분에 뼈가 서로 부딪치지 않고 관절을 부드럽게 움직일 수 있다.

하지만 관절도 나이가 들면 늙는다. 단단한 고무처럼 탄력이 넘쳐야 할 연골은 세월이 흐르면서 점차 탄력을 잃고 관절을 움직일 때마다 수없이 부딪치고 부딪쳐 닳아 없어진다. 쿠션 역할을 해주어야 할 연골이 없어지면 뼈와 뼈가 직접 부딪쳐 통증을 일으키고, 충격으로 뼈가 부서져 떨어져 나가기도 한다.

비극은 여기서 끝나지 않는다. 뼈도 나이를 먹으면 끝이 뾰족하게 자라고 두꺼워진다. 연골이 닳아 없어진데다 뼈끝까지 뾰족해지면 부딪칠

때 통증도 더 크고, 무엇보다 주변 인대나 근육을 찔러 염증을 일으킨다.

이처럼 나이가 들면서 연골이 닳고 뼈와 인대가 손상돼 염증과 통증이 생기는 병을 '퇴행성 관절염'이라 한다. 흔히 '퇴행성 관절염'이라 하면 무릎이나 고관절에만 생기는 병으로 알고 있는 분들이 많다. 실제로 퇴행성 관절염은 무릎이나 고관절에 많이 생기기는 하지만 어깨관절에도 얼마든지 생길 수 있다. 65세 이상 노인 중 16.1%는 어깨 퇴행성 관절염을 앓고 있다고 한다. 10명 중 약 1.6명은 퇴행성 관절염으로 인한 어깨통증을 경험한 것이니 그 수가 결코 적지 않다.

어깨관절은 무릎관절이나 고관절처럼 체중을 감당해야 하는 부담은 상대적으로 덜한 대신 가장 움직임이 크고 우리 몸 중 유일하게 360도 회전이 가능한 관절이다. 운동범위가 큰 만큼 부상을 입기도 쉽고, 연골이 닳아 염증이 생기기도 쉽기 때문에 퇴행성 관절염으로부터 자유로울 수 없다.

모든 각도에서 통증이 있다면 퇴행성 관절염 의심

보통 어깨가 아프면 오십견이나 어깨힘줄 파열, 어깨충돌증후군 등 다른 어깨질환을 먼저 떠올린다. 이런 질환들과 퇴행성 관절염의 증상을 구분하기란 사실상 쉽지 않다. 증상 자체가 어느 정도 유사하기도 하고, 여러 어깨질환이 함께 나타나기도 하기 때문이다. 예를 들어 어깨힘줄 파열을 제때 치료하지 않고 방치하면 어깨힘줄이 다 없어져 관절이 손상을 입기 쉽다. 어깨충돌증후군이나 오십견도 마찬가지다.

하지만 다른 어깨질환과 퇴행성 관절염을 구분할 수 있는 중요한 기준이 있다. 보통 초기 오십견이나 어깨힘줄 파열은 특정 각도에서만 통증이 심해진다. 예를 들어 오십견은 특정 각도 내에서 관절을 움직일 때는 통증이 없지만 특정 각도를 넘어가면 통증이 심해지고 일정 각도 이상 팔을 움직일 수 없다. 또한 어깨힘줄 파열은 옆으로 팔을 올릴 때 특정 각도(약 60~120도)에서 통증이 발생하고, 밤에 통증이 심해지는 양상을 보인다.

이와 달리 퇴행성 관절염은 모든 각도에서 움직일 때 삐걱거리는 느낌과 통증이 생긴다. 초기에는 어깨가 아프기는 해도 어깨를 움직일 수 있지만 병이 진행하면 할수록 통증이 심해지는 것은 물론 관절운동 범위가 줄어든다.

이런 증상을 통해 퇴행성 관절염과 다른 어깨질환을 대략 구분할 수는 있지만 속단은 금물이다. 어깨질환은 원인도 다양하고 질병의 종류도 다양하기 때문에 반드시 어깨 전문의에게 진단을 받아야 한다.

어깨 퇴행성 관절염은 환자를 진찰한 후 엑스레이 촬영만 해도 어느 정도 알 수 있다. 엑스레이 사진 상 뼈끝이 뾰족하게 자라 있다든지, 관절 사이의 간격이 좁아져 있다면 퇴행성 관절염일 가능성이 크다. 엑스레이 검사를 통해 퇴행성 관절염이 진행된 것으로 판단되면 3차원 CT 검사를 통해 관절의 마모 상태를 확인해볼 필요가 있다. 또한 이학적 검사나 엑스레이에서 어깨힘줄 파열이나 관절 불안정성이 동반된 것으로 의심되면 MRI 검사를 시행하기도 한다.

관절을 살리는 비수술적 치료가 우선

퇴행성 관절염이 심하지 않은 초기에는 물리치료나 약물치료로 통증을 감소시키고, 운동치료를 꾸준히 해 관절운동 범위가 줄어드는 것을 막는 것이 중요하다. 퇴행성 관절염일 경우 모든 각도에서 통증이 발생하기 때문에 더더욱 팔을 움직이려 들지 않는데, 그래서는 안 된다. 팔을 움직이지 않으면 않을수록 관절이 굳기 때문에 힘들더라도 팔을 자꾸 움직이려고 노력해야 한다.

초기 단계를 지나 중기로 접어들면 보다 적극적인 치료가 필요하다. 퇴행성 관절염이 진행되면 연골이 닳고 손상되는 것은 물론 윤활유 역할을 해주는 관절액도 많이 부족한 상태다. 따라서 관절 내에 관절액 역할을 대신해줄 수 있는 약물을 투여하는 주사요법을 시행해볼 수 있다. 또한 관절경을 이용해 손상된 연골을 매끄럽게 다듬거나 연골의 혈액순환을 돕기 위해 미세천공술을 시행하기도 한다.

이러한 비수술적 치료를 충분히 했음에도 병이 더 진행돼 뼈의 변형이 심해지고 통증도 더 극심해진 경우라면 최후의 수단으로 인공관절 수술을 고려해볼 수 있다. 단 인공 수술을 결정할 때는 신중을 기해야 한다. 인공관절이 많이 발전하긴 했지만 아직 수명이 15~20년 정도여서 최소한 70세가 넘었을 때 인공관절 수술을 하는 것이 좋다. 너무 일찍 수술을 하면 살아생전 재수술을 받아야 할 가능성이 크기 때문이다. 70세가 넘었고, 일상생활을 할 수 없을 정도로 통증이 심하고, 6개월 이상 꾸준히 비수술적 치료를 했는데도 효과가 없을 때 인공관절 수술을 결정하는 것이 바람직하다.

인공관절 수술 효과는 상당히 만족스러운 편이다. 관절이 다 망가져 팔을 전혀 쓰지 못하던 분에게 인공관절은 새 날개나 마찬가지다. 팔이 너무 아파 전혀 움직이지 못하던 분들이 인공관절 수술을 한 후 가뿐하게 팔을 들고 움직이는 모습은 차라리 기적에 가깝다.

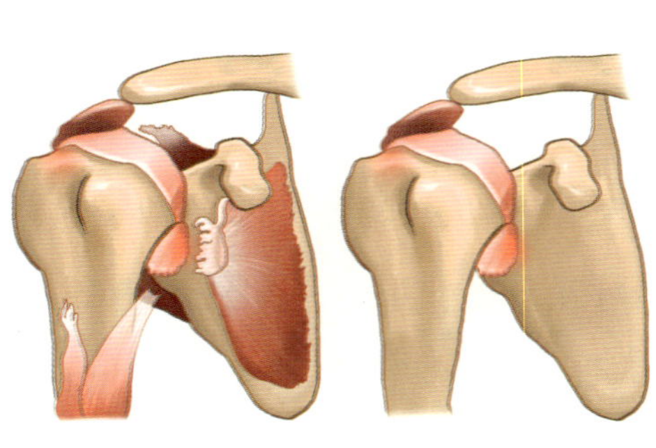

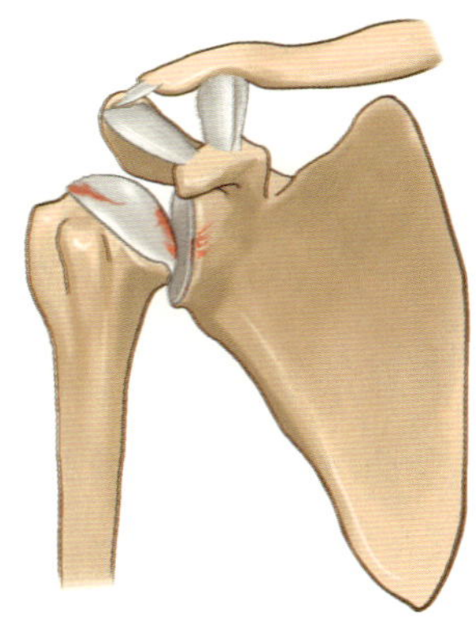

어깨힘줄 파열 때문에 힘줄이 모두 녹아버려 심한 어깨 관절염에 걸린 상태. 어깨관절이 제 기능을 못하고 있다.

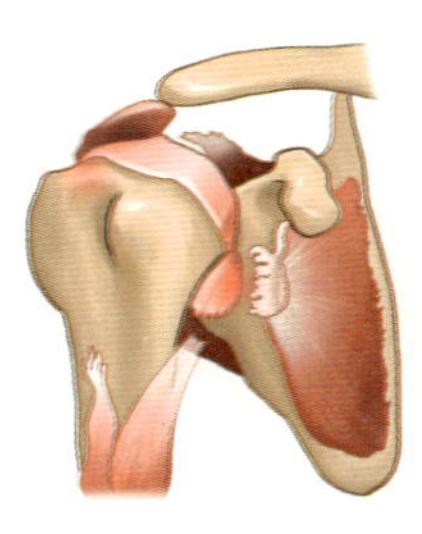

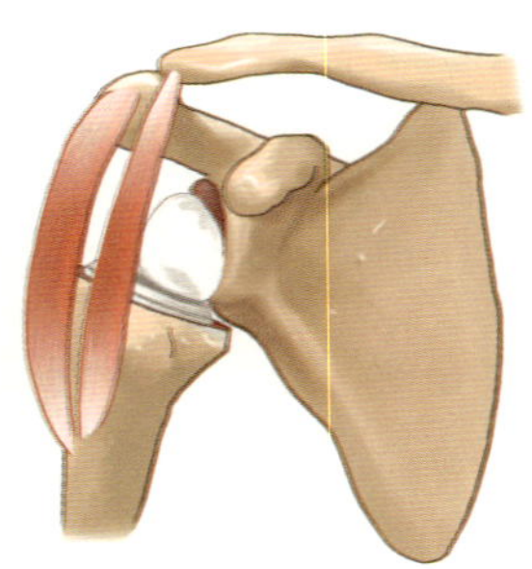

어깨힘줄은 모두 녹아버리고, 심한 관절염이 온 어깨를 덮고 있던 환자에게 어깨인공관절로 팔을 사용할 수 있게 했다.

　이복순 할머니(여, 71세)도 인공관절 수술을 받은 후 새 인생을 찾았다며 좋아했던 어른 중 한 분이다. 거창에 사시던 분이었는데, 퇴행성 관절염과 어깨힘줄 파열을 동시에 갖고 있었다. 나이가 나이인 만큼 퇴행성 관절염으로 고생하던 중 엎친 데 덮친 격으로 2년 전 크게 넘어져 팔이 꺾인 후부터 팔을 아예 들지 못했다고 한다. 팔을 들면 너무나 통증이 심해 늘 팔을 겨드랑이에 붙이고 살다 보니 여름에는 겨드랑이가 짓무르는 고통까지 감수해야 했다.

　넘어지면서 어깨힘줄을 다쳐 어깨힘줄이 하나도 없는데다 다친 어깨쪽은 후유증으로 관절염이 더욱 심해져 인공관절 수술을 하기로 결정했다. 할머니의 나이가 71세이고, 2년 가까이 좋다는 치료는 다 했는데도 차도가 없었던 터라 인공관절 수술이 최선이라 판단했다.

　수술 결과는 아주 좋았다. 2개월 후 외래를 찾으신 할머니는 두 팔을 번쩍 들어 올렸다.

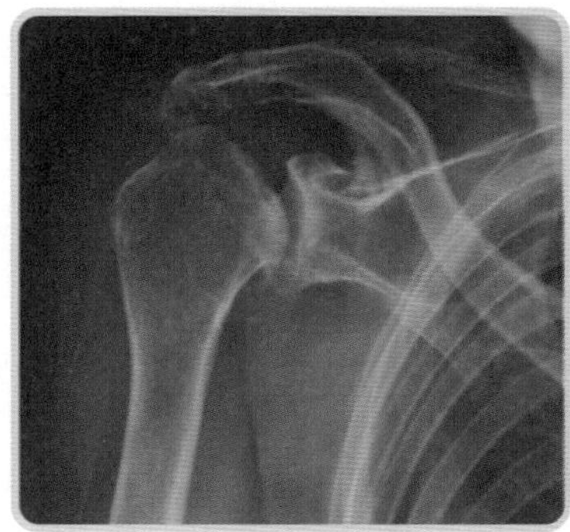
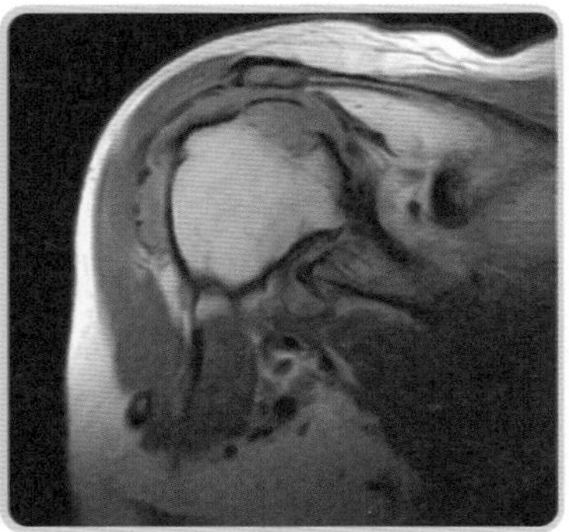

퇴행성 관절염이 아주 심하고(왼쪽) 어깨힘줄이 다 녹아 없어진 상태다(오른쪽).

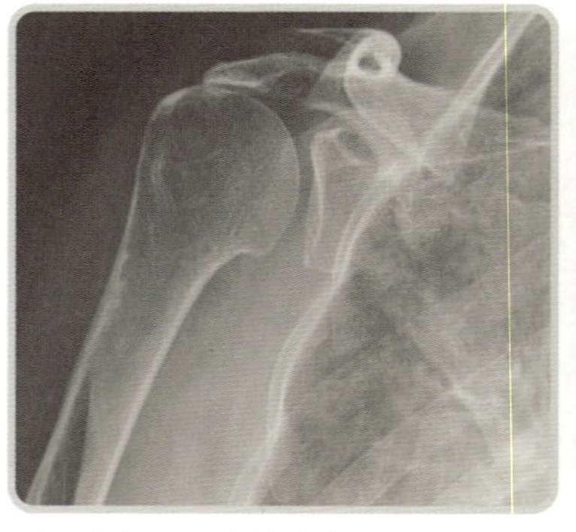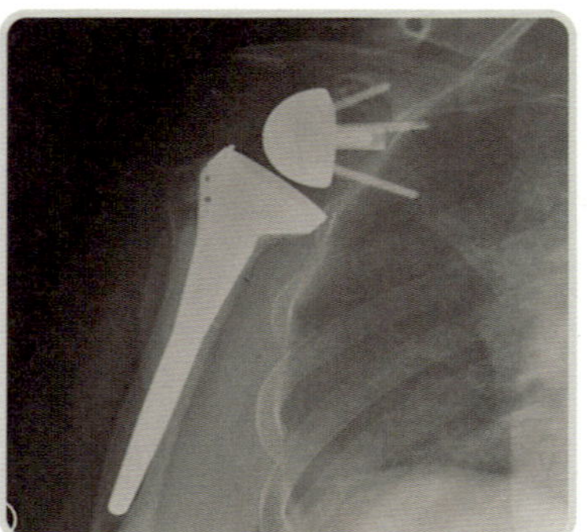

인공관절 수술 전(왼쪽)과 수술 후(오른쪽).

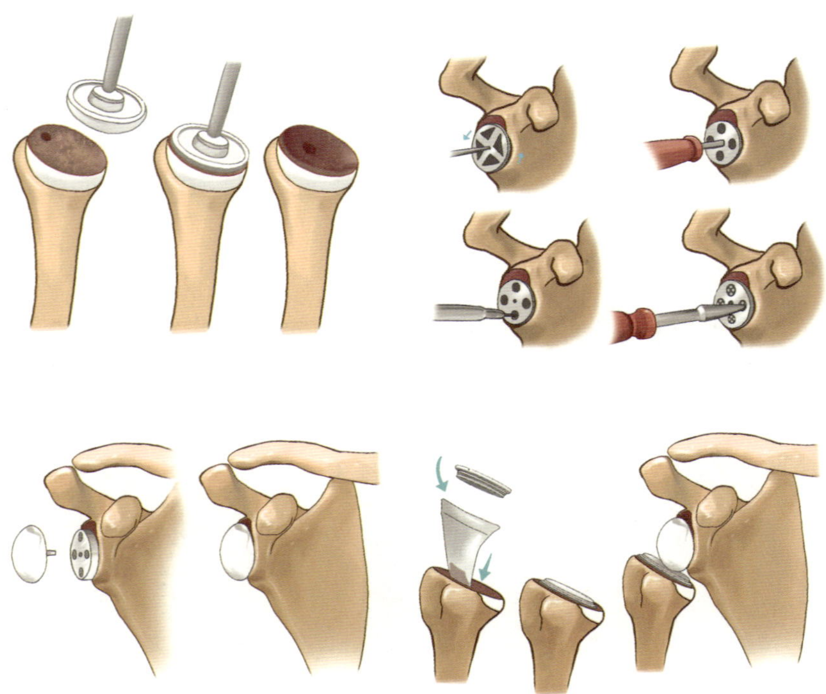

어깨인공관절 수술 모습.

Part4

Part4
수술만큼 중요한 생활습관과 운동

01 잘못된 자세나 생활습관이 어깨통증을 부른다

어깨가 아프면 고통과 불편함을 호소하면서도 정작 어깨를 아프게 한 장본인이 자신임은 잘 모른다. 우리는 알게 모르게 일상생활에서 어깨에 부담을 주는 자세나 행동을 많이 취한다. 잘못된 생활습관만 고쳐도 어깨통증을 반으로 줄일 수 있다.

목과 어깨에 부담을 주는 나쁜 습관

어깨통증을 잡으려면 어깨는 말할 것도 없고 목에 부담을 주는 나쁜 자세나 생활습관을 고쳐야 한다. 목과 어깨는 한 줄기나 마찬가지다. 목뼈(경추)를 통과하는 신경 중에는 어깨, 팔, 손끝으로 가는 것들이 많다. 목 디스크가 생겼을 때 목만 아픈 것이 아니라 어깨와 팔이 아프고 저린 것은 이런 이유 때문이다.

어깨도 그렇지만 목은 특히 생활습관의 영향을 많이 받는다. 잘못된 자세나 생활습관을 오랫동안 유지하면 거북목이나 일자목이 되기 쉽고, 그로 인해 어깨까지 아프기 십상이다.

어깨와 목에 부담을 주는 대표적인 나쁜 자세나 생활습관은 다음과 같다. 혹시 그동안 자신도 모르는 사이에 이런 나쁜 생활습관을 갖고 있었다면 지금부터라도 고치도록 노력하자. 생활습관을 바로 잡는 만큼 통증도 줄어들 것이다. 또한 적절한 치료나 수술을 통해 어깨질환을

고쳤더라도 목과 어깨에 부담을 주
는 잘못된 생활습관을 고치지 않으면
언제든 재발하기 쉽다. 또 다시 어깨통
증으로 고생하지 않으려면 어깨가 힘들
지 않도록 아껴주고 배려하는 생활습
관이 필요하다.

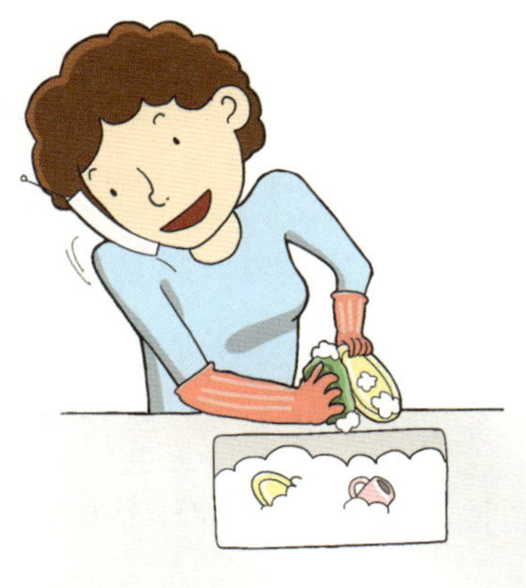

귀와 어깨 사이에 전화기를 끼고 장시간 통화하는 습관

흔히 볼 수 있는 모습이다. 할 일이 많을 때 전화를 받으려면 어쩔 수
없이 이런 자세를 취해야 하는 경우가 많다. 잠깐 불가피하게 이런 자
세로 전화를 받는 정도라면 큰 문제가 없겠지만 장시간 계속하면 목과
어깨에 심각한 부담을 준다. 장시간 고정된 자세를 취함으로써 목과
어깨 주변의 근육이 경직되고, 혈액순환이 잘 안 돼 통증을 유발할 수
있다.

소파에 비스듬히 누워 TV를 보는 자세

소파 팔걸이를 베개 삼아 누워서 손가락으로 리모컨을 조정하며 TV
를 보는 분들이 많다. 특히 공휴일이나 일요일에는 소파에 누워 꼼짝도
하지 않고 하루 종일 시체놀이를 하는 아빠들이 많은데 조심해야 한다.
소파 팔걸이를 베고 오랫동안 누워 있으면 목 한쪽 근육은 지나치게 이
완되고, 다른 한쪽은 긴장되는 불균형을 초래한다.

컴퓨터로 작업을 할 때 고개를 쭉 빼는 습관

요즘에는 대부분 컴퓨터를 이용해 업무를 본다. 모니터를 보면서 일을 하다 보면 자기도 모르는 사이에 목을 앞으로 빼게 된다. 이 또한 목과 어깨에 심각한 부담을 주는 나쁜 자세이다. 목뼈는 완만한 C자 곡선을 유지할 때가 가장 좋은 상태다. 목뼈가 완만한 C자 모양으로 생긴 데는 필연적인 이유가 있다. C자 곡선이어야 무거운 머리의 무게를 가장 힘을 덜 들이고 받칠 수 있고, 기도(숨구멍)를 누르지 않아 편안한 호흡을 할 수 있다. 또한 혈액순환을 원활하게 해 목과 어깨의 근육이 뭉치지 않도록 도움을 준다.

고개를 쭉 빼는 습관은 모니터를 보면서 일을 할 때뿐만 아니라 생활 곳곳에서 나타난다. 공부를 할 때나 운전을 할 때도 고개를 빼는 사람들이 많다. 어느 경우든 장시간 고개를 빼고 있으면 거북목이 될 위험이 있으니 조심해야 한다.

턱을 괴는 습관

한쪽 턱을 괴고 책을 읽거나 무언가를 골똘히 생각하는 모습은 보기에는 감성적일 수 있지만 목과 어깨에는 치명적이다. 형태는 조금 다르지만 이런 자세와 습관 역시 소파 팔걸이를 베고 누워 있거나 귀와 어깨 사이에 전화기를 끼고 장시간 통화할 때와 마찬가지로 목과 어깨에 부담을 준다.

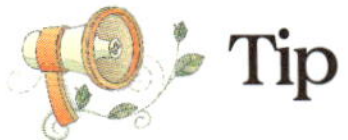
Tip

컴퓨터를 사용할 때는 의자 높이가 중요하다

현대인들은 컴퓨터 앞에 앉아 있는 시간이 많다. 이때 바른 자세로 작업을 하는 것도 중요하지만 그 전에 의자 높이를 알맞게 조정하는 것이 중요하다. 의자 높이가 틀어지면서 목이나 어깨근육이 긴장하기 시작하기 때문이다.

1. 모니터의 위치 및 높이

컴퓨터의 모니터는 눈높이와 맞춰야 한다. 만약 눈높이보다 낮을 때는 모니터 밑에 전화번호부 등을 깔아 눈높이를 맞춘다. 또 모니터를 정면에 놓아서 타이핑할 때 옆으로 고개를 돌리지 않도록 한다.

2. 키보드의 높이

키보드는 팔꿈치가 키보드로부터 90도 이상 구부러지지 않는 높이를 유지하는 것이 좋다. 90도 이상 구부러지면 어깨가 따라 올라가면서 어깨에 부담을 준다.

3. 작업 문서의 위치

문서는 모니터와 가장 가까운 곳에 두어 타이핑할 때 고개를 구부리거나 숙이는 일이 없도록 해야 한다.

4. 의자 등받이 강도

의자의 등받이는 체중이 가해졌을 때 뒤로 밀리지 않을 정도의 강도가 좋다. 등받이에 기댔을 때 심하게 뒤쪽으로 휘어지면 컴퓨터 작업을 할 때 목과 어깨에 무리가 많이 간다.

5. 어깨와 목 사이에 수화기를 끼고 타이핑

타이핑을 하면서 어깨와 목 사이에 수화기를 끼고 전화를 받으면 어깨 근육이 긴장하기 때문에 어깨통증을 유발할 수 있다. 꼭 전화를 받으면서 작업을 해야 한다면 마이크가 달린 헤드셋을 사용하는 것이 좋다.

어깨통증을 완화하는 데 도움이 되는 좋은 생활습관

　나쁜 자세나 생활습관은 반갑지 않은 어깨통증을 부른다. 오랜 시간에 걸쳐 굳어진 나쁜 자세나 생활습관을 고치기란 쉬운 일이 아니다. 하지만 어깨통증을 예방하고 완화하려면 꼭 잘못된 자세나 생활습관을 바로 잡아야 한다.

　물론 일단 오십견, 어깨힘줄파열, 어깨충돌증후군 등 어깨통증을 유발하는 질병이 생기면 어깨전문병원에서 적절한 치료를 받는 것이 우선이다. 하지만 잘못된 자세와 생활습관을 그대로 둔 채 치료만 받으면 온전한 효과를 기대하기 어렵다. 적절한 치료로 호전이 되었더라도 애초에 어깨통증을 일으키는 데 영향을 미쳤던 나쁜 자세와 생활습관을 그대로 유지하면 또 다시 상태가 악화될 수 있기 때문이다.

　한꺼번에 고질적인 나쁜 자세와 생활습관을 고치기란 쉬운 일이 아니다. 우선 고칠 수 있는 것부터 하나씩 고쳐 나가자.

편안한 높이의 베개를 베고 잔다

　무척 피곤한 날에도 잠을 푹 자고 나면 몸이 개운해진다. 반면에 잠을 잘 못 자면 온몸을 두드려 맞은 듯 아플 때가 있다. 이처럼 숙면은 건강을 유지하는 데 결정적인 역할을 한다.

　숙면을 취하는 데 중요한 요소 중 하나가 베개의 높이다. 베개가 너무 높으면 목 뒤쪽의 근육을 긴장시키고 혈액순환을 방해해 자고 일어나면 목과 어깨가 뻐근하고 아프기 쉽다. 자기 몸에 맞는 적당한 높이의 베개를 찾아야 목과 어깨에 부담을 주지 않고 숙면을 취할 수 있다.

어깨통증이 심하면 밤에 잠을 자지 못하는 경우가 많다. 이때는 아픈 어깨가 눌리지 않도록 똑바로 누워 자는 것이 좋다. 또한 어깨와 팔의 높이가 다르면 통증이 더 심해지므로 베개를 어깨 밑에 받쳐 어깨와 팔의 높이를 맞추면 조금은 편안하게 잠을 잘 수 있다. 푹신한 베개를 이용해 어깨를 감싸주는 것도 어깨통증을 완화시키는 데 도움이 된다.

최소한 50분마다 자세를 바꿔준다

좋은 자세, 나쁜 자세를 떠나 한 자세를 장시간 유지하면 근육이 경직되고 혈액순환이 잘 안 된다. 어깨통증은 혈액순환과 관련이 많다. 혈액순환이 잘 안 돼 필요한 영양분을 충분히 공급받지 못하면 어깨관절과 관절을 둘러싼 인대나 힘줄이 빨리 약해질 수 있다.

따라서 아무리 바빠도 50분에 한 번 정도는 자세를 바꿔 주는 것이 좋다. 특히 공부하는 학생이나 주로 사무실에 앉아 일을 하는 직장인들은 같은 자세를 너무 오랫동안 취하지 않도록 조심해야 한다.

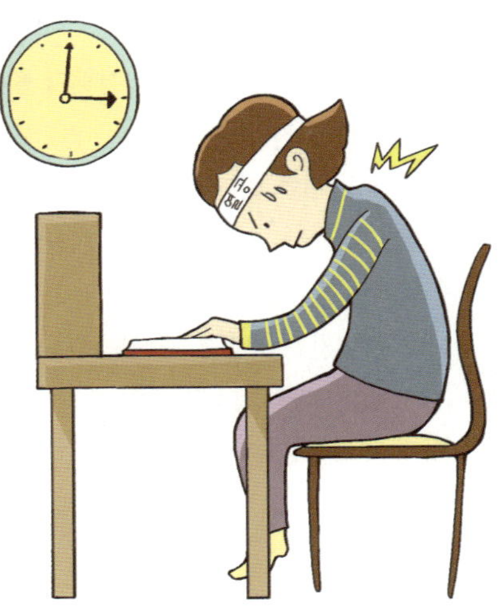

시간 날 때마다 스트레칭을 생활화한다

농사를 주로 짓던 옛날에는 팔을 너무 많이 써서 어깨통증으로 고생하는 분들이 많았다면 요즘은 팔과 어깨를 너무 움직이지 않아 어깨통증을 앓는 분들이 많다. 앞에서도 이야기했듯이 어깨질환은 혈액순환과 관련이 많다. 몸을 움직이지 않고 고정된 자세로 오래 있으면 혈액순환이 잘 안 되고, 근육이 긴장돼 통증이 생기기 쉽다. 이를 방지하려면 시간 날 때마다 스트레칭을 해 긴장된 근육을 풀어주는 것이 좋다. 특히 장시간 운전을 하면 어깨가 아프기 쉬운데, 적절한 스트레칭을 하면 어깨통증을 예방할 수 있다.

아주 간단한 스트레칭이라도 괜찮다. 의자에 앉아서 가볍게 어깨를 앞뒤로 흔들어주는 것만으로도 어깨통증을 예방하고, 만성 어깨통증을 완화할 수 있다.

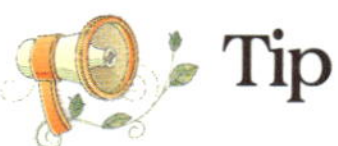

Tip

백팩, 어깨에 도움이 될까? 방해가 될까?

한쪽 어깨에 가방을 주로 메는 습관도 목과 어깨에 부담을 주는 나쁜 습관 중 하나이다. 한쪽 어깨에 가방을 메면 아무래도 가방을 멘 쪽의 목과 어깨의 근육이 긴장되고 왼쪽과 오른쪽의 균형이 깨지게 된다. 그래서 요즘에는 백팩을 사용하는 사람들이 많다. 백팩을 메면 양쪽 어깨에 골고루 가방의 무게가 분산돼 어깨질환을 예방할 수 있다. 하지만 백팩의 무게가 많이 나가면 오히려 목과 어깨는 물론 척추와 무릎에 큰 부담을 준다. 또한 백팩의 무게를 지탱하느라 목과 어깨의 근육과 관절이 있는 대로 긴장하면 통증이 생길 수 있다.

운동을 하기 전 충분한 스트레칭과 준비운동을 한다

운동은 어깨통증을 예방하는 데 도움이 되지만 모든 운동이 그런 것은 아니다. 어깨는 관절 운동범위가 커서 운동을 잘못 하면 어깨를 다치기 쉽다.

운동으로 인한 어깨손상을 예방하기 위해서는 운동을 하기 전에 충분한 스트레칭을 하는 것이 중요하다. 하지만 단순한 스트레칭으로는 충분한 효과를 기대하기 어렵다. 반드시 걷기, 조깅, 체조 등 체온을 올려주는 운동을 병행해야 한다. 5~30분 정도 약간 땀이 날 정도로 준비운동을 하면 근육의 혈액순환이 증가하고, 산소공급이 늘어나면서 근육이 부드러워지고 수축력이 증가한다. 또한 관절 유연성이 증가하고, 스트레칭의 효과도 향상되기 때문에 어깨손상을 예방하는 데 큰 도움이 된다.

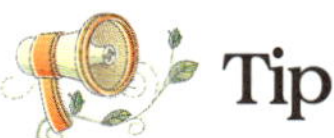

Tip

어깨통증을 유발하기 쉬운 운동

골프는 나날이 인기를 더해가는 운동이지만 어깨에 부담을 많이 준다. 미국에서는 프로 골퍼들이 많이 다치는 부위 중 어깨부상이 세 번째로 많고, 아마추어 골퍼의 경우에도 네 번째로 많다고 한다. 유럽에서는 팔꿈치 다음으로 어깨부상이 많다는 보고도 있다. 특히 아마추어는 골프 동작 중 땅을 치는 등의 외부 충격에 의해서 부상을 많이 입는다고 한다.

외국 논문들에 의하면 수영은 가장 많은 일반인이 즐기는 레저 스포츠의 중의 하나인데, 수영 부상 중 50%가 어깨관절 부상인 것으로 알려져 있다. 주로 충돌증후군이 가장 많이 나타나며, 어깨를 반복적이고 과도하게 사용하다 보니 극상근과 이두근 부위에 염증과 손상이 잘 생기는 것으로 알려져 있다.

프로야구의 인기가 높아지면서 야구를 즐기는 사람들도 많은데, 야구 또한 어깨손상이 많은 운동 중 하나이다. 특히 공을 던지거나 야구방망이를 휘두르는 동작은 팔을 위로 많이 올리는 오버헤드 동작이기 때문에 어깨에 부담을 많이 준다.

어떤 운동이든 오버헤드 자세가 많은 운동은 대체적으로 어깨에 좋지 않다. 골프, 수영, 야구 외에 배구, 테니스, 탁구도 어깨통증을 유발하기 쉬운 운동이니 조심해야 한다.

02 수술 후 어깨 재활, 수술만큼 중요하다

분명 수술 결과는 좋았는데, 회복 속도가 느린 분들이 있다.
왜 그런지 원인을 쫓아가면 그 끝에는 대부분 환자들의 관리 소홀
이 기다리고 있다.
수술을 잘하는 것은 의사의 몫이지만 수술 후의 관리는 환자들의
몫이다. 관리를 잘할수록 회복도 빠르고, 재발 위험도 감소한다는
것을 꼭 기억하길.

보조기 착용은 필수

수술을 하면 아무래도 어깨관절이나 힘줄이 불안정한 상태이므로 보
조기를 착용해야 한다. 보조기를 착용하면 무의식적으로 팔을 움직여
수술한 부위를 자극하거나 충격을 가하는 것을 막을 수 있다. 또한 보
조기는 외부사람으로부터 어깨를 보호하는 데도 유용하다. 길을 걷다
보면 아무리 조심해도 다른 사람과 어깨를 부딪칠 수도 있고, 상대방이
수술한 줄 모르고 잡아당길 수도 있다. 하지만 보조기를 차고 있으면
그 자체로 수술했음을 알려주기 때문에 상대방도 조심하게 되고, 설령
실수로 부딪쳐도 어깨에 가해지는 충격을 최소화할 수 있다.

이처럼 보조기는 수술한 어깨를 보호하고 수술한 부위가 잘 아물 수 있
도록 도와주는 필수품이다. 그런데도 귀찮고 답답하다는 이유로 혹은 해
야 할 일이 너무 많다는 이유로 보조기를 잘 착용하지 않는 분들이 많다.

진주에 사는 53세 여자 환자분도 그중 하나다. 어깨힘줄 파열로 수술을 한 후 지긋지긋한 통증에서 해방됐다며 행복해했는데 퇴원 후 얼마 지나지 않아 다시 병원을 찾았다. 어깨가 다시 아프기 시작했다는 것이다. 검사를 해보니 어깨힘줄이 재파열되어 있었다. 수술이 성공적이어서 재파열될 이유가 없었다. 혹시나 싶어 집에서 보조기를 착용하지 않은 것 아니냐고 물었더니 대답을 못했다. 그렇게 얼마간 시간이 흐른 뒤 그녀는 힘겹게 고백을 했다. 퇴원해 집에 갔더니 남편이 밥을 해달라며 버럭 화를 냈다고 한다. 홧김에 보조기를 벗어던지고 밥을 해주고 청소도 했더니 기껏 고쳐놓은 어깨가 다시 망가졌다며 남편을 원망하며 후회했다.

평소에는 보조기를 빼놓고 있다가 병원에 올 때만 착용하는 환자도 있다. 정주에 사는 62세 남자분은 얼핏 보면 무척 성실한 환자다. 외래 진료일만 되면 정확한 날짜에 착실하게 보조기를 착용하고 내원한다. 그런데 왜 재파열이 되었을까? 비밀은 우연히 밝혀졌다. 어느 날인가 외래 간호사가 주차장에 있는데 마침 이분이 차를 몰고 들어왔다. 그런데 능숙하게 운전을 하는 그 어르신의 어깨에는 보조기가 없었다. 간호사가 지켜보니 차를 주차한 후 차 트렁크에서 보조기를 꺼내 착용한 후 태연하게 진료실로 가더라는 것이다.

보조기는 의사에게 보여주기 위한 장식이 아니다. 환자의 어깨힘줄을 안전하게 부착하는 데 도움이 되라고 하는 것이기 때문에 보조기 착용은 선택이 아닌 필수사항이다. 수술 직후부터 어깨가 편안해질 때까지 꼭 착용해야 한다.

보조기는 얼마 동안 착용해야 할까?

보조기를 착용하는 기간은 수술 내용에 따라 조금씩 다르다. 어깨힘줄 파열이나 어깨탈구, 다방향성 불안정성 어깨로 수술을 하거나 인공관절 수술을 한 경우에는 약 6주가량 착용해야 한다. 어깨힘줄이 광범위하게 파열돼 고정이 더 필요한 경우에는 8주를 착용해야 하는 경우도 있다.

단순한 오십견, 충돌증후군, 석회성 건염으로 수술한 경우에는 착용 기간이 더 짧다. 보통 1주일에서 2주일 정도면 보조기를 풀어도 된다.

잠잘 때 보조기는 어떻게?

어깨 수술 후 잠을 자면서 뒤척이다가 어깨 쪽에서 뚝 소리가 나면서 통증이 발생해 병원을 찾는 사람들이 있다. 깨어 있을 때보다 잠잘 때 어깨는 더 위험하다. 깨어 있을 때는 의식적으로 어깨에 부담이 가지 않도록 조심할 수 있지만 잠을 잘 때는 자기도 모르는 사이에 어깨에 충격을 줄 수 있기 때문이다. 따라서 불편하더라도 꼭 수술 후 1~6주까지는 잠잘 때도 보조기를 착용해야 한다.

1~6주간 보조기를 착용한 후에도 6~12주까지는 아픈 어깨 쪽에 푹신한 쿠션을 놓고 자는 것이 좋다. 그래야 어깨가 눌리는 것도 막을 수 있고, 어깨를 따뜻하게 함으로써 혈액순환이 잘 돼 통증도 덜하다.

보조기는 올바르게 착용하는 것이 중요!

　보조기도 아무렇게나 착용하면 효과가 떨어지므로 올바르게 착용하는 것이 중요하다. 어깨 각도는 45도를 유지하고, 팔은 바깥쪽 대신 약간 안쪽으로 틀고, 팔꿈치 각도는 90도를 유지하는 것이 가장 좋다. 이런 자세가 파열된 어깨힘줄을 안정시키고 긴장을 최소화하는 데 도움을 준다. 또한 보조기는 어깨를 보호해주고, 어깨힘줄이 잘 붙도록 도와줄 뿐만 아니라 통증을 감소시키고 부종을 완화해주는 역할을 한다.

■ 바른 보조기 착용

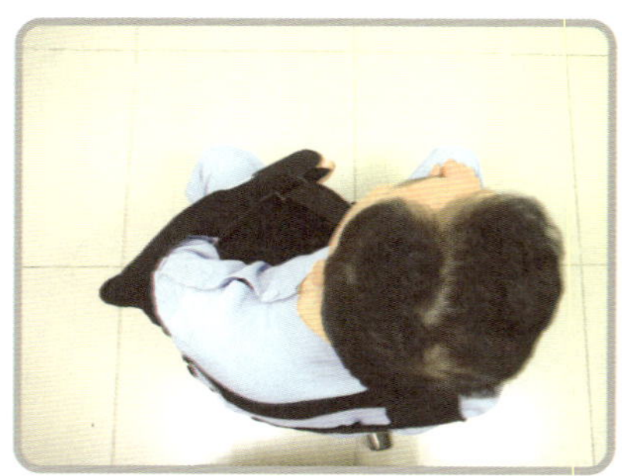
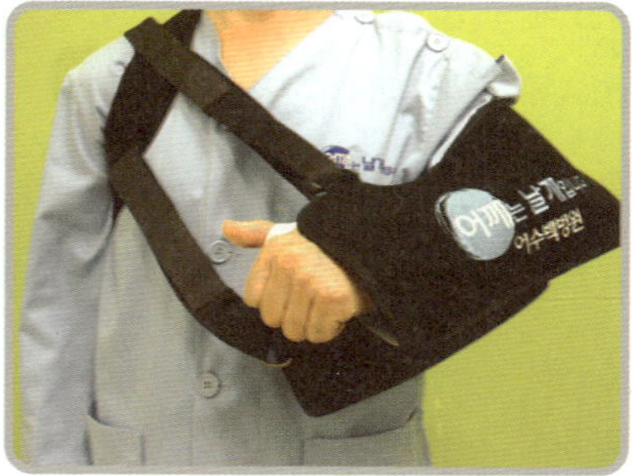

어깨힘줄 수술 후 45도 내회전 자세.

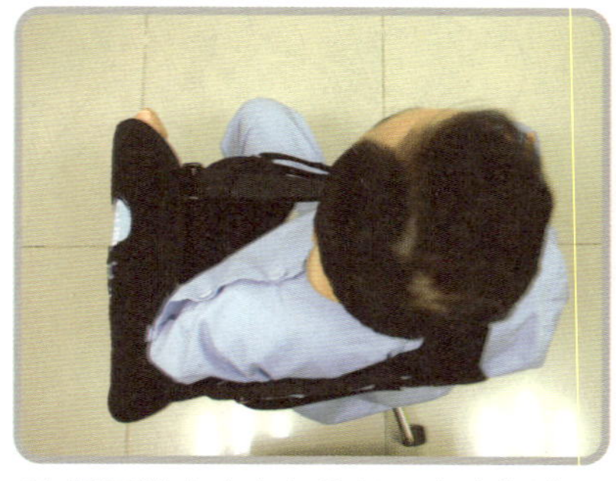
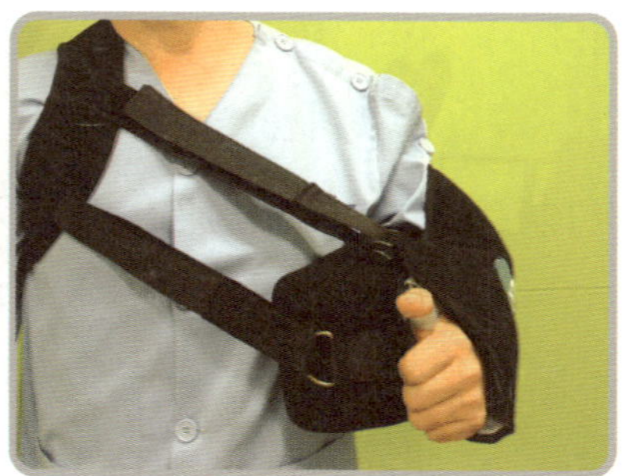

어깨탈구(반카트) 수술 후 보조기 자세. 밖으로 외회전 자세.

수술 후 6주까지 해서는 안 될 동작

수술 후 보조기를 착용하면 아무것도 못한다고 생각하기 쉽다. 하지만 담당 의사의 허락을 받으면 숟가락질, 양치질, 컴퓨터 자판 두드리기 등은 수술 후 바로 할 수 있다. 단 팔꿈치 아래로만 사용해야 한다. 사소한 동작들도 어깨에 부담을 주면 회복속도가 늦어질 수 있기 때문이다.

어깨에 직접 부담을 주거나 수술 부위를 자극하는 동작들은 무조건 금물이다. 대표적인 동작은 다음과 같다. 적어도 6주까지는 다음과 같은 동작들은 절대 해서는 안 된다.

▶ 아픈 팔로 멀리 있는 물건 잡기
▶ 팔 휘두르기
▶ 팔을 뒤로 젖히기
▶ 무거운 물건 들기
▶ 바닥에서 팔 짚고 일어나기
▶ 과도한 스트레칭이나 갑작스러운 동작

이런 동작들은 모두 어깨에 과도한 부담을 주기 때문에 6주가 지난 후에도 가능한 한 하지 않는 것이 좋다. 어깨 힘은 3개월 이후부터 서서히 회복돼 6개월이 지나야 힘을 쓸 수 있을 정도로 회복된다. 따라서 무거운 물건을 드는 동작은 6개월 이후부터 하는 것이 안전하다. 스포츠도 최소 6개월에서 1년 후에 하는 것이 좋다. 다만, 이는 어깨힘줄파열이 심한 경우를 기준으로 한 것이기 때문에 간단한 어깨질환의 경우에는 회복 속도가 훨씬 빠르다.

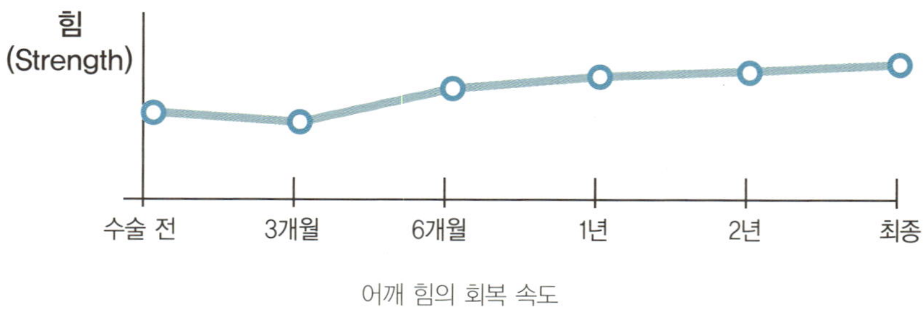

어깨 힘의 회복 속도

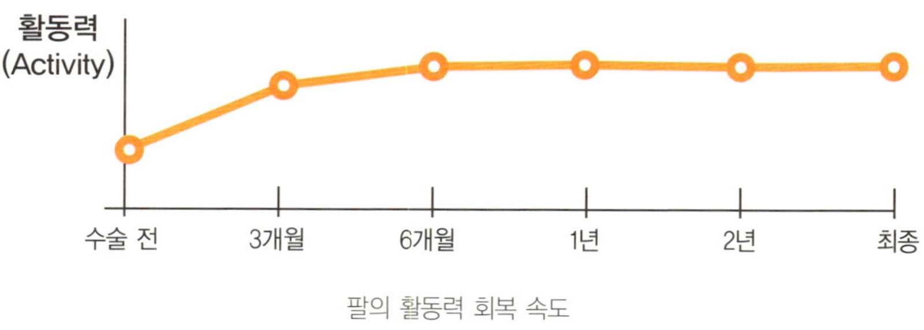

팔의 활동력 회복 속도

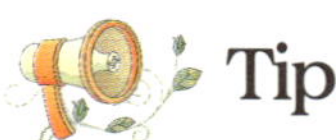 Tip

어깨힘줄 파열 수술 후 일상생활은 언제부터 가능할까?

어깨힘줄 파열 수술 후에는 출근도 못하고 일상생활도 힘들 거라 생각하고 걱정하는 분들이 많다. 하지만 어깨힘줄 파열 수술 후에도 가벼운 일상생활은 바로 뒷날부터 가능하다.

▶ 숟가락질, 양치질, 글쓰기, 컴퓨터 타자 : 수술 직후부터 가능

▶ 스틱 운전이나 가벼운 물건 들기, 설거지 : 6주부터 가능

▶ 무거운 물건 들기 : 3개월 이후부터 가능

▶ 팔을 사용하는 스포츠 활동(배구, 골프, 테니스 등) : 6개월에서 1년 이후부터 가능

수술 후에는 경우에 따라 통증이 동반될 수 있다. 간혹 수술을 했는데 왜 여전히 어깨가 아프냐고 걱정하는 분들이 있는데, 수술한 부위가 아물면서 생기는 자연스러운 염증반응으로 인한 통증이니 안심해도 좋다.

보통 통증은 어깨질환의 종류와 증상의 정도에 따라 조금씩 다르지만 어깨힘줄 파열을 기준으로 했을 때 수술 후 약 3개월가량 지속된다. 통증은 계속 쭉 있는 것이 아니라 있다 없다를 반복한다. 통증의 정도도 일정치가 않다. 시간이 지나면서 조금씩 좋아지는 것이 아니라 한동안 계속 심해지다가 어느 순간부터는 좋아졌다 또 다시 악화되기를 되풀이한다.

개인 차도 크다. 어떤 분들은 수술 후 바로 통증이 줄어들어 별 통증 없이 잘 지내시는 분들도 있고, 또 어떤 분들은 수술을 한 후 더 통증이 심해졌다고 하소연하는 분들도 있다. 개인 차는 있지만 평균적으로 약 3개월 정도면 통증이 많이 좋아진다. 6개월 정도 지나면 일상생활을 하는 데 전혀 불편함이 없을 정도로 통증이 호전된다.

가끔 수술 후 3개월 이상이 지나도 통증이 심하다고 호소하는 분들 가운데 어깨관절이 나아가는 과정 중 염증으로 굳어지는 경우가 있는데 이 때는 간단한 주사요법과 도수치료 등으로 좋아질 수 있다.

파스보다는 약물치료가 효과적

오랫동안 어깨통증에 시달렸던 분들 가운데는 파스에 의존해 통증을 달랬던 분들이 많다. 그래서인지 수술 후에도 통증이 생기면 파스를 붙이려는 분들이 종종 있는데, 파스보다는 소염진통제나 염증을 조절해 주는 주사치료로 통증을 조절하는 것이 좋다.

하지만 약물치료도 과해서는 안 된다. 통증을 감소시킬 목적으로 어쩔 수 없이 소염진통제를 사용하기도 하지만 뼈에 힘줄이 단단히 붙게 하기 위해서는 가능한 한 소염진통제를 적게 쓰는 것이 좋다.

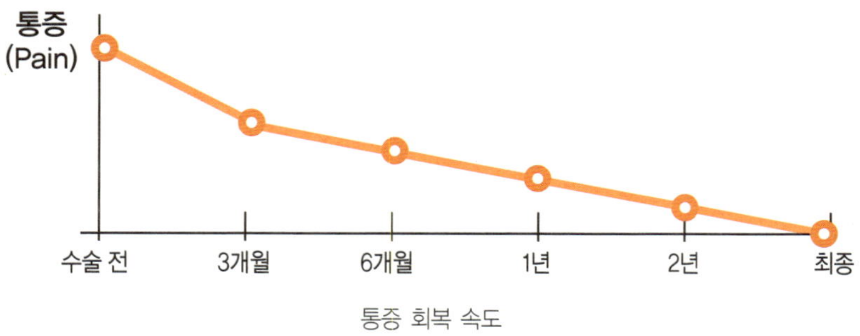

통증 회복 속도

수술 직후에는 온찜질보다는 냉찜질이 효과적

수술을 하기 전 어깨가 아플 때 온찜질로 통증을 달래던 분들이 많다 보니 수술 후 통증이 있을 때 찜질을 해도 괜찮냐고 묻는 경우가 많다. 답은 '수술 후 6주까지는 온찜질은 하지 않는 것이 좋다.' 이다. 수술 후 어느 정도 상처가 아물 때까지는 염증이 생겨 열이 나기 쉽다. 이런 상태에서 뜨거운 온찜질을 하면 열이 더 나서 염증이 생길 위험이 있으므로 피하는 것이 좋다. 대신 냉찜질은 부기를 가라앉히고 수술 부위를 진정시키는 데 효과가 있으므로 해도 좋다. 냉찜질은 열을 내려주기 때문에 염증을 예방하는 데도 효과적이다.

수술 후 6주부터는 온찜질을 해도 괜찮다. 보통 온찜질을 할 때 시중에서 쉽게 구입할 수 있는 온열팩을 많이 사용하는데, 팩의 무게가 수술 부위를 자극할 수 있으므로 적외선 치료기를 사용하는 것이 좋다. 적외선 치료기의 효과는 혈액순환을 증진하고 근육을 이완시켜 통증을 완화시켜주는 온찜질과 동일하다.

회복을 돕는 레이저 치료

수술 초기에 이온치료와 함께 통증을 완화하는 데 많이 하는 치료가 레이저 치료다. 레이저 광선을 환부에 쏘면 세포를 자극시켜 조직을 재생시키고 상처를 빨리 아물게 하는 효과가 있다. 레이저를 쏘아도 전혀 느낌이 없기 때문에 심한 어깨힘줄 파열 환자도 편안하게 받을 수 있다. 기본적으로 15분 이상 한다.

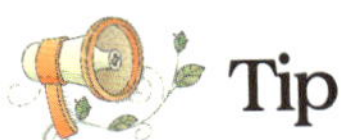 Tip

어깨 건강에는 멀티비타민이 좋다

어깨 건강을 유지하기 위해서는 균형 잡힌 식사를 하는 것이 중요하다. 우리 몸에 필요한 영양소를 골고루 섭취할 때 어깨는 최상의 건강을 유지할 수 있다. 여러 영양소 중에서도 특히 중요한 영양소는 두말할 것도 없이 뼈를 튼튼하게 만들어주는 칼슘과 비타민 D이다.

이밖에도 다양한 비타민을 골고루 섭취하면 어깨 건강에 도움이 된다. 비타민과 미네랄은 비록 소량만 필요한 영양소이지만 신경 써서 섭취하지 않으면 부족하기 쉽다. 어깨에 좋은 비타민은 다음과 같다.

(표) 어깨 건강에 도움이 되는 비타민의 종류와 기능

종류	기능
비타민 C	콜라겐을 합성하는 데 중요한 역할을 한다. 항산화작용을 한다.
비타민 A	세포 분화와 골격이 성장하는 데 도움이 된다. 간, 달걀, 버터, 녹색채소, 당근에 많이 함유되어 있다.
비타민 E	항산화작용을 하며, 산소와 다른 피의 세포를 어깨 부분으로 옮겨줌으로써 어깨통증을 빨리 가라앉히는 데 도움이 된다.
비타민 K	뼈나 신장에서 발견되는 특정한 단백질의 생합성에 필요한 영양소로, 뼈의 단백질 성분인 오스테오칼신(osteocalcin)의 합성을 맡고 있다.
인	골격과 치아를 만드는 성분으로 골다공증을 예방하는 데 도움이 된다.
마그네슘	뼈를 튼튼하게 만들어주고, 세포와 관절에 과도하게 칼슘이 축적되는 것을 막아준다. 통증을 개선하는 데도 효과가 있다.

비타민의 중요한 역할 중 하나는 항산화작용이다. 항산화제는 자가면역체계를 강화시킴으로써 어느 정도 관절염을 예방·완화시키는 효과가 있다. 관절염은 보통 여성보다 남성에게 2~3배가량 많이 발생하는데 이는 잘못된 생활습관과 식습관 때문이다. 술과 담배가 직접적인 원인이라는 연구는 없지만 여러 가지 다른 원인들과 복합적으로 작용해 관절염을 유발하는 것으로 알려져 있다. 동물성 기름이 많은 음식, 피자나 라면 같은 인스턴트식품, 트랜스지방이 많은 음식, 정제된 백설탕이나 과자 등도 산화작용을 가속시키는 나쁜 음식들이다. 이런 음식은 세포에 산소가 가는 것을 막는다. 따라서 항산화작용을 하는 비타민이나 오메가-3, 필수 아미노산이 풍부한 단백질, 미네랄, 폴리페놀 등이 많이 함유된 음식을 충분히 섭취하는 것이 중요하다.

03 어깨통증을 예방하고 재활을 돕는 운동

관절 운동 각도가 굳어지지 않고 근육이 마르지 않게 해주는 수술 후 재활운동은 회복을 돕고 재발을 예방하는 데 큰 도움이 된다. 재활운동은 수술 후 상태에 맞게 시작하는 것이 좋다. 보조기를 착용하지 않은 상태에서는 날개뼈를 움직이고 돌리는 운동으로 근육이 마르지 않게 하는 것이 중요하다.

운동할 때 이것만큼은 주의!

예전에는 뼈가 부러지면 석고로 부러진 뼈가 붙을 때까지 움직이지 않도록 단단하게 깁스를 했다. 4주 혹은 그 이상 깁스를 했다가 풀면 그동안 관절과 근육이 뻣뻣하게 굳어 잘 움직여지지 않는다. 경직된 관절과 근육을 푸는 일은 쉽지 않다. 깁스를 한 기간보다 더 오랜 기간 재활운동을 해야 할 수도 있다. 이런 문제를 해결하기 위해 요즘에는 뼈가 부러져도 최소한의 고정만 하고 무리하지 않는 범위 내에서 자연스럽게 관절과 근육을 움직이도록 한다.

어깨도 마찬가지다. 수술 후 오랫동안 어깨를 움직이지 않으면 관절이 굳고 근육이 마르기 때문에 적당한 운동을 할 것을 권하고 있다. 적당한 운동은 회복을 돕고 수술 결과를 더 좋게 한다. 단, 어깨 상태에 따라 적당한 운동을 할 때만 그렇다. 잘못된 방법으로 운동을 하면 오히려 애써 수술한 것을 더 안 좋게 만들 수 있다. 운동을 하더라도 다음과 같은 주의사항을 꼭 지키면서 하도록 하자.

어깨가 아프지 않은 범위 내에서 운동한다

사실 살짝 통증이 있는 상태에서 운동을 하는 것은 괜찮다. 그렇지만 통증은 사람마다 느끼는 정도가 다른 주관적인 것이어서 그 기준을 정하기가 애매하다. 어떤 분들은 조금만 통증이 있어도 크게 느끼고, 어떤 분들은 상대적으로 덜 느낀다.

통증 때문에 운동을 안 하면 관절이나 근육이 굳는다. 하지만 반대로 운동을 과하게 하면 애써 봉합한 어깨힘줄이 다시 파열되거나 수술한 부위에 염증이 생기기 쉽다. 굳은 관절이나 근육은 나중에 풀어주면 되지만 봉합한 어깨힘줄이 다시 파열되면 재수술을 해야 하므로 더 심각하다. 따라서 수술 후 처음 얼마 동안은 무조건 통증이 없는 범위 내에서만 운동을 할 것을 권하고 있다.

수동운동 → 스트레칭 → 근력운동 순으로 한다

재활운동을 하는 데는 순서가 있다. 우선 수술 직후에는 안전을 위해 수동적인 운동부터 시작한다. 수술 직후에는 통증 때문에 운동을 하기가 어렵다. 또한 무리하게 운동하면 수술 부위가 잘 아물지 않고 최악의 경우 다시 파열될 수 있으므로 주의해야 한다.

그럼에도 적절한 운동을 해야 하는 이유는 수술 부위가 아물 때까지 운동을 하지 않으면 관절과 근육이 굳어 이후 재활치료가 더욱 힘들어지기 때문이다. 따라서 수술 직후에는 CPM(Continuous Passive Machine)이라는 등속성 운동기구를 이용해 재활운동을 하는 것이 좋다. CPM은 환자가 스스로 어깨를 움직이지 않고도 운동을 할 수 있도록 도와주는 운동기구여서 수술 바로 다음 날부터 해도 될 정도로 안전하다.

CPM을 이용한 수동운동을 4주가량 한 다음에는 스트레칭을 할 수 있다. 수술 후 수동운동을 꾸준히 했다 하더라도 근육이 많이 굳어 있는 상태이므로 처음에는 가벼운 스트레칭부터 시작해 차츰 강도를 높이는 것이 좋다. 일반적으로 수건을 이용한 스트레칭이나 손으로 벽을 잡고 타고 올라가는 스트레칭처럼 근육에 크게 무리를 주지 않는 스트레칭이 안전하다.

스트레칭으로 충분히 근육을 풀어준 다음에는 마지막으로 근력운동을 한다. 근육의 힘을 키워야 무거운 것도 들 수 있고, 어깨를 많이 움직이는 동작도 가능하기 때문에 근력운동 역시 필수다.

골프처럼 어깨를 많이 움직이는 운동은 1년 후부터 한다

어깨가 손상된 정도와 수술방법에 따라 재활기간은 조금씩 달라지지만 일반적으로 약 2~3개월가량 재활운동을 하면 일상생활을 하는 데는 큰 지장이 없다.

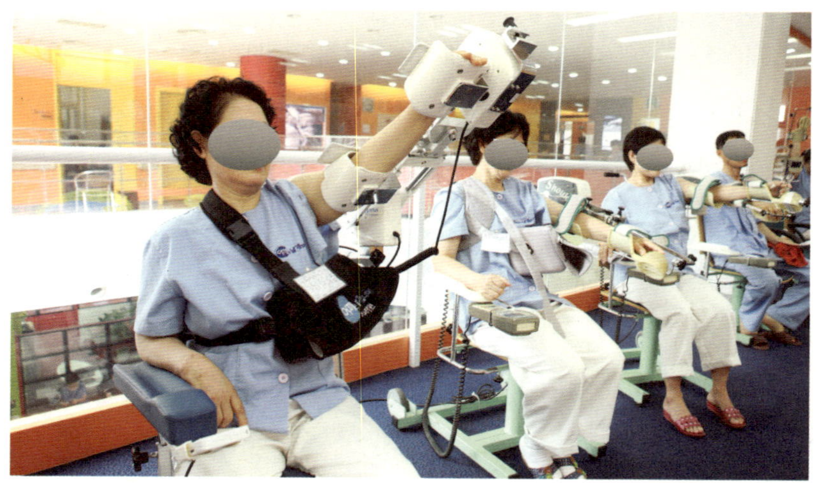

CPM 기계로 재활운동을 하는 환자의 모습.

수술 후 1단계로 시작하는 수동운동

수술 후 재활을 위한 운동을 할 때는 전문 물리치료사의 도움을 받는 것이 안전하다. CPM 운동기구를 이용한 수동운동은 수술 다음 날부터 할 수 있지만 다른 사람 손으로 실시하는 본격적인 수동운동은 보조기를 푼 다음에 시작한다. 예를 들어 간단한 석회성 건염 수술의 경우 보조기를 1주일 정도만 착용해도 괜찮으므로 1주일 안에 수동운동을 시작할 수 있다. 어깨힘줄파열은 최소 6주간 보조기를 착용해야 하므로 6

주 후에 재활치료사의 도움을 받아 수동운동을 시작하는 것이 안전하다. 단, 오십견이나 석회성 건염 같은 경우는 부기나 통증이 가라앉은 뒤에 바로 운동을 하는 것이 좋다

■ 흔들이 운동

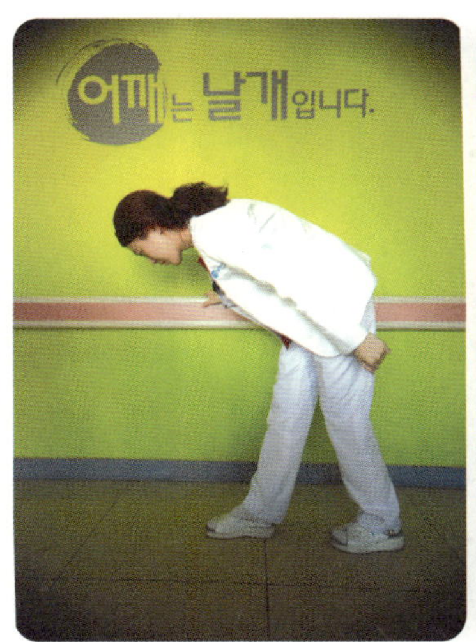

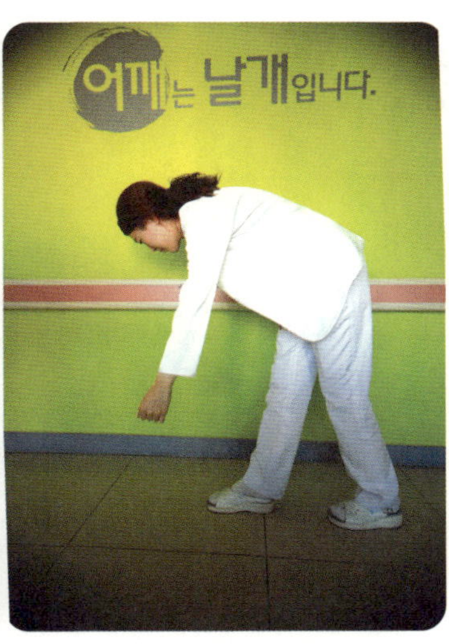

수술 후 CPM의 도움 없이 처음 시작하는 수동운동이 바로 '흔들이 운동'이다. 어깨에 힘을 뺀 상태에서 중력의 힘을 이용해 팔을 앞뒤로 가볍게 움직여주면 된다. 흔들이 운동을 할 때는 어깨에 힘을 빼는 것이 가장 중요하다. 어깨에 힘을 빼고 20초 정도 있으면 손끝이 저릿한 느낌이 드는데, 그러면 힘을 제대로 뺀 것이다. 1분 동안 약 25회가 적당하며, 하루에 5~6번 정도 한다.

① 아프지 않은 팔로 의자나 벽에 있는 봉 또는 책상을 잡고 허리를 숙인다.

② 아픈 어깨의 힘을 뺀다.

③ 어깨에 힘을 뺀 상태에서 앞뒤로 가볍게 흔든다.

④ 1분 동안 약 25회 반복하고, 하루에 5~6번 정도 한다.

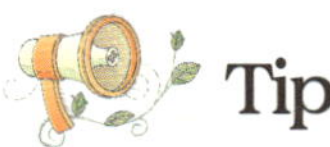

Tip

흔들이 운동, 이렇게도 해요

흔들이 운동은 아픈 팔을 앞뒤로 흔드는 것이 기본이다. 기본 동작에 어느 정도 익숙해지면 좀더 변형된 흔들이 운동을 할 수 있다. 기본자세는 똑같다. 의자나 책상을 잡고 허리를 숙인 후 아픈 어깨의 힘을 빼고 원을 그리거나 옆에서 옆으로 왔다 갔다 한다.

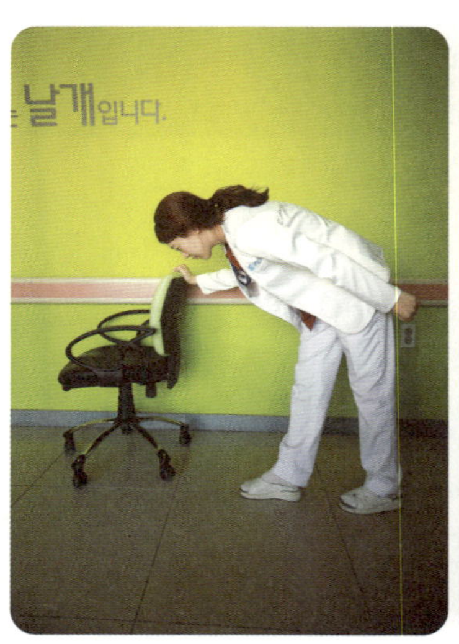

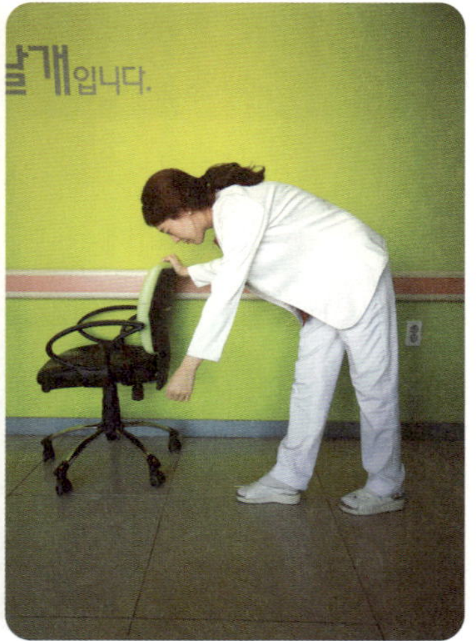

■ 도르래 운동

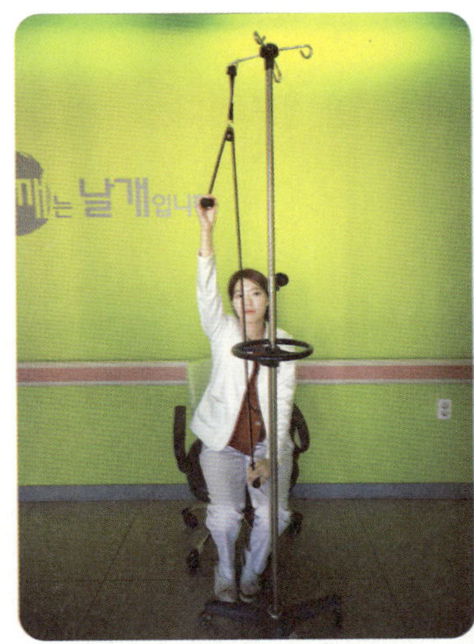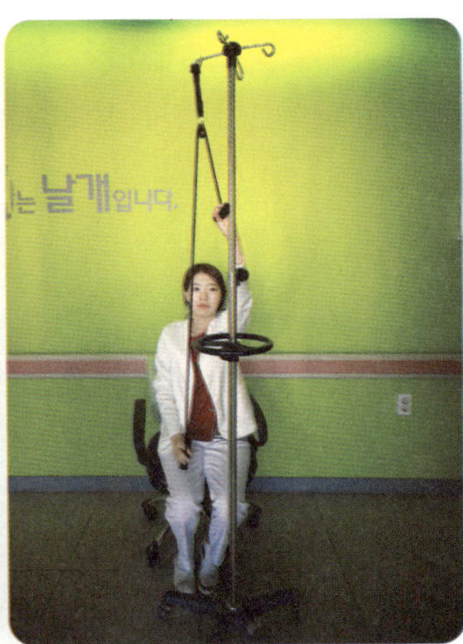

도르래는 둥근 바퀴에 튼튼한 줄을 미끄러지지 않도록 감아 무거운 물체를 들어 올리는 데 사용하는 도구이다. 도르래를 이용하면 그냥은 절대 들어 올릴 수 없는 무거운 물체도 수월하게 들어 올릴 수 있다. 이런 도르래 원리를 이용한 운동이 '도르래 운동' 이다. 도르래 양쪽을 잡고 안 아픈 팔의 힘을 이용해 반대쪽 아픈 팔을 위로 올렸다 내리는 수동운동이다.

① 양손으로 도르래 양쪽을 잡는다.
② 아픈 쪽 팔은 힘을 뺀다.
③ 아프지 않은 팔로 도르래를 천천히 당겨 아픈 팔이 위로 올라가게 한다.

④ 5초간 멈추었다 아프지 않은 팔의 힘으로 당겼던 도르래를 천천히 푼다.

⑤ 1분 동안 약 25회 반복하고, 하루에 5~6번 정도 한다.

■ T바 운동

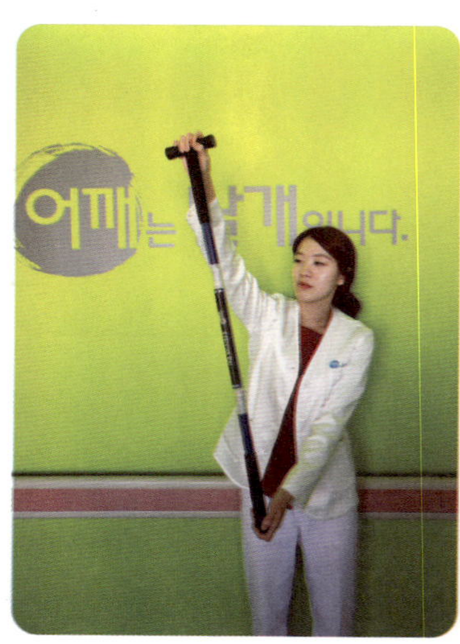

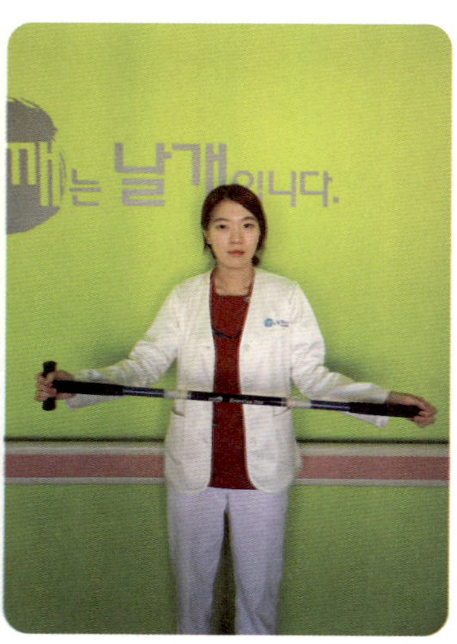

T바 운동 역시 도르래 운동처럼 안 아픈 팔의 힘을 이용해 아픈 팔을 위로 천천히 올렸다 내리는 운동이다. T자 모양으로 생긴 막대기라 해서 'T바'라고 부르는데, T바가 없으면 대걸레 자루와 같이 적당한 두께의 길쭉한 막대기를 이용해도 괜찮다. 이 운동을 할 때는 상체를 숙이지 않도록 주의해야 한다. 동작이 흔들이 운동이나 도르래 운동에 비해 쉽지 않다 보니 허리를 숙이는 분들이 있는데 그래서는 안 된다. 상체를 고정하고 허리와 손목을 움직이지 않도록 조심하며 운동해야 한다.

자칫 무리하면 통증이 생기므로 무리하지 말고 통증이 없는 범위 내에 서만 운동하도록 한다.

　① 아픈 어깨 쪽 손으로 T바 머리를 잡고, 안 아픈 어깨 쪽으로 T바 끝을 잡는다.

　② 아픈 쪽 팔의 힘을 빼고, 아프지 않은 쪽 팔에 힘을 주어 T바를 천 천히 위로 올린다. 팔이 완전히 위로 올라갈 때까지 올리면 좋지만 무 리할 필요는 없다. 올릴 수 있는 높이까지만 올려도 된다.

　③ 5초간 멈추었다 아프지 않은 팔의 힘으로 T바를 다시 천천히 당겨 내린다.

　④ 5~6회 정도 반복한다. 많이 하면 통증이 생길 수 있으므로 절대 무 리해서는 안 된다.

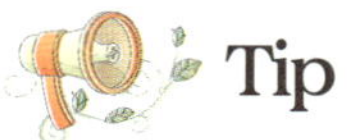 **Tip**

T바 잡고 팔 옆으로 왔다 갔다 하기

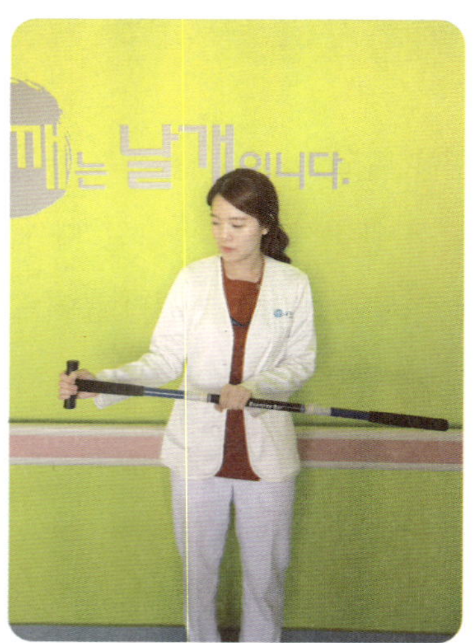

T바를 잡고 팔을 좌우로 왔다 갔다 하는 운동을 해도 좋다. 아픈 어깨 밑에 수건을 넣으면 좀 더 편안하게 운동할 수 있다. 아픈 어깨 쪽 손으로 T바 머리를 잡고 안 아픈 어깨 쪽 손으로는 T바 중간을 잡는다. 역시 안 아픈 어깨 쪽 손의 힘으로 T바를 옆으로 밀었다 당겼다를 천천히 반복한다.

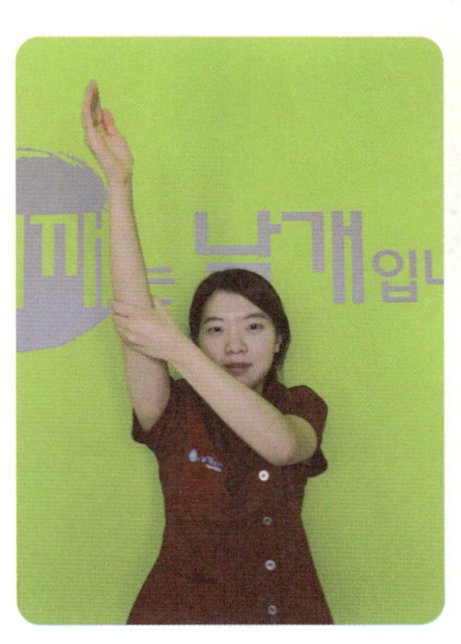

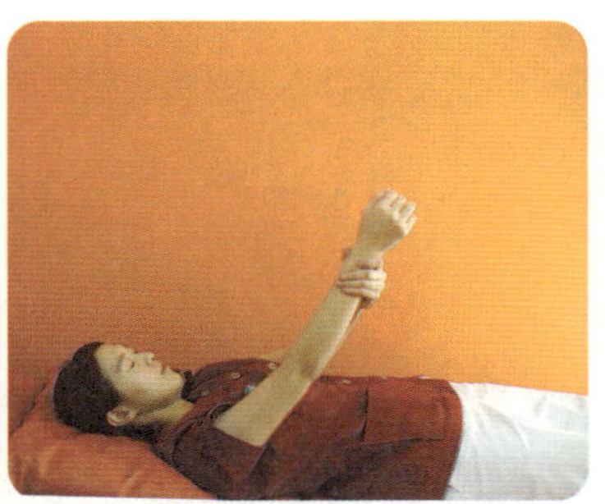

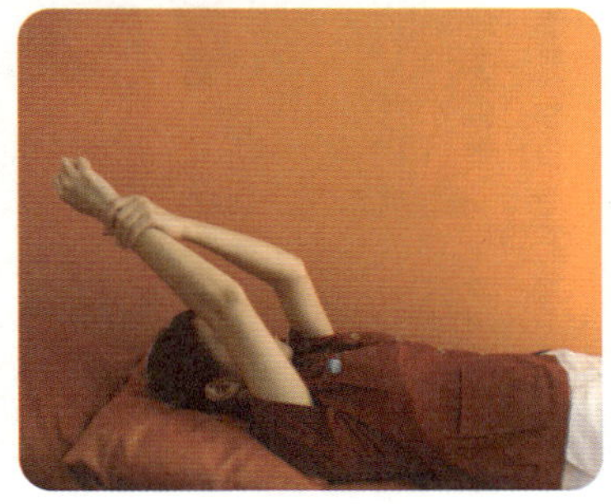

■ 팔 들어 올리기

도르래나 T바를 이용하지 않고도 수동운동을 할 수 있다. 안 아픈 팔의 힘을 이용해 아픈 팔을 들어 올리면 된다. 다만 CPM을 이용해 운동을 할 때는 운동 각도를 미리 설정해놓고 하지만 맨손으로 할 때는 스스로 각도를 조절해야 하기 때문에 조심해야 한다. 통증이 없는 범위 내에서만 팔을 들어 올려야 안전하다.

① 편안하게 눕는다.

② 안 아픈 어깨 쪽 팔로 아픈 어깨 쪽 손목을 잡는다.

③ 안 아픈 팔의 힘으로 아프지 않은 한도 내에서 팔을 들어 올린다.

④ 팔을 들어 올린 상태에서 5초간 멈추었다 다시 내린다.

⑤ 5~6회 정도 반복한다.

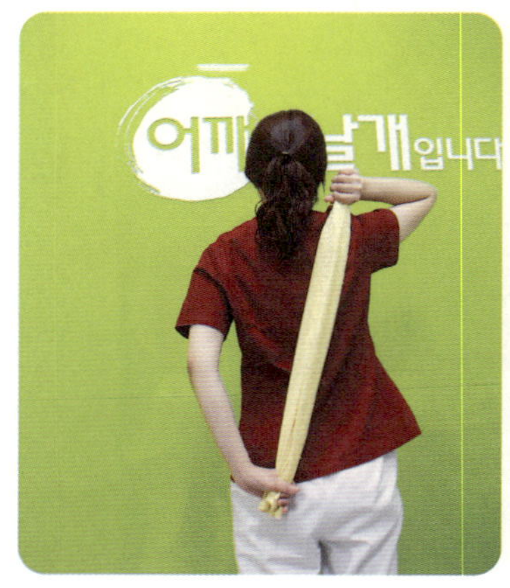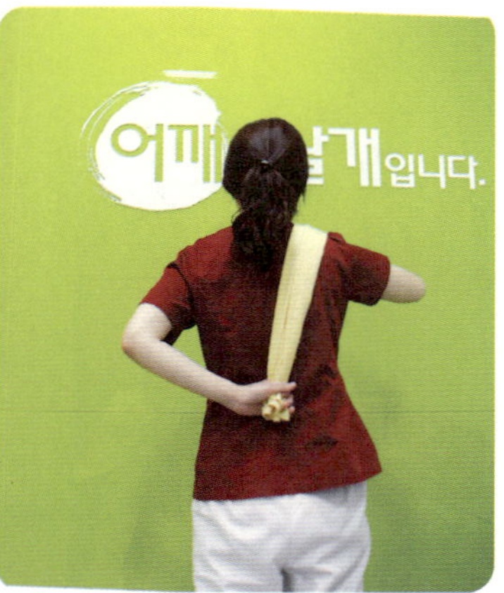

■ 타월을 이용한 때밀이 운동

타월도 수동운동을 하는 데 훌륭한 도구로 활용할 수 있다. 목욕할 때 등 뒤를 닦는 것처럼 타월을 어깨에 걸치고 잡아당겼다 풀면 된다. 단, 타월을 당기는 것은 어디까지나 아프지 않은 팔로 해야 함을 잊어서는 안 된다.

① 타월을 어깨에 걸치고 안 아픈 어깨 쪽 팔은 등 뒤로, 아픈 어깨 쪽 팔은 앞으로 돌려 각각 타월 양 끝을 잡는다.

② 안 아픈 팔의 힘으로 서서히 타월을 잡아당긴다.

③ 5초간 유지한 후 당겼던 타월을 천천히 풀어준다.

④ 5~6회 정도 반복한다.

수술 후 2단계 재활 스트레칭

사람마다 조금씩 차이는 있지만 보통 어깨힘줄 봉합 수술 후 6주가 지나면 스트레칭을 할 수 있고, 오십견이나 석회성 건염은 통증과 부기가 가라앉으면 바로 할 수 있다.

스트레칭은 팔이 위로 올라가지 않는 분을 위한 스트레칭, 팔이 옆으로 올라가지 않는 분을 위한 스트레칭, 팔이 뒤로 돌아가지 않는 분들을 위한 스트레칭 등 다양하다. 기본적으로는 어깨근육을 골고루 풀어줄 수 있는 다양한 스트레칭을 하면서 좀 더 굳은 쪽 방향의 근육을 풀어주는 스트레칭을 하는 것이 좋다.

■ 어깨근육을 골고루 풀어주는 으쓱 운동

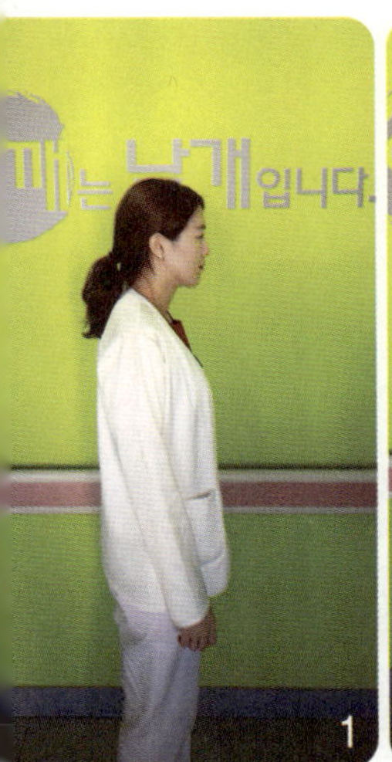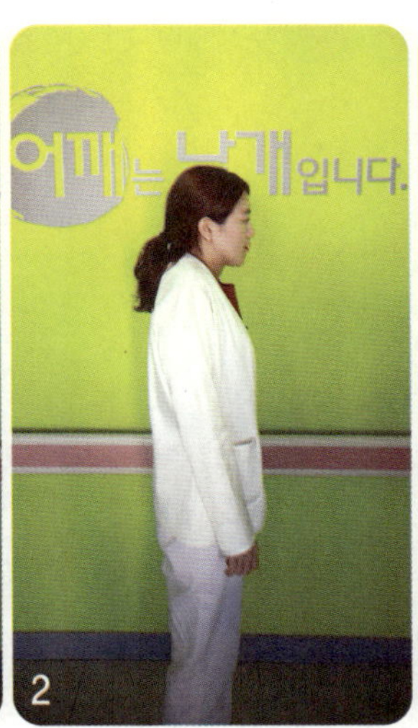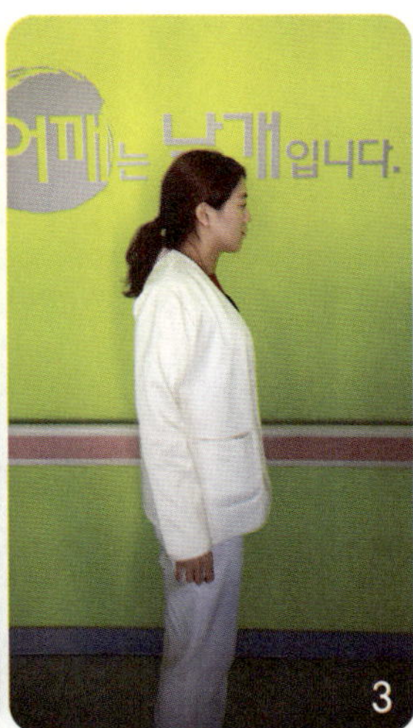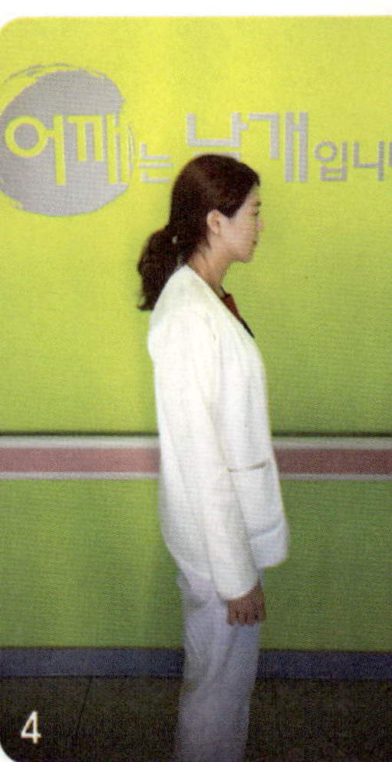

1 기본자세.   2 천천히 위로 올리기.   3 천천히 뒤로.   4 천천히 아래로.

어깨를 풀어주는 스트레칭을 할 때 주로 먼저 하는 운동이다. 일명 '으쓱 운동'이라고 하는데, 보조기를 착용한 상태에서도 할 수 있는 기본적인 스트레칭이다. 보통 가볍게 어깨를 풀 때 어깨를 으쓱으쓱 돌리는데, 각각의 동작을 하나씩 나눠 천천히 하는 것이라 보면 된다. 이 스트레칭은 어깨에 무리를 주지 않으면서도 안전한 범위에서 관절을 부드럽게 해주고, 근육이 굳지 않고 혈액순환이 잘 되게 도와주기 때문에 시간 날 때마다 수시로 하도록 한다.

① 상체를 똑바로 세우고 어깨에 힘을 빼고 선다.
② 양 어깨를 천천히 위로 올리고 5초간 유지한다.
③ 양 어깨를 뒤로 보낸 후 5초간 유지한다.
④ 뒤로 보냈던 어깨를 천천히 내리고 5초간 유지한다.

■ 벽에 손 대고 몸 앞으로 이동하기

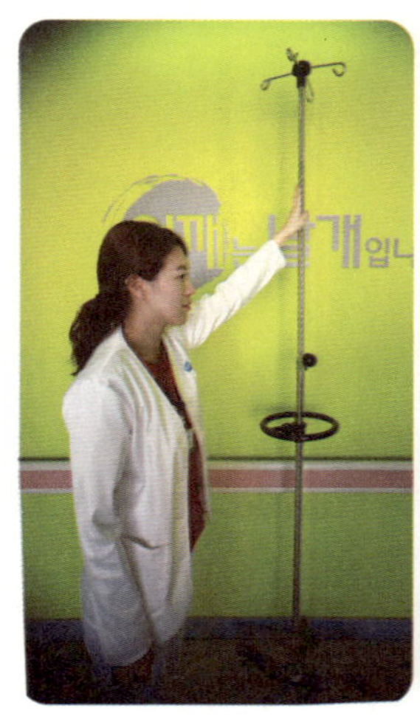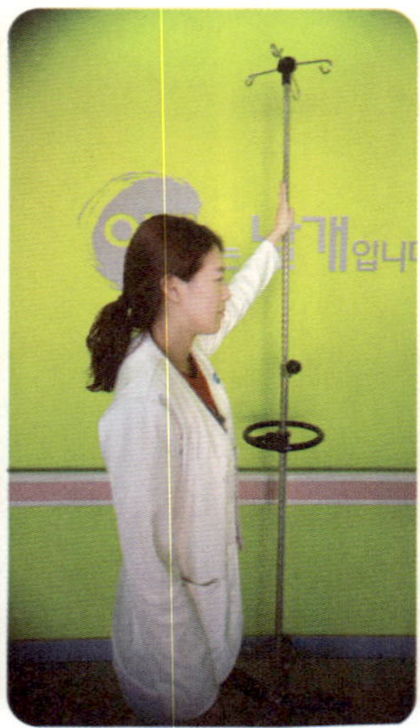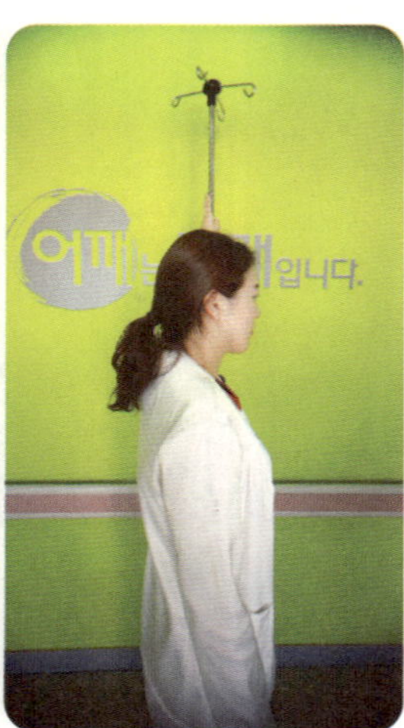

　팔이 잘 올라가지 않는 분에게 적합한 스트레칭이다. 수술 후 스트레칭을 할 때는 벽을 집거나 막대를 이용해 스트레칭을 하는 것이 어깨에 부담을 덜 주기 때문에 좋다. 벽을 잡을 때는 최대한 팔을 올린 후 잡는 것이 좋지만 통증이 있다면 통증이 없는 범위 내에서 팔을 올려 잡아도 괜찮다. 팔을 쭉 뻗어 벽을 잡은 상태에서는 몸을 살짝만 벽 쪽으로 이동해도 충분한 스트레칭이 된다. 5초에 5번 정도 하는 것이 적당하며 하루에 아침, 점심, 저녁 세 번 하도록 한다. 팔의 높이는 통증이 없는 범위 내에서 조절하면 된다.

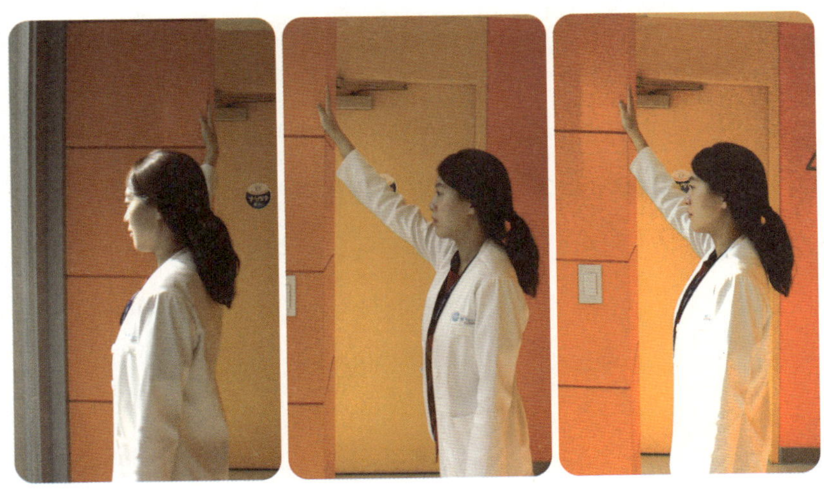

　① 아픈 어깨 쪽 팔을 머리 위로 올려 벽에 손바닥을 댄다.

　② 천천히 몸을 벽 쪽으로 이동했다 5초간 유지한 후 원 위치로 돌아온다.

　③ 5초에 5회, 10초에 10회 한다.

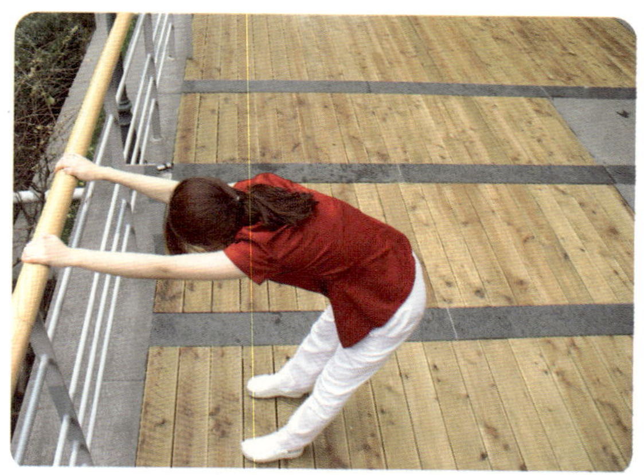

이 또한 팔이 위로 올라가지 않는 분에게 적합한 스트레칭이다. 벽을 이용한 스트레칭이 주로 어깨 위쪽 근육을 풀어준다면 난간을 이용한 스트레칭은 겨드랑이 쪽 어깨 아래 근육을 풀어주는 스트레칭이라 할 수 있다. 벽과 난간을 이용한 스트레칭을 적절히 하면 어깨를 올릴 때 작용하는 근육을 부드럽게 이완시킬 수 있다.

① 적당한 거리를 두고 떨어져서 양손으로 난간을 잡는다.
② 팔이 쭉 펴질 때까지 엉덩이를 뒤로 천천히 빼고 5초간 유지한 후 다시 원위치로 돌아간다.
③ 5초에 5회, 10초에 10회 실시한다.

■ T바 잡고 팔 옆으로 올렸다 내리기

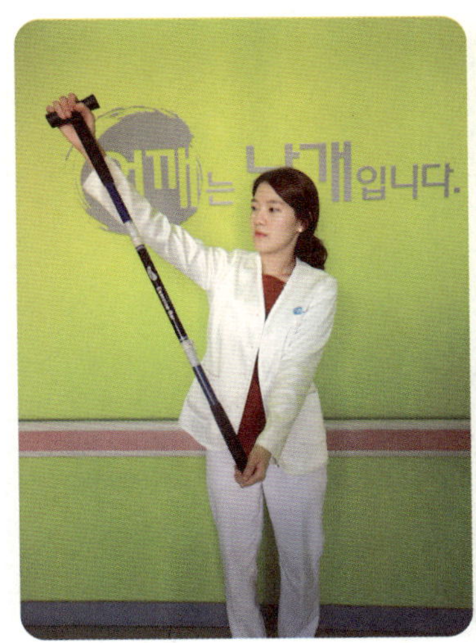

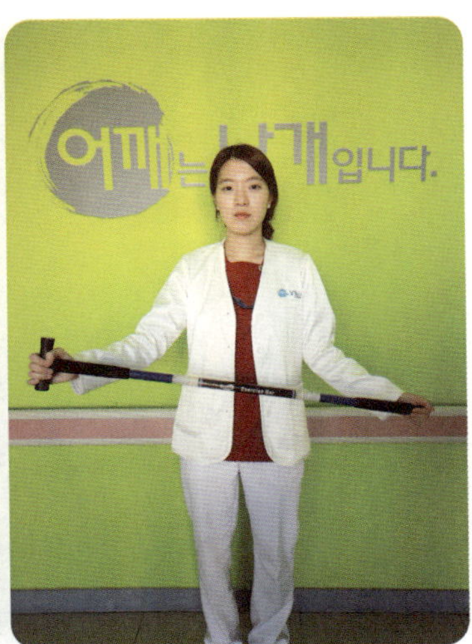

팔이 옆으로 올라가지 않는 사람에게 좋은 스트레칭이다. T바가 없으면 대걸레 자루나 지팡이를 이용해도 괜찮다. 아픈 쪽 어깨에는 힘을 주지 말고, 안 아픈 어깨 쪽 팔의 힘을 이용해 바를 옆으로 올렸다 내리는 것이 포인트다. 1일 3회 정도 시행하면 적당하다.

① 배 앞쪽에서 아픈 어깨 쪽 손으로 T바 머리를 잡고, 안 아픈 쪽 손으로 끝을 잡는다.

② 안 아픈 쪽 팔로 T바를 옆으로 밀어 올린다. 5초간 유지한 후 다시 천천히 내린다.

③ 5초에 5회, 10초에 10회 실시한다.

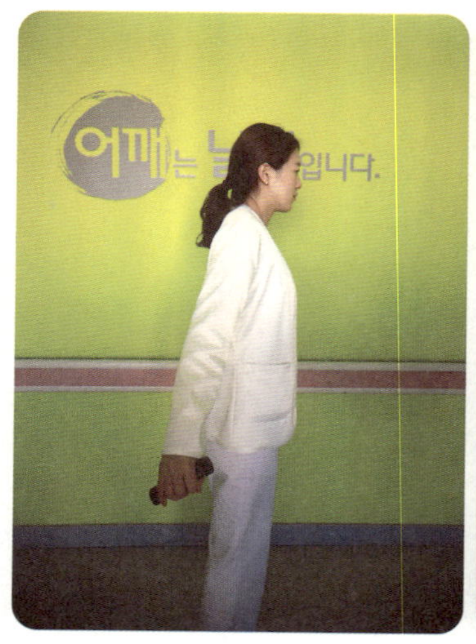
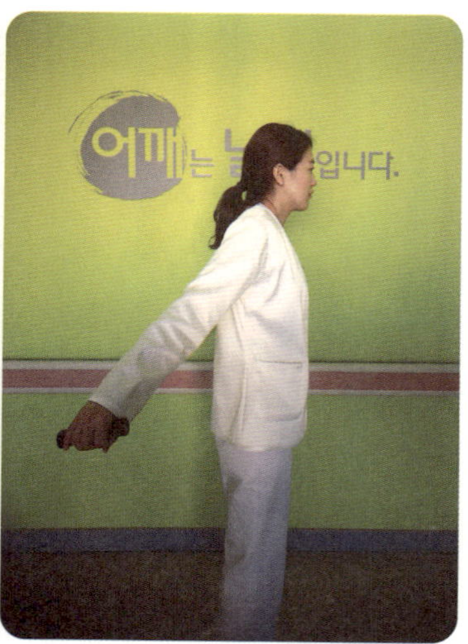

어깨가 아픈 분들 중에는 팔을 뒤로 돌리지 못해 고생하는 분들이 많다. 이런 분들은 대개 팔을 뒤로 돌리는 데 사용하는 근육이 굳어 있다. 이 스트레칭은 팔이 뒤로 돌아가지 않는 분들을 위한 동작이다. 통증이 없는 범위 내에서 팔을 뒤로 올렸다 내렸다 반복하는 동안 근육이 훨씬 부드럽게 풀릴 것이다. 아침, 점심, 저녁 각각 1회씩 1일 3회 가량 시행한다.

① 등 뒤에서 T바를 잡는다.
② 천천히 팔을 올리고 5초간 유지했다 다시 내린다.
③ 5초에 5회, 10초에 10회 실시한다.

■ 등 뒤에서 T바 수직으로 잡고 올렸다 내리기

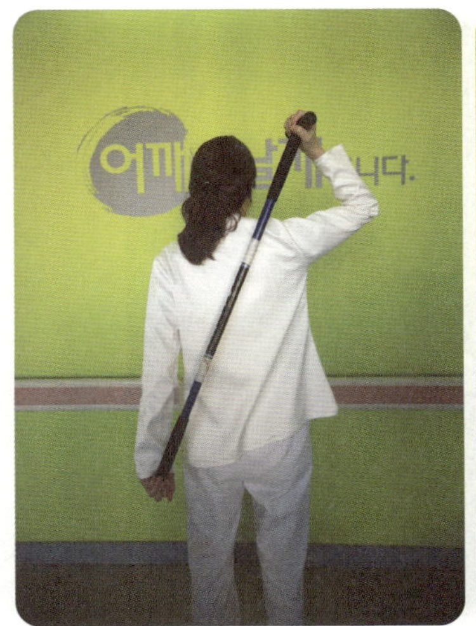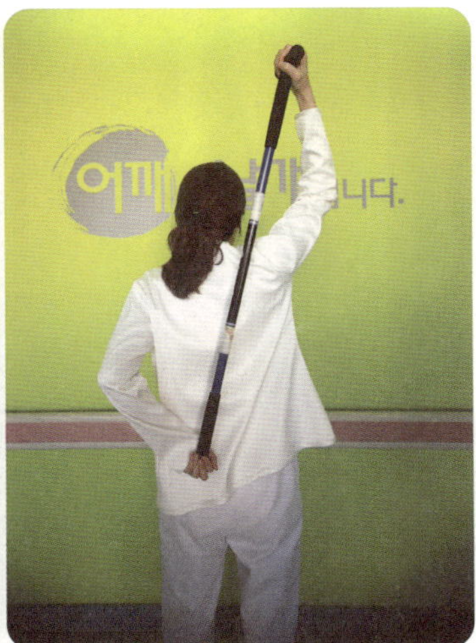

이 동작 역시 팔을 뒤로 돌리지 못하는 분들에게 추천할 만한 스트레칭이다. 아픈 쪽 팔이 위로 가도록 T바를 잡고, 안 아픈 쪽 팔의 힘으로 T바를 천천히 위로 올렸다 내리는 것이 포인트다. 팔이 쭉 펴질 정도로 올리면 좋지만 무리하지 말고 통증이 없는 범위 내에서 올렸다 내린다.

① 등 뒤에서 T바를 수직으로 잡는다.
② 천천히 팔을 올리고 5초간 유지한 후 다시 내린다.
③ 5초에 5회, 10초에 10회 실시한다.

■ 벽 앞으로, 뒤로, 옆으로, 안으로 밀기

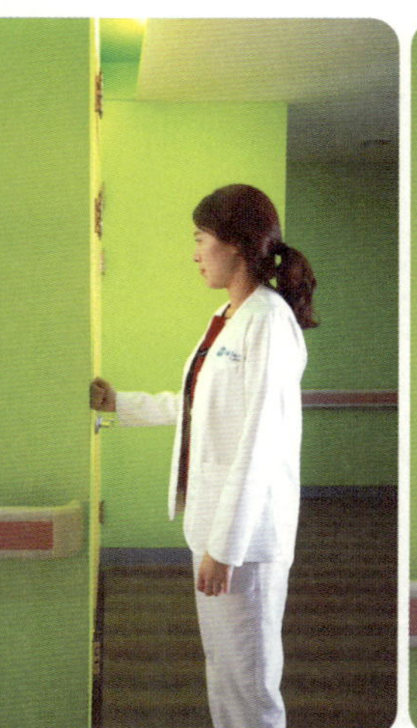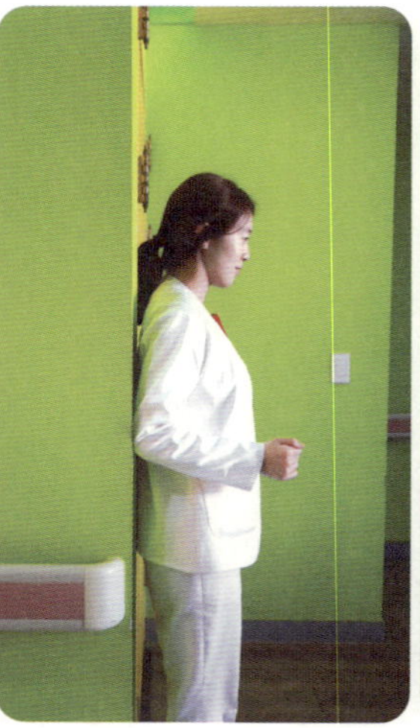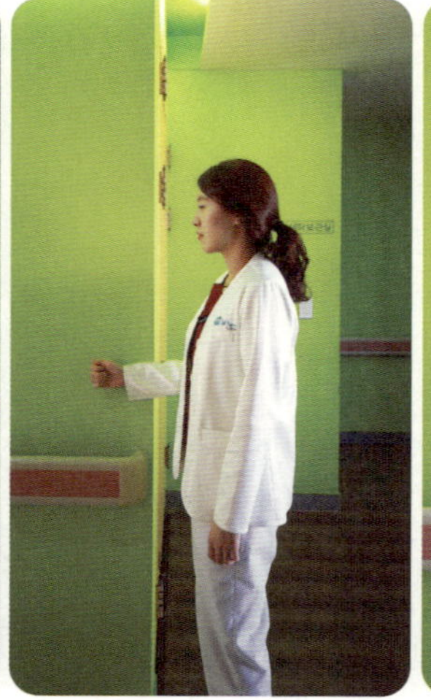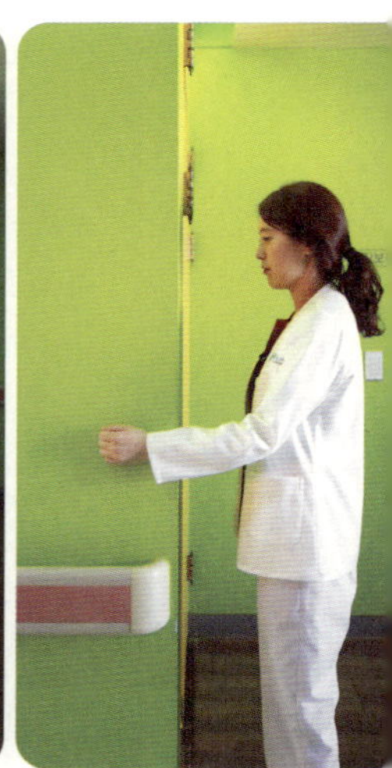

벽을 앞으로, 뒤로, 옆으로 안으로 미는 운동은 등척성 운동이다. 등
척성 운동이란 관절이 고정된 상태에서 힘이 들어가는 운동을 말한다.
수술 후에는 근력이 약해진 상태이므로 본격적으로 근력운동을 하기
전에 손실된 근육을 안전하게 회복시켜줄 필요가 있다. 등척성 운동은
관절은 움직이지 않고 근육에만 힘을 주는 운동이기 때문에 근육의 길
이에는 변화가 없고 관절이나 근육에 무리가 갈 염려가 없는 안전한 운
동이다. 스트레칭과 약간의 근력운동을 겸한 운동이므로 2단계 마지막
에 하면 효과가 좋다.

① 앞에서 팔꿈치를 90도로 구부린 상태에서 벽에 손을 대고 앞으로
민다. 5초간 유지한 후 힘을 뺀 후 다시 10회 반복한다.

② 벽에 기대 서서 팔꿈치를 대고 팔을 90도로 구부린다. 팔꿈치로 벽을 밀고 5초간 유지했다 힘을 뺀 후 다시 10회 반복한다.

③ 벽 옆에 서서 팔꿈치를 90도로 구부린 상태에서 벽에 손을 대고 옆으로 민다. 5초간 유지한 후 힘을 뺀 후 다시 10회 반복한다.

④ 옆으로 밀기와 동일하나 팔을 밖에서 안으로 미는 것이 다르다.

■ 베개 잡아당기기

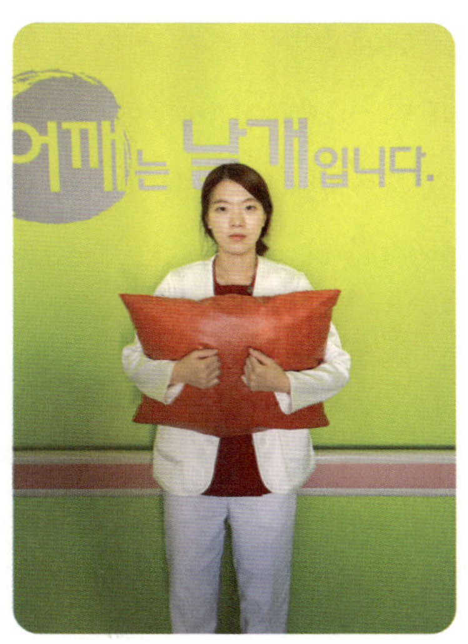

이 또한 등척성 운동의 한 종류다. 쿠션이 좋고 품안에 가득 차는 크기의 베개를 이용하는 것이 좋다. 베개가 근육에 지나치게 힘이 가해지고 관절이 움직이는 것을 막아주므로 안전하게 근력을 키울 수 있다.

① 베개를 가슴에 안는다.

② 베개를 가슴 쪽으로 쭉 끌어당긴다. 5초간 유지한 후 힘을 뺀다.

③ 10회 반복한다.

마지막 단계, 세라밴드를 이용한 근력운동

어깨관절의 운동 범위가 어느 정도 회복되고 스트레칭으로 굳은 근육을 부드럽게 풀어주었다면 근력운동을 해야 한다. 재활운동의 가장 마지막 단계다. 근력운동은 잘못 하면 오히려 어깨에 부담을 주기 때문에 무리하지 않도록 조심해야 한다.

한 동작당 한 번 할 때 5회 반복하고, 하루에 아침, 저녁 두 차례 하는 것이 적당하다. 근력운동을 하면 쉽게 근육이 피로해질 수 있으므로 하루에 두 차례 정도 20분씩 따뜻한 물수건으로 찜질을 해주면 좋다.

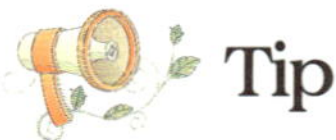 Tip

어떤 색깔의 세라밴드가 좋을까?

세라밴드는 색깔별로 강도가 다르다. 세라밴드를 이용한 근력운동을 할 때는 자기에게 맞는 강도를 선택하는 것이 중요하다. 가장 강도가 낮은 색깔은 황갈색과 노란색으로 노인들이나 수술 후 재활운동을 하는 사람에게 적당하다. 빨간색과 녹색은 중간 정도의 강도로 일반 여성들이 사용하기에 적합하다.

파란색과 검정색은 어느 정도 근력이 센 일반 남성들이 많이 사용하고, 은색이나 금색은 근력운동을 꾸준히 해 근력이 상당히 좋은 사람들이 선호한다.

색깔	저항력 강도	운동능력
황갈색	매우 낮음	초급
노란색	낮음	초급
빨간색	중간	초급/중급
녹색	높음	중급
파란색	다소 높음	중급/고급
검정색	매우 높음	고급
은색	굉장히 높음	최고급
금색	최대	최고급

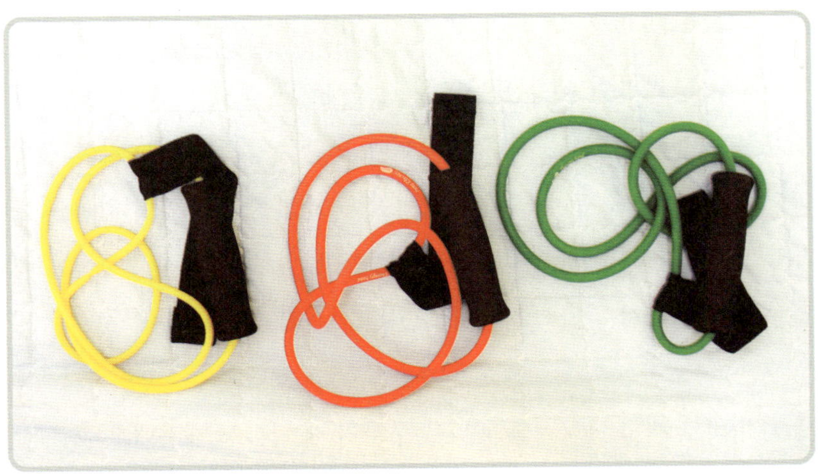

세라밴드(치료용 고무줄 : 노란색 → 빨간색 → 초록색

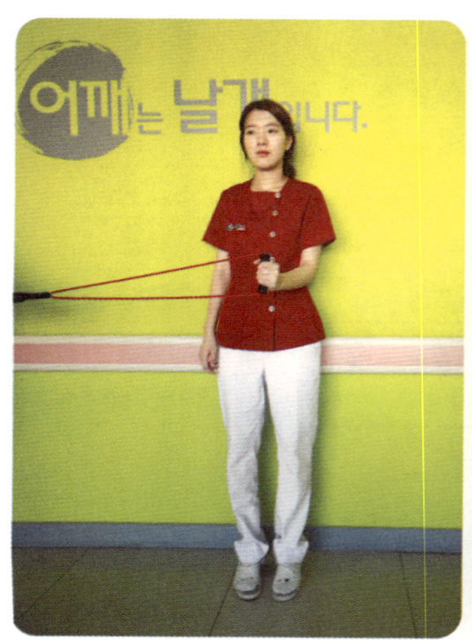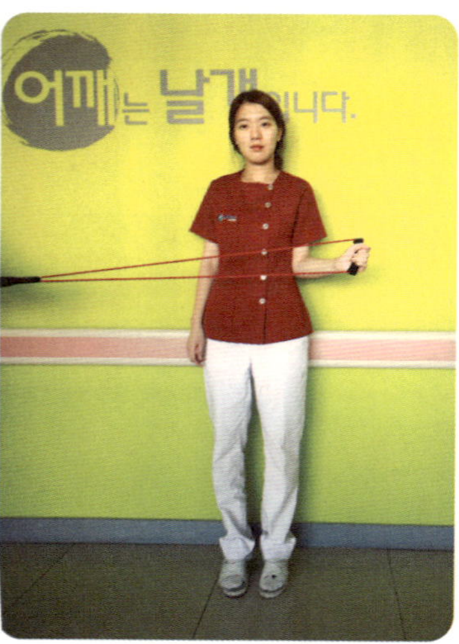

　밖으로 돌리기는 외회전 동작을 강화시키는 운동이다. 재활운동에 사용하는 세라밴드는 주로 황갈색이나 노란색으로 강도가 약한 편이다. 그런데도 수술 후에는 워낙 근력이 떨어진 상태라 힘이 없어 부들부들 떨면서 잘 잡아당기지 못하는 분들이 많다. 무리하지 말고 통증이 없는 범위 내에서 천천히 잡아당기면 된다.

　① 똑바로 서서 팔꿈치를 90도로 구부려 배 앞에서 세라밴드 끝을 잡는다. 팔꿈치는 옆구리에 딱 붙인다.
　② 팔꿈치를 옆구리에 붙인 채 손을 밖으로 돌리면서 천천히 세라밴드를 잡아당긴다.
　③ 5초간 유지한 후 서서히 팔을 안쪽으로 돌려 처음 자세로 돌아온다.
　④ 5회 반복한다.

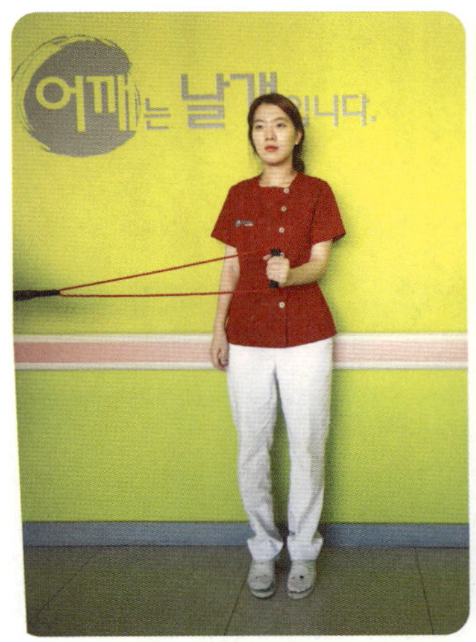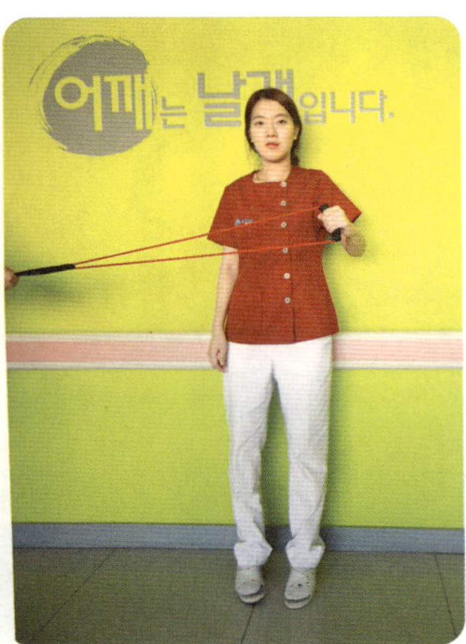

어깨 바깥쪽 근육(외장근)을 강화시키는 근력운동이다. 어깨를 들어 올릴 때 힘을 쓰는 근육을 강화시키는 운동이므로 팔이 아파 잘 들어 올리지 못하는 분들에게 특히 추천할 만하다.

① 똑바로 서서 팔꿈치를 90도로 구부리고 배 앞에서 세라밴드 끝을 잡는다.

② 팔꿈치를 옆으로 들어 올리면서 돌린다.

③ 팔꿈치가 몸통과 45도 가량 올라갔을 때 5초간 유지한 후 처음 자세로 돌아온다.

④ 5회 반복한다.

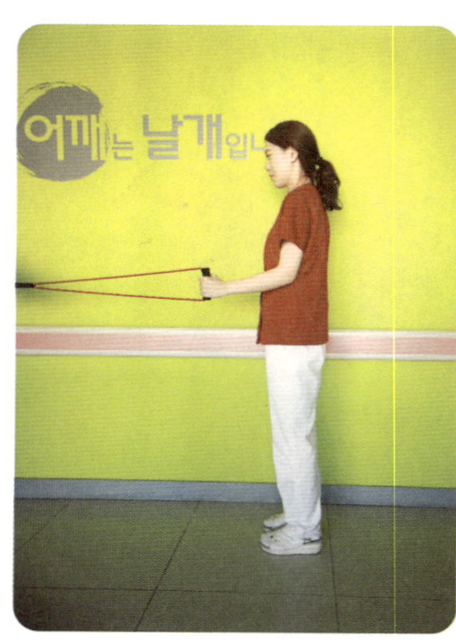
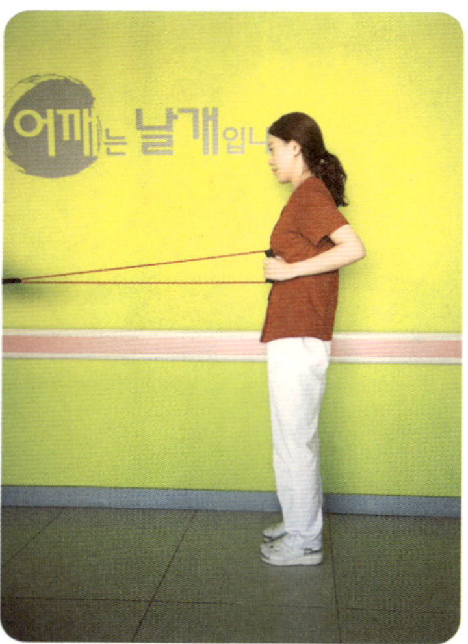

　팔을 뒤로 보낼 때 사용되는 근육을 강화시켜주는 운동이다. 많이 잡아당길수록 근육에 자극을 많이 주지만 무리해서는 안 된다. 통증이 없는 범위 내에서만 당기도록 한다. 팔꿈치가 몸에서 45도 가량 올라가는 정도로 당기는 것이 가장 적당하다.

① 옆으로 서서 팔꿈치를 90도로 구부려 세라밴드 끝을 잡는다.
② 천천히 세라밴드를 잡아당긴다.
③ 5초간 유지한 후 처음 자세로 돌아온다.
④ 5회 반복한다.

■ 안으로 돌리기

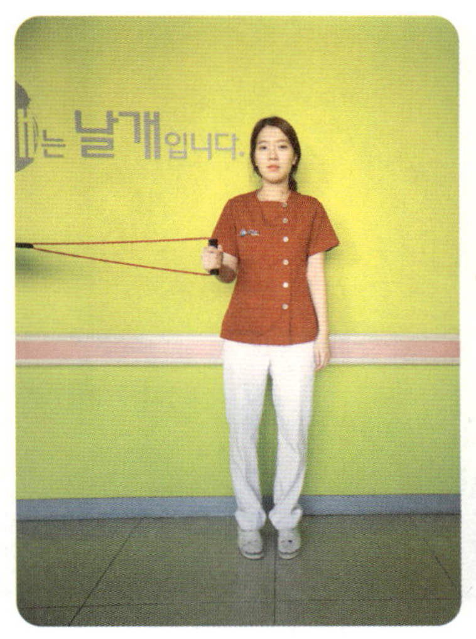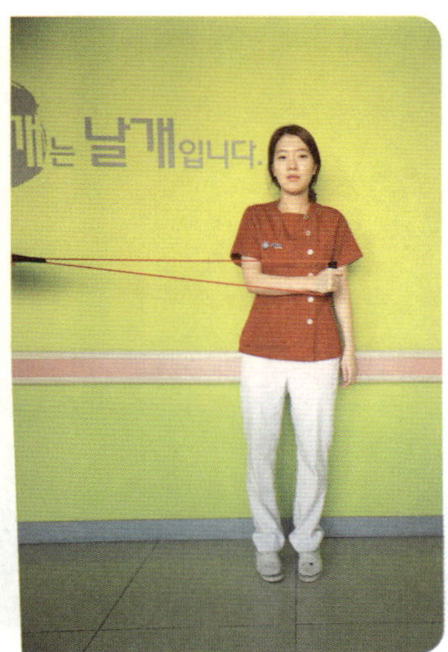

　안으로 돌리기는 내회전을 담당하는 근육을 강화시키는 운동이다.
밖으로 돌리기와 반대로 하면 된다.

　① 똑바로 서서 팔꿈치를 90도로 구부리고 배 앞에서 세라밴드 끝을
잡는다. 팔꿈치는 옆구리에 딱 붙인다.
　② 팔꿈치를 옆구리에 붙인 채 손을 몸 안쪽으로 돌리면서 천천히 세
라밴드를 잡아당긴다.
　③ 5초간 유지한 후 서서히 팔을 바깥으로 돌려 처음 자세로 돌아온다.
　④ 5회 반복한다.

■ 앞으로 밀기

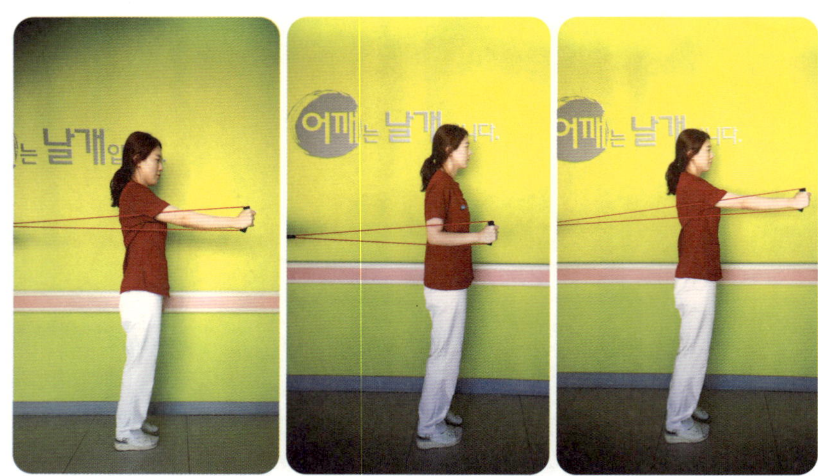

　팔을 앞으로 뻗을 때 사용되는 근육을 강화시키는 운동이다. 밖으로 돌리기부터 시작해 옆으로 돌리기, 뒤로 당기기, 안으로 돌리기를 차례대로 하고 마지막으로 앞으로 밀기까지 하면 어깨를 움직일 때 작용하는 근육 모두를 단련시킬 수 있다.

　① 옆으로 서서 팔꿈치를 90도로 구부리고 세라밴드 끝을 잡는다.
　② 팔을 앞으로 뻗으면서 천천히 세라밴드를 잡아당긴다.
　③ 5초간 유지한 후 처음 자세로 돌아온다.
　④ 5회 반복한다.

맨몸이나 생활도구를 이용한 근력운동

꼭 세라밴드를 이용하지 않고도 근력운동을 할 수 있는 방법은 많다. 맨몸으로도 얼마든지 근력운동을 할 수 있고, 주변에서 쉽게 접할 수 있는 의자도 훌륭한 근력운동 도구가 될 수 있다.

■ 팔굽혀 펴기

팔굽혀 펴기는 굳이 설명이 필요 없을 정도로 어깨근육을 강화시켜 주는 데 도움이 되는 근력운동이다. 팔굽혀 펴기를 하는 방법도 상당히 다양한데, 그중에서도 벽에 손을 대고 하는 팔굽혀 펴기가 가장 쉽고 안전하다.

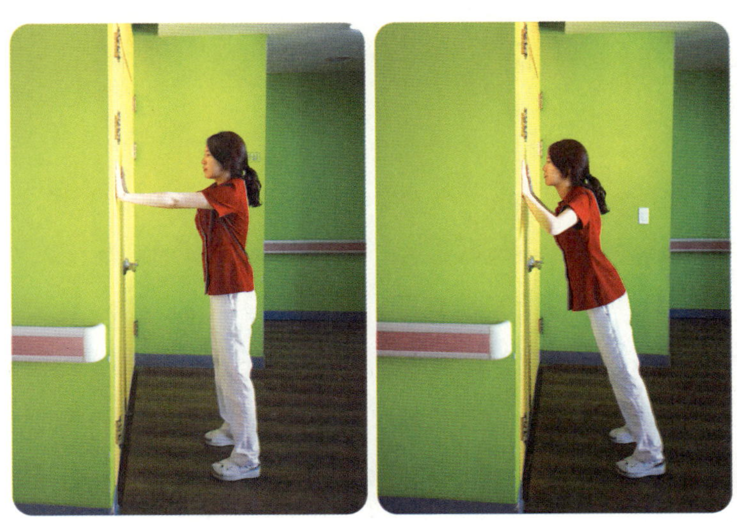

① 벽을 마주보고 서서 양손을 앞으로 뻗어 손바닥을 벽에 댄다. 발은 팔을 뻗었을 때 상체가 30도가량 기우는 정도의 거리에 두는 것이 적당

하다.

　② 팔꿈치를 구부리면서 상체를 천천히 숙인다.

　③ 5초간 유지한 후 처음 자세로 돌아온다.

　④ 5회 반복한다.

■ 어깨 추스르기

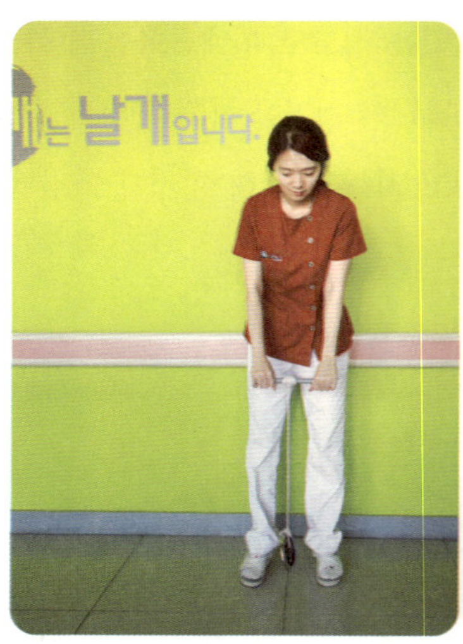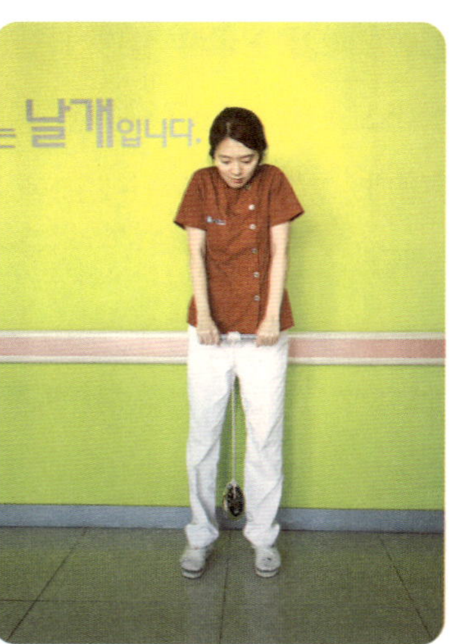

　어깨 근육을 효과적으로 안정시키는 근력운동이다. 적당한 무게의
추가 있으면 좋지만 없다면 집에 있는 물병을 이용하면 된다. 물병에
물을 담고 줄을 묶은 다음 어깨를 이용해 들었다 내리기를 반복한다.
이 운동을 할 때는 팔꿈치를 구부리지 않고 어깨를 위로 올려 물병을
올려야 한다. 팔꿈치를 구부리면 어깨가 아닌 팔 근육을 사용하게 되므
로 효과가 없다.

① 어깨 너비로 발을 벌리고 서서 양손으로 물병의 줄을 잡는다.

② 어깨를 올려 물병을 들어 올린다.

③ 5초간 유지한 후 천천히 물병을 내린다.

④ 5회 반복한다.

■ 의자에 앉아 몸 일으키기

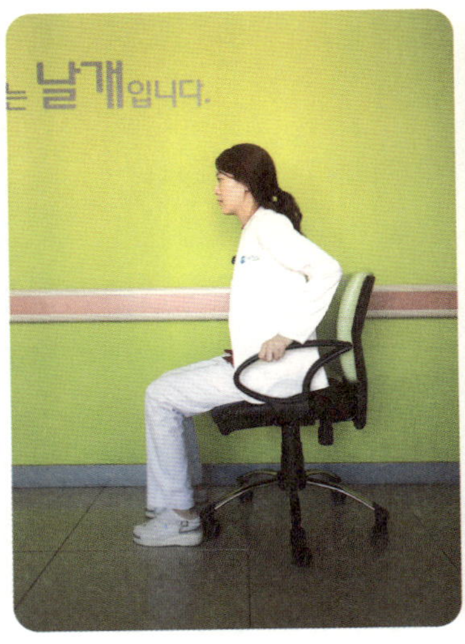

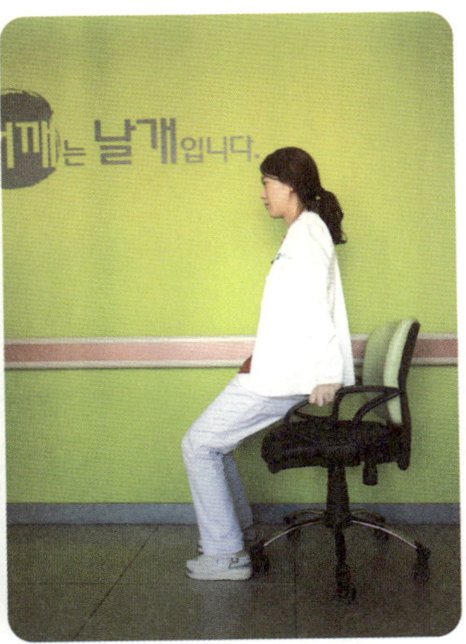

이 운동은 세라밴드 대신 자신의 몸무게가 저항이 되는 운동이다. 어깨부터 팔꿈치까지 연결된 상완근을 단련시키는 데 효과적이다. 의자를 잡고 일어났다 앉아야 하므로 팔걸이가 있는 의자를 준비한다.

① 의자 팔걸이를 손으로 잡고 앉는다.

② 팔에 힘을 주면서 몸을 일으킨다.

③ 팔이 쭉 펴진 상태에서 5초간 유지한 후 천천히 앉는다.
④ 5회 반복한다.

04 어깨통증의 원인과 수술 방법에 따라 재활도 다르다

기본적으로 재활운동은 수술 후 바로 시작한다.

하지만 이 원칙은 어깨질환과 수술 내용에 따라 얼마든지 달라질 수 있다.

어깨통증의 원인과 수술 방법에 따라 수술 직후 바로 운동치료를 하는 경우도 있고 반대로 한 달 이상 어깨가 움직이지 않도록 고정해야 하는 경우도 있다.

오십견, 충돌증후군, 단순 석회성 건염은 바로 재활운동 시작

오십견, 충돌증후군, 단순 석회성 건염은 비교적 수술도 간단하고 회복도 빠른 어깨질환이지만 치료 후 재활도 아주 중요하다. 자칫 재활에 소홀하면 다시 통증이 발생하고 어깨가 굳어질 수 있다. 따라서 가능한 한 수술 후 빨리 재활운동을 시작하는 것이 좋다. 다만 수술 직후에는 보조기를 착용한 상태에서 재활운동을 시작해야 한다. 수술 직후의 재활운동은 통증과 부종을 가라앉히는 데 큰 도움이 된다.

수술 후 세심하고 체계적인 재활치료는 치료결과에 큰 영향을 미친다. 보통 병원에서는 4주나 6주째, 3개월, 6개월, 1년 후에 내원해 어깨를 점검하고 관리하도록 한다. 어깨 상태에 따라 적절한 재활치료를 해야 치료 결과가 더 좋기 때문이다.

그런데 비교적 가벼운 수술을 한 환자 중에는 재활운동을 소홀히 하는 경우가 종종 있다. 단순 석회성 건염으로 수술을 받은 50세 여자 선생님도 그중 하나였다. 수술은 간단했다. 어깨에 박혀 있는 석회를 제거하고 통증이 사라졌다며 기분 좋게 퇴원했던 분이었는데, 몇 달쯤 지나 항의전화를 했다. 어깨가 다시 아프고 팔도 안 올라간다고 했다. 치료하기 전이나 똑같다며 치료비를 다 내놓으라고 으름장을 놓았다.

확인해보니 여선생님은 수술 후 한 번도 병원을 들리지 않았다. 고객지원팀에서 몇 번씩 연락을 했으나 그때마다 바쁘다는 이유로 오지 않았다고 한다. 설득 끝에 어렵게 내원했고, 검사를 해보니 다행히 석회는 다 제거가 되어 결과가 좋은 상태였다. 다만 수술 후 운동부족과 회복되는 과정에서 오는 염증반응으로 관절이 함께 굳어지면서 통증이 심해지고 팔을 잘 움직이지 못하게 된 것이다.

이럴 땐 염증을 다스려주는 주사나 약물치료와 도수치료 등의 시술을 함께 해주어야 한다. 그래서 수술이 끝나고 4주나 6주 후에는 통증이 없더라도 꼭 병원을 찾는 것이 중요하다. 수술 후 바로 적절한 재활운동만 했더라도 또다시 어깨가 아파 고생하는 일이 없었을 텐데, 안타까운 사례였다.

광범위 어깨힘줄 파열, 불안정성 어깨는 좀 더 전문적인 재활 필요

오십견이나 단순 석회성 건염과는 달리 어깨힘줄 파열이나 불안정성 어깨로 수술을 했을 때는 재활에 더 각별한 주의를 해야 한다. 수술의 내용에 따라 재활운동을 시작해야 하는 시기나 방법이 달라지기 때문이다.

불안정성 어깨인 경우에도 바로 재활운동에 들어가지 못하는 경우가 있다. 불안정성 어깨로 관절주머니를 좁혀주는 내시경 수술을 한 경우에는 6주 후 관절주머니가 리모델링된 다음 재활에 들어간다.

어깨힘줄 파열로 수술한 후 조심스럽게 재활운동을 해야 하는 이유는 재파열될 염려가 있기 때문이다. 재파열률은 연구한 학자마다 다르지만 25~40%까지 있다는 보고가 있다. 심지어는 재파열률이 90%에 달했다고 보고한 학자까지 있을 정도다.

물론 수술 후 모두 재파열되는 것은 아니다. 일반적으로 어깨힘줄 봉합 수술 후 치료 결과가 좋았음에도 불구하고 재파열이 일어나는 경우는 다음과 같다.

- 어깨힘줄 파열 후 어깨보조기를 착용하지 않은 경우.
- 어깨힘줄 파열 크기가 대형파열인 경우.
- 파열 기간이 너무 길어서 근육이 위축 되거나 지방으로 변성된 경우.
- 아팠던 기간이 긴 경우.

이처럼 어깨힘줄 파열 수술 후에는 재파열될 위험이 크므로 반드시

전문가의 도움을 받아 체계적인 재활치료를 해야 한다. 파열된 어깨힘줄을 봉합한 후 재활 초기, 힘줄이 뼈에 단단히 붙기 전에 너무 빨리 운동을 시작하면 뼈에 어깨힘줄을 붙여놓은 부위에 긴장이 가해져 재파열이 올 수 있다. 재파열을 방지하려면 전문의의 지시 하에 제한적으로 서서히 재활운동을 하는 것이 좋다.

수술 후 재활방법은 어깨힘줄 파열의 크기나 힘줄의 퇴행 정도, 뼈의 상태(골다공증 여부 등)에 따라 관절각도 운동을 시작하는 시기가 달라진다. 관절각도 운동을 빨리 할수록 재파열률이 더 많다는 보고도 있으니 어깨힘줄의 상태를 잘 확인하고 시작 시기를 결정해야 한다.

어깨 수술 후 종종 어깨관절이 굳는 현상이 발생할 수 있다. 문헌에 의하면 수술 후 약 2.7~15%에서 어깨관절이 굳는 증상이 나타난다고 한다. 보통 어깨힘줄 파열 수술 후 6개월 후 팔을 움직이는 각도가 100도 이하, 바깥쪽으로 30도 이하면 어깨관절이 굳었다고 본다.

어깨관절이 굳으면 통증을 유발할 뿐만 아니라 관절운동을 제한시켜 일상생활에 불편함을 느끼게 한다. 특히 팔을 뒤로 돌리는 자세가 제일 먼저 불편해진다. 대부분 일시적이고 시간이 지나면 좋아지지만 일 년 이상 지속되는 심한 경우도 있다. 확률은 약 3% 정도다.

수술 후 어깨관절이 굳는 것을 예방하려면 재활운동을 빨리 시작하는 것이 좋다. 하지만 무조건 빨리 시작하는 것만이 능사는 아니다. 힘줄이 뼈에서 떨어지면 힘줄 가장자리에 혈액순환이 안 되면서 힘줄섬유가 괴사되고 세포가 점점 죽게 된다. 그러면서 힘줄의 길이가 시간이 지날수록 짧아지고 힘줄의 질 자체가 푸석거리며 약해진다. 따라서 수술 후 힘줄상태를 고려해 재활운동을 시작하는 시기를 결정해야 한다.

광범위 어깨힘줄 파열로 파열되었던 기간이 길어 힘줄 상태가 약하고 힘줄이 안쪽으로 많이 말려 들어가 어깨를 들어 올리기 힘들었던 환자라면 재활과정도 천천히 늦게 시작하는 것이 결과가 좋다. 다만 광범위 파열이라 하더라도 힘줄 부착 부위의 뼈가 골다공증 없이 튼튼해 어깨힘줄 봉합환경이 좋고 단단히 봉합을 한 경우는 재활을 빨리 시작해도 좋다. 어깨힘줄 상태가 비교적 건강하고 파열 부위가 작았을 경우에도 빨리 재활을 시작하는 것이 좋다. 결국 어깨힘줄 상태나 크기, 봉합환경에 따라 재활 시작 시기나 강도가 달려져야 더 좋은 치료 결과를 볼 수 있다.

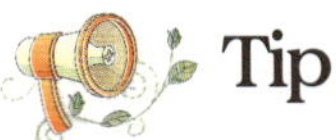 Tip

어깨힘줄 파열 수술 후 재활운동 순서

어깨힘줄 파열 수술 후 재활운동은 체계적이고 단계적으로 진행해야 한다. 보통 수술 후 3개월이 지나야 어깨힘줄이 뼈에 단단히 붙어 힘을 받을 수 있다. 또한 재파열이 가장 많이 일어나는 시기도 수술 후 3개월 이내이므로 그 전에는 재활운동을 하더라도 각별히 조심해야 한다.

일반적으로 어깨힘줄 파열 수술 후 재활운동은 다음과 같은 순서로 하는 것이 좋다. 하지만 모두 똑같은 원칙과 순서로 하는 것은 아니다. 환자의 상태와 정도를 고려해 적절한 재활운동을 해야 하므로 꼭 전문의와 상의한 후 운동을 시작하도록 한다.

(표) 어깨힘줄 파열 수술 후 운동 순서

수술 후	운동	비고
6주 이전	어깨 수동운동(CPM), 날개뼈 운동	어깨 주변 근육이 마르지 않도록 하고 힘줄을 보호하는 데 도움이 되는 운동
6주 이후	풀리(Pully), T바 운동	각도운동만 한다.
3개월 이후	세라밴드(치료용 고무줄) 운동 근력운동	노란색·빨간색·초록색 순으로 사용한다.

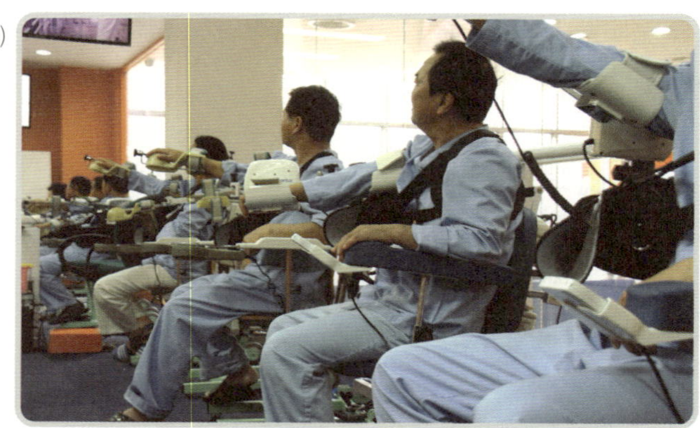

어깨 수동운동(CPM)

어깨 T바 운동

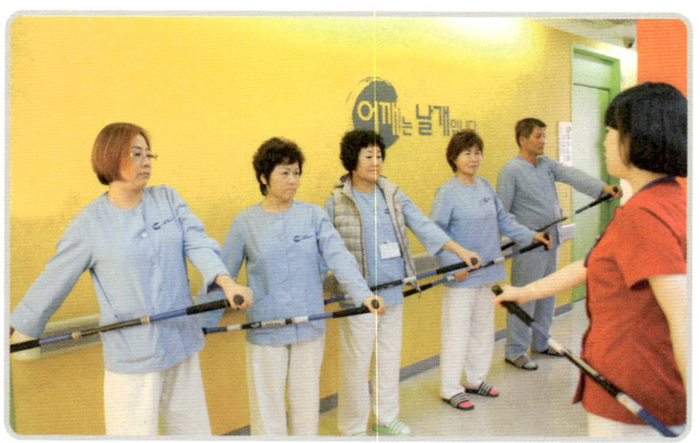